简明口腔生物材料研究

主　编　孟翔峰
副主编　李　艳　聂蓉蓉

东南大学出版社
SOUTHEAST UNIVERSITY PRESS
·南京·

图书在版编目(CIP)数据

简明口腔生物材料研究 / 孟翔峰主编. — 南京 ：
东南大学出版社，2019.11
  口腔住院医师规培与专业硕士双向接轨培养教材
  ISBN 978 - 7 - 5641 - 8662 - 3

  Ⅰ. ①简⋯ Ⅱ. ①孟⋯ Ⅲ. ①口腔科材料-生物材料
-职业培训-教材 Ⅳ. ①R783.1

  中国版本图书馆 CIP 数据核字(2019)第 263353 号

简明口腔生物材料研究

主 编	孟翔峰	
责任编辑	陈潇潇	
出版发行	东南大学出版社	
出 版 人	江建中	
社 址	南京市四牌楼 2 号	
邮 编	210096	
经 销	新华书店	
印 刷	南京京新印刷有限公司	
开 本	700 mm×1000 mm 1/16	
印 张	21.5	
字 数	350 千字	
书 号	ISBN 978 - 7 - 5641 - 8662 - 3	
版 次	2019 年 11 月第 1 版	
印 次	2019 年 11 月第 1 次印刷	
定 价	58.00 元	

　* 本社图书若有印装质量问题,请直接与营销部联系,电话:025－83791830。

《简明口腔生物材料研究》
编写委员会

主　　编　孟翔峰

副 主 编　李　艳　聂蓉蓉

编人写员　（按姓氏笔画为序）

刘　玉　李　艳　朱　锋

泥艳红　苗雷英　孟翔峰

聂蓉蓉　郭　婷　蔡　宇

前　言

Preface

　　随着科技的发展，人类结束了简单利用天然材料的时代，开始有目的、有计划地探索、发现、发明新材料，特别是利用人工合成的方法来研制自然界本来没有的材料，它们与医学产生了息息相关的联系。与此同时，仿生学的发展使得模拟自然界和人体组织成分结构的材料研究得到高度重视，并取得了前所未有的成果。口腔生物材料作为其中的一部分，成为用于替换与恢复颅面颌牙及颞颌关节等组织器官缺损、缺失外形，重建生理功能以及体外辅助使用的一类特种功能材料。随之发展而来的口腔生物材料学科不仅包括口腔医学的内容，而且还包括理学领域、工学领域、工程学领域的内容，成为一门内容丰富、知识广泛的交叉性学科。近几十年，口腔生物材料不断更新，临床也随之发生了巨大的变革，并取得了丰硕的成果，这充分显示了口腔生物材料在口腔医学中的先导地位和推动作用。

　　目前，口腔生物材料学处于知识老化速度与更新速度同时加快的时代。快速的发展，不仅使口腔生物材料学科在研究中心、学会、专业杂志以及学术交流会上独树一帜，而且在教学方面，也成为国内外院校的研究生教学课程，有计划地培养专门人才。通过学习口腔生物材料学相关理论、了解其研究与应用的发展动态、熟悉其基本结构与检测技术，口腔专业研究生可以更好地解释和解决临床中遇到的各种问题，拓展知识面，激发科学研究的创新性思维。在此宗旨下，南京大学医学院附属口腔医院的教学人员联合东南大学生物科学与医学工程学院李艳老师共同编写了这本《简明口腔生物材料研究》。本书分为基础篇、应用篇和拓展篇。其中基础篇由 7 个章节构成,主要从材料的纳米结构及表征、材料的生物安全性、材料的仿生矿化、牙体组织的疲劳性及树脂粘接材料的基本构成等方面进行简要阐述;应用篇由 9 个章节构成,分别阐述了口腔种植体材料、复合树脂材料、陶瓷材料、粘接材料在应用基础研究方面的进展;拓展篇由 6 个章节构成,主要包括目前的前沿材料如组织工程材料、牙科梯度材料以及智能材料等方面的研究进展。

研究和开发口腔生物材料关系着口腔医学的未来。本书作为口腔医学研究生的参考书,希望扩大和更新学生的学科知识,补充学生本科阶段缺乏的、研究生科研需要掌握的知识点。由于本书是首版,编者受学识、阅历、经验和时间等方面的局限,难免会存在很多不足之处,敬请广大同行批评指正。

孟翔峰

2019 年 9 月

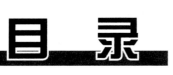

目 录
Contents

基础篇

第一章　纳米生物材料导论 …………………………………… 3

第二章　纳米材料表征分析 …………………………………… 23

第三章　口腔生物材料体内免疫效应分析 ………………… 39

第四章　生物矿化材料 ………………………………………… 63

第五章　口腔硬组织及修复材料的疲劳特性 …………… 79

第六章　咬合过程中载荷的仿真模拟 …………………… 94

第七章　口腔树脂粘接剂的基本成分及其作用 ………… 101

应用篇

第八章　牙种植体表面特征 ………………………………… 121

第九章　牙种植体表面抗菌功能化 ……………………… 135

第十章　口腔 CAD/CAM 型修复材料 …………………… 146

第十一章　口腔陶瓷材料对牙釉质的磨损及其预防 ………… 158

第十二章　口腔全瓷修复体的树脂粘接与粘固 ………… 173

第十三章　酸蚀-冲洗树脂粘接技术 …………………… 186

第十四章　自酸蚀粘接技术 ………………………………… 203

第十五章　临床的相关变量对牙本质粘接的影响 ………… 214

第十六章　抗菌型口腔树脂材料 ·· 227

拓展篇

第十七章　生物功能梯度材料 ·· 241

第十八章　骨组织工程支架材料 ·· 256

第十九章　氟磷灰石与颌面部骨组织修复 ······························· 270

第二十章　牙骨质的再生重建材料 ·· 283

第二十一章　智能生物材料及其在口腔医学的应用前景 ········· 302

第二十二章　有机纳米光敏剂在生物医学中的应用 ············· 317

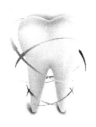

基础篇

第一章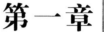

纳米生物材料导论

一、引言

生物材料是以医用为目的，用于和活体组织接触，且具有功能的材料，按照属性可以分为金属材料、无机材料和有机材料三大类。

当材料的尺度降到纳米级别时，常常显示出许多令人惊奇的特性。例如表面效应、体积效应、量子尺寸效应和宏观量子隧道效应等，从而使之具有各种奇异的力、电、光、磁、热效应以及化学活性。

纳米材料与生物体在尺寸上有着密切的关系，例如，构成生命要素之一的核糖核酸蛋白质复合体的线度在 15～20 nm，生物体内各种病毒的尺寸也在纳米尺度范围。生物结构的相对尺寸如图 1-1 所示。纳米技术的诞生使人类改造自然的能力直接延伸到分子和原子水平，使人类按照自己的意志操纵单个原子成为可能。随着纳米技术在材料的合成与控制方面不断取得进展，合成具有特定功能的纳米材料业已成功。

医药学领域中的某些纳米材料，如用作药物载体或者诊断试剂等的纳米材料，是一种多分散系统，或者胶体分散系统，其中分散相颗粒

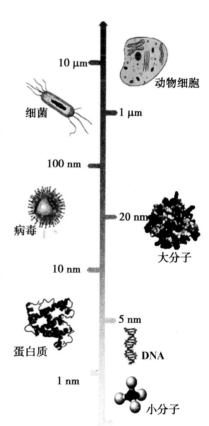

图 1-1　生物结构的相对尺寸

的大小尺度为纳米数量级。利用纳米技术将生物材料制成纳米级的胶体颗粒或制成超微小装置或纳米器械等,可用作药物载体、医用材料或医学设备等,这给医药学领域带来了一场新的革命。

纳米生物材料的应用范围很广泛,在口腔医学上也是如此。现代口腔材料很多都可以通过纳米化米改善其原有的性能,并在口腔基础与临床应用中发挥了重要的作用。纳米科技向口腔领域的进一步渗透将会给口腔医学带来一场新的革命,也必将推动口腔医学进入一个新的发展时期。

生物材料要求必须具有良好的生物相容性、可吸收性、无毒和无蓄积性。由于纳米材料通常是直接与人体接触或植入体内,有其特殊的生物效应,因此其安全性更应该关注和研究。

二、纳米生物材料的分类

(一) 纳米有机高分子生物材料

纳米有机高分子生物材料可以分为天然(及其改性)材料和合成材料。

纳米天然高分子生物材料主要来源于动植物、细菌和病毒。常见的材料有:① 多肽、蛋白质、酶等;② 多糖,如淀粉、肝糖、明胶、纤维素、甲壳素等;③ 多聚磷酸酯、核糖核酸、脱氧核糖核酸等;④ 灭活病毒、细菌质粒等。这些材料来自天然生物体,处于纳米水平,而且在生物相容性上有较大的优势。

经过改性的纳米天然高分子生物材料在生物医学等方面的应用已经取得了重要的进展。例如,脱乙酰化的天然甲壳素是生物相容性很好、可生物降解、无毒的阳离子聚合物,经过多步提纯,得到超纯的壳聚糖可作为基因载体。另外,在基因疗法中,治疗囊性纤维化病变就应用了改性后的天然纳米高分子生物材料。

在合成纳米有机高分子生物材料方面,纳米科技与合成高分子材料科学的交叉融合对突破传统理念发挥了重要作用。通过微乳液聚合方法得到的纳米高分子材料具有巨大的比表面积,具备一些普通微米级材料所不具有的优异特性。例如,人工合成的高分子材料聚氰基丙烯酸正丁酯纳米粒是目前唯一能透过血脑屏障的纳米粒。聚氨酯材料是重要的生物医学材料,因其良好的生物相容性和优异的力学性能常用来制作血管移植物、介入导管、心脏辅助循环系统及人工心脏等。另外,近年来出现的一类新型纳米级的合成聚酰胺——胺树状大分子(PAMAM),其高度枝化的结构和独特的单分散特性为这类化合物带来一系列不同寻常的性质和行为,如分子表面有极高的官能团密度,分子的球状外形和分子内部大量的空腔,使 PAMAM 树状大分子引起了高分子化学、有机化学、超分子化学、医学、药学等领域研究者极大的兴趣。当前,树状大分子的研究主要包括药物及基因载体、免疫诊断试剂、抗病毒试剂、超分子构筑单元、纳米级催化剂、分子反应器等。

(二) 纳米无机非金属生物材料

无机纳米材料最主要的用途是作为填充剂加入各种材料中,以制成各种纳米复合材料。由于无机纳米粒子比表面积大,会产生很强的界面作用,使无机粒子的高强度、高模量、尺寸稳定性、高气体阻隔性、低膨胀系数以及光电性等与高分子材料的特性巧妙结合,产生优异的综合性能。

纳米陶瓷

陶瓷是人类最早使用的材料之一,在人类发展史上起着重要的作用。但是,由于传统的陶瓷材料很脆,韧性和强度较差,使陶瓷材料的应用受到较大限制。纳米陶瓷的出现,为所有这些问题的解决带来了新的希望。纳米陶瓷是指平均晶粒尺寸小于 100 nm 的陶瓷材料,利用纳米粉体对现有陶瓷进行改性,通过往陶瓷中加入或生成纳米级颗粒、晶须、晶片纤维等,使晶粒、晶界以及它们之间的结合都达到纳米水平,使材料的强度、韧性和超塑性大幅度提高。它克服了工程陶瓷的许多不足,并对材料的力学、电学、热学、磁光学等性能产生重要影响,为代替工程陶瓷的应用开拓了新领域。

纳米陶瓷材料不仅能在低温条件像金属材料那样可任意弯曲而不产生裂纹,而且能够像金属材料那样进行机械切削加工甚至可以做成陶瓷弹簧。纳米陶瓷材料的这些优良力学和机械性能,使其在切削刀具、轴承、汽车发动机部件等多方面得到广泛应用,并在许多超高温、强腐蚀等苛刻的环境下起着其他材料不可替代的作用。纳米陶瓷在人工关节、人工骨、人工齿以及牙种植体、耳听骨修饰体等人工器官制造及临床应用领域有广阔的应用前景。

(三) 纳米金属生物材料(金、银等)

金属纳米材料往往"身怀绝技",有特殊的用途,在未来高新技术发展中占有重要地位,在生物医药领域也是如此。

首先,在光学成像和造影成像方面,金属纳米材料的组成、形状、大小以及结构的细微变化都可能导致它们的光学性质发生变化。金、银纳米颗粒有着独特的物理与化学特性,如表面等离子共振、较大的表面区域、更强的催化特性及量子尺寸效应,在生物试剂中可起到放大信号的作用。金、银纳米材料由于形状和大小的不同,使得它们的散射光具有多种不同的颜色,正是这些丰富多彩的散射光颜色使得这些金属纳米材料在多元的生物成像诊断技术中展现出很强的应用优势。除此之外,有些金属纳米材料,例如金、银纳米材料散射截面相对较小,但吸收截面非常大,这就使得它们可以成为医用光学成像的造影剂。不仅如此,金属纳米材料还广泛应用于生物诊断。金属纳米材料相关的小分子和蛋白质诊断技术的原理是结合在金属纳米材料表面的抗体和目标蛋白质之间的相互作用,或者是金属纳米材料表面连接的小分子和目标分子之间的相互作用,从而导致金属纳米材料的光学信号发生变化,达到检测目的。与传统检测方法相比,这些技术有着简单、快捷、灵敏度高、特意性强等优点。此外,在药物靶向运输和控制释放以及光热转化治疗方面,金属纳米材料也逐渐成为了热门的研究对象,显示出了巨大的应用价值。

1. 纳米金生物材料

金纳米颗粒由于独特的表面特性、化学惰性、高电子密度及优异的光吸收特性而得到广泛研究。近年来,金纳米颗粒已被用于基因组学、临床生化、疫苗开发、免疫组化、生物传感、微生物检测、癌细胞成像及药物转运。

纳米金是指金的微小颗粒,通常在水溶液中以胶体金的形态存在。目前最经典的制备胶体金的方法是柠檬酸钠还原法。根据还原剂的种类和浓度的不同,可以在实验室条件下制备出不同粒径的胶体金。胶体金的性质主要取决于金颗粒的直径及其表面特性。由于其直径在 $1 \sim 100$ nm,而大多数重要的生物分子(如蛋白质、核酸等)的尺寸都在这一范围内,因此,可以利用纳米金作探针进入生物组织内部探测生物分子的生理功能,进而在分子水平上揭示生命过程,纳米金独特的颜色变化也是其应用于生物化学的重要基础。

金纳米粒对细胞内部进行染色是其最重要的应用之一。细胞内部染色对用光学显微镜和电子显微镜研究细胞内各种组织来说是十分重要的一种技术,在研究细胞生物学中发挥重要作用。研究表明,用乙醚的黄磷饱和溶液、抗坏血酸或柠檬酸钠把金从氯化金酸水溶液中还原出来,形成金纳米粒子,这里的柠檬酸盐离子还充当着稳定剂的作用,抑制金纳米颗粒的团聚,合成的尺寸常为 $3 \sim 40$ nm;接着将其与预先精制的抗体或单克隆抗体混合,制备金纳米粒子—抗体的复合体,相互作用机制示意图如图 1-2 所示。由于抗体富有正电荷基团,金纳米颗粒带负电,通过静电方式可将抗体结合至其表面,如 Rayavarapu 等使用静电结合的方法将靶向人 HER2 受体的鼠单克隆抗体结合至金纳米颗粒表面,后将形成的复合体用于光学成像中的对比剂用于乳腺癌的诊断。然而,静电结合及疏水作用的非共价结合方式有着较多的缺点,如复合体制备过程中需要高浓度抗体、难以控制生物过程、结合易受 pH、温度影响及易受其他分子替换等,而共价结合的方式可解决上述问题。这些形成的复合体分别与细胞内的各种组织相对应,就相当于给各种组织贴上了标签。它们在光学显微镜和电子显微镜下衬度差别很大,很容易分辨。

此外,近年来纳米金探针在生物分析中取得了重大进展,通过纳米金与生物大分子作用,纳米金探针在核酸分析、免疫分析、单细胞分析和靶向药物载体等方面

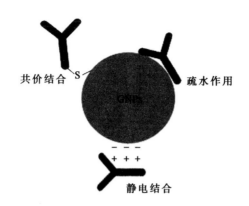

图 1－2　抗体与金纳米颗粒相互作用示意图

都有重要的应用。

2. 纳米银生物材料

自古以来,银就被认为是一种安全而广谱的杀菌材料,银纳米颗粒,更有其独特的性能。在纳米尺度时,银的熔点和导电性发生了巨大变化。银的常规熔点为960.5℃,而银纳米颗粒的熔点可低于 100℃。常规态的银具有很好的导电性,而纳米银具有高电阻性。作为一种性能优良的贵金属纳米材料,纳米银已被广泛应用于各个领域,纳米银生物材料的应用主要体现在以下方面:首先是作为抗菌材料,银离子具有广谱的杀菌能力,对 12 种革兰阴性菌、8 种革兰阳性菌、6 种真菌均有强烈的杀灭作用,且银用于抗菌治疗具有无毒、无过敏、无耐药性、无交叉药物干扰等优点。纳米银生物材料强大的抗菌特性及可针对形态及代谢能力不同的微生物的广谱抗菌特性可能是由于纳米颗粒与微生物相互作用的多方面机制,由于这个原因,纳米银材料广泛应用于多个领域,如生物材料、食品包装、饮用水过滤器、化妆品、药品、医用耗材等。纳米银的高比表面积和表面活性使得它的抗菌能力远大于传统的银离子杀菌剂(硝酸银、磺胺嘧啶银),被广泛应用于医疗卫生领域。除此以外,银纳米敷料由于具有较强抗菌作用、吸收少、毒副作用小、使用方便等特点,在烧伤、烫伤的治疗方面也有很大的应用价值。

(四) 纳米金属氧化物生物材料

金属氧化物纳米材料广泛应用于制作催化剂、精细陶瓷、复合材料、磁性材料、荧光材料、湿敏性传感器及红外吸收材料等。

纳米氧化铁

目前,国内外有很多不同的纳米氧化铁的制备方法,但总体上可分为湿法和干法。湿法多以工业绿矾、工业氯化亚铁或硝酸铁为原料,采用沉淀法、胶体化学法、水热法、水解法、溶胶凝胶法、水溶胶萃取法等方法制备。干法常以羰基铁或二茂铁为原料,采用火焰热分解、气相沉积、低温等离子化学气相沉积法或激光热分解法制备。纳米氧化铁化学性质稳定,催化活性高,具有良好的耐光性、耐候性和对紫外线的屏蔽性,在精细陶瓷、塑料制品、涂料、催化剂、磁性材料以及医学和生物工程等方面应用广泛。纳米氧化铁由于独特的物化特性和能在细胞与分子水平发挥作用的能力,是在生物医学领域具有很大潜能的一大类纳米材料。在过去的一个世纪中,对它们的开发不仅是出于科研目的的需要,也因为它具有广泛的技术应用,如靶向药物转运、磁共振成像(MRI)、磁感应热疗、生物分离和生物感应等,如图 1-3 所示。

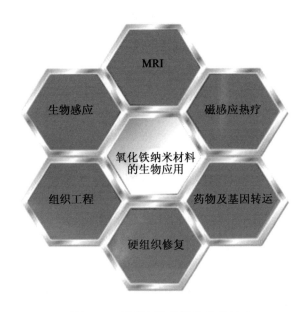

图 1-3 纳米氧化铁的生物应用

在生物医学方面,将磁性 Fe_2O_3 纳米粒子制成药物载体,经静脉注射到动物体内,在外加磁场作用下通过纳米微粒的磁性导航,使其移动到病变部位,可以达到定向治疗的目的。德国柏林沙里特临床医院的专家们利用癌细胞耐热性差,加热至 43℃以上就死亡的特点,将纳米氧化铁微粒注入肿瘤内,并将患者置于交变磁场中,受磁场影响,肿瘤内的纳米氧化铁微粒升温至 45～47℃,杀死癌细胞且不会伤及周围的正常组织。此外,纳米氧化铁在药用胶囊、药物合成、生物医学技术等领域也发挥着重要的作用,例如,可以用纳米氧化铁制成表面功能化磁性微球,应用于核酸分离与固定化酶中。纳米级氧化铁对 Cr 具有较好的吸附作用,吸附效率高,吸附时间短,而且氧化铁可以回收重复使用,对于处理环境污水中的 Cr,具有一定的应用价值。

三、纳米生物材料在口腔医学中的应用

口腔医学的发展史与口腔材料学的发展密切相关,而口腔材料学的水平则又基于整个材料学的发展。人类对材料的开发促进了社会进步。口腔材料发展的水平,标志一个社会的现代化程度。材料学已从观察、解释阶段进入到预见阶段,逐步达到能指定性设计材料。材料科学和生命科学——人体科学——口腔科学的交叉,促使传统牙科材料学向口腔生物材料学过渡。材料的发展与社会发展密切相关。整个人类社会的发展史就是材料科学的发展史,在社会发展过程中,人类既要征服自然,又要和自身的疾病斗争。根据当时的认识,人们选择已用于生活的物质试用于人体以修复牙齿和器官组织缺损。因此,材料的开发促进口腔材料的发展。纳米技术的诞生为材料科学的发展注入了新的活力,纳米技术在材料的研究成果,给口腔材料学者以新的启示。

(一)纳米技术与口腔医学基础研究

1. 纳米载银无机抗菌剂对口腔病原菌的抗菌活性研究

菌斑是微生物在牙齿和各种修复体上定居的重要生态环境,是口腔常见感染性疾病——龋病、牙周病的始动因子。作为一种理想的抗菌剂,应该具有即效、广谱长效、稳定、安全的抗菌效果。早期研制的抗生素或有机抗菌剂由于耐药性、抗菌时效短等缺点限制了其广泛应用。纳米级载银无机抗菌剂是在纳米材料基础上,由无机离子交换体与具有较强杀菌能力的银离子化合制得的新型抗菌剂。与传统有机抗菌剂相比,其抗菌谱广,作用持久,耐热性、生物安全性良好。目前已广泛应用于纺织、塑料、橡胶、陶瓷产品。近年来,国外有学者开始研究载银无机抗菌剂对口腔致病菌的抗菌活性,并尝试将此类抗菌剂添加在口腔材料中抑制继发龋。普通金属银的抑菌效果颇为微弱,但是,将金属银加工成纳米银后,其原子排列表现为介于固体和分子之间的"介态",这种活性极强的纳米银微粒具备超强抗菌能力,可以杀灭细菌、真菌、支原体、衣原体等致病微生物,可能的作用机制如图 1-4 所示。抗菌材料是近年来国际上新近兴起的与人类健康发展、环境保护等密切相关的生态环境材料。经过国内外学者多年来的不懈努力,已经证实载银抗菌剂对常见的口腔致病菌有高效的抑菌效果,抗菌机制有以下几点:① 纳米载银材料特殊的量子尺寸效应以及极大的比表面积使本身已经有抗菌性能的银金属物质的抗菌性能明显提高。② 纳米载银材料发挥抗菌性能是基于光催化反应,在水和空气

的体系中,在紫外线的照射下,纳米载银材料能够自行分解出移动的带负电荷的电子和带正电荷的空穴,并进一步引发一系列化学反应,生成有很强化学活性的原子氧和氢氧自由基,原子氧能够与很多有机物发生反应,同时也能与病原菌体内的有机物发生反应,从而在短时间内杀死病原菌。③ 纳米载银材料本身的理化性能,如表面能、粗糙度及导电性等改变了原有基质的表面性能,基质上病原菌黏附的局部环境被改变,病原菌的黏附、沉积、生长繁殖受到明显的影响。已有研究者应用纳米无机抗菌剂作为根管充填剂治疗难治性根尖周炎取得很好的疗效。

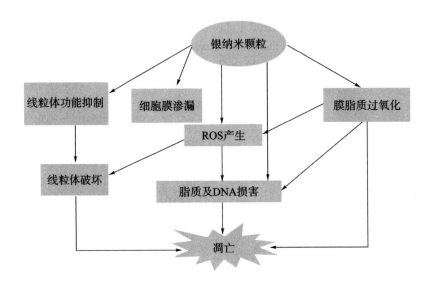

图 1-4　纳米银引起微生物细胞凋亡的可能机制

2. 纳米非晶金刚石薄膜

纳米非晶金刚石薄膜作为高科技新型材料,具有高透明度、耐磨损、耐腐蚀、表面能低等优良特性,且其加工温度已成功控制在 80℃以下,极大地扩展了应用范围。

实验研究表明:纳米非晶金刚石薄膜表面处理技术可以有效改善纯钛表面状态,从而成功地用于提高牙用纯钛表面的耐腐蚀性能,以延长义齿的使用寿命,对于提高口腔科金属修复体的使用寿命将会有重要的临床意义。

另外,纳米非晶金刚石薄膜具有的高硬度、耐磨、耐腐蚀、结合力强(树脂基托膜基结合力最高可达 3.16 MPa)等优良性能,保证了抑菌的长期性,其 50 nm 的膜厚度,不影响镀膜后义齿组织面的密合性,理想地解决了不能抛光的基托组织面粗糙抑菌功能差的缺点。

3. 纳米复合体材料修复颌骨缺损的研究

应用人工骨修复骨缺损因其来源广泛、简单、有效、创伤小而越来越受到重视。

常见的骨水泥、羟基磷灰石类材料植入体内后，降解缓慢甚至不降解，周围纤维组织的包绕使其无法与原有骨组织完全结合，长期修复效果尚不明确。磷酸钙类人工骨植入体内后可完全降解不留异物，且新生骨可与原骨组织完全愈合无纤维组织包绕。但是传统磷酸钙因其表面构造、结晶构型。孔隙率的差异而有不同的降解率。理想的骨替代材料应在 4～6 周内降解或被新骨置换。纳米 β-磷酸三钙的小尺寸效应有利于提高材料的韧性，防止穿晶断裂，晶粒细化同时可使晶界数量大大增加，比表面积增大，溶解度增大，易于降解，可极大地增加其生物活性，有利于细胞的吸附和宿主血管的长入。同时，纳米 β-磷酸三钙只是在晶粒尺寸等方面进行改变，分子组成未变，因此仍具有良好的生物相容性，特别是与骨髓基质干细胞有良好的相容性。另外，纳米 β-磷酸三钙不仅可作为骨形成的支架，而且对骨细胞亦具有引导作用。胶原的结构对矿物沉积具有诱导作用，它的表面含有沉积矿物的位点，可有效引发和控制矿化过程、促进骨形成并诱发到植入物中；胶原还可使肉芽组织长入并对成纤维细胞和成骨细胞起营养作用，同时胶原可作为纳米级 β-磷酸三钙粉体的赋形剂，构成材料的连续相。

（二）纳米材料作为牙科充填用材料

纳米复合树脂

现有的树脂和玻璃离子都存在着强度低、耐磨性差的缺点。复合树脂的发展经历了 40 多年，从化学固化的复合树脂到光固化复合树脂，填料由粗填料到微填料、混合填料，到今天的适用于所有充填的，美观和强度的完美结合的通用型：纳米复合树脂。纳米颗粒是由氧化锆/硅石或硅石经硅烷处理后大小为 25～75 nm 的颗粒。纳米集团是纳米颗粒溶液（硅石溶胶）经轻度煅烧、机械研磨、硅烷处理。将纳米颗粒与树脂基质混合制作而成：所有的集团都经过硅烷处理以避免与周围的树脂基质交叉粘连。广泛的颗粒大小分布（集团和纳米颗粒）确保树脂中填料的高含量，从而增强了树脂的强度（相对微填料）和操作手感。另外，纳米颗粒可以增加树脂的抛光持久性。纳米树脂与微填料树脂、混合微填料树脂在磨耗时机理有所不同。微填料树脂被磨耗时，树脂基质首先被磨掉，因为树脂基质的磨损率稍低于填料，但伴随着硅石颗粒集团及单个的硅石颗粒的同步磨耗丢失；混合微填料树脂磨损时，树脂基质首先磨损，然后引起暴露的填料颗粒从充填材料表面脱落，最终填料颗粒如同"拔鸡毛"一样从充填材料表面脱落形成弹坑样改变；纳米树脂在磨耗时，树脂基质首先丢失，树脂表面的纳米颗粒首先从树脂基质中脱落，纳米树脂在临床特性如边缘封闭性、耐磨性、美观性、聚合收缩、术后敏感、抗折裂性、机械强度、持久性、与牙齿颜色的相容性、边缘颜色的匹配等方面都是最好的复合树脂之一。

(三) 纳米材料作为口腔修复用材料

1. 纳米陶瓷材料

陶瓷材料从结构上讲是多晶、多相的聚合体,其显微结构是由晶相(即结晶相)、玻璃相及气相(气孔)组成。其中晶体大小影响材料的强度、柔韧性和可塑性,气孔的多寡和大小影响其抗折强度。传统陶瓷材料应用于口腔领域主要是制作人工关节、骨螺钉、人工牙齿和牙种植体,但由于晶体粒径较大、气孔大,其脆性及弹性模量较大,影响了在生物医学领域尤其是在口腔医学领域的应用。科学家们正致力于用纳米技术来改造传统陶瓷材料,使之成为具有全新功能的纳米陶瓷材料。纳米陶瓷材料的晶粒小,材料的内在气孔大大减少,一方面提高了柔韧性、强度和可塑性,另一方面使其弹性模量接近天然骨,极大地提高了力学相容性和生物相容性。不久的将来,纳米陶瓷关节、人工牙和种植体将应用于临床。

2. 碳纳米材料

碳是一种生物惰性材料,在体内有很高的稳定性,生物相容性好,临床上主要用于人工心脏瓣膜、人工关节、人工骨、人工肌腱等。碳纳米材料主要包括碳纳米管和气相生长碳纤维。有研究人员曾将蓝宝石和金刚石用于制作人工牙冠、贴面,一方面其硬度达天然牙釉质的数十倍,另一方面其色泽可随意调配成天然牙釉质的颜色,符合美观要求,而且具有良好的生物相容性,是一种潜在的釉质替代材料。但其易碎、抗折强度差。假设将纳米管和宝石或金刚石制成具有纳米结构的复合材料,纳米管犹如混凝土中的钢筋,使复合材料得到加固,这样就能得到既有良好强度又有良好色泽和生物相容性的釉质材料。这种类似天然釉质的材料将使修复牙科学特别是美容牙科学进入一个崭新的境界。

3. 树脂基托材料

当前的研究者们多采用纤维增强技术来改善树脂基托的强度,即将聚乙烯纤维和玻璃纤维等加入高分子基树脂中。而今已成功制备的硅基纳米晶须以及碳纳米管、纳米丝等一维纳米材料,以其优良的力学性能成为复合材料的增强剂,具有潜在的应用前景。

(四) 纳米材料作为口腔颌面外科治疗用材料

1. 牙科麻醉剂投药和牙本质过敏的治疗

口外拔牙麻醉因注射操作和疼痛而常引起患者的恐惧。虽然临床上有时会使用丁卡因表面麻醉或是阿替卡因肾上腺素(碧蓝麻)注射来减轻疼痛,但镇痛不全、血肿、面神经暂时麻痹等问题仍然困扰着口外的医生们。纳米时代将使口外医生可以直接在牙龈和龈沟内涂布纳米粒子活性麻醉剂悬液,经程序化的化学反应链(电化学机制)或声学信号(如超声波)的引导,药物经牙颈部结构上的薄弱区,由牙本质—牙骨质界经牙本质小管达牙髓腔,从而起到麻醉作用。由于牙本质小管管径 $1 \sim 4~\mu m$,比一般的纳米粒子大数百倍乃至数千倍,纳米粒子在信号引导下,经由牙本质小管灌流到牙髓腔内,从而发挥麻醉效应,使无痛麻醉成为可能。牙本质过敏是牙本质小管的液压动力变化机制所致,临床上目前还没有很好的治疗方法,主要是在牙冠表面涂布粘接剂来减轻症状,如果发展成牙髓病变,就只能采用根管治疗。利用纳米生物材料进行牙本质小管的封堵将能迅速并永久地治愈牙本质过敏。釉质磨损后暴露的牙本质小管将成为髓腔内投药的良好通道。

2. 恶性肿瘤的磁性纳米粒子的磁导靶向热疗

热疗不仅能提高放疗和化疗的敏感性,热疗本身即能破坏肿瘤细胞,促进细胞死亡。然而,普通的加热手段如微波加热在破坏肿瘤细胞的同时也破坏肿瘤周边的正常组织。正在兴起的热疗方法是将磁性纳米粒子经右旋糖酐等药物的包裹或修饰,由肿瘤的供血动脉选择性地注射到肿瘤部位,肿瘤部位完全被磁场封闭,然后在肿瘤周围施加交变磁场,磁性纳米粒子受到交变磁场的作用而产热,从而起到热疗的作用。因口腔颌面部肿瘤位置相对表浅,容易施加外磁场,是最适合做磁导靶向化疗和磁导靶向热疗的部位,如图 1-5 所示。

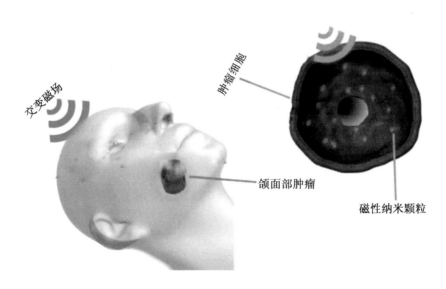

图 1-5 磁靶向热疗示意图

（五）纳米材料作为口腔种植用材料

1. 表面纳米技术

随着纳米材料和纳米技术的发展，表面纳米技术成为表面技术发展的重要方向，也是当今纳米技术的重要内容之一。表面纳米技术是将一些材料制备成纳米级的粉末固定在物体的表面，从而使材料获得新的功能。口腔种植体的长期稳定，不仅依靠骨结合，而且受种植体周围软组织愈合的影响。已有研究表明，应用表面纳米技术在种植体表面形成的某些涂层与周围软组织之间能够形成比较好的附着。

2. 纳米传感器

咀嚼功能是依靠口腔系统的统一协调运动来完成的，这种统一协调运动又是通过感受器—传入神—神经中枢—传出神经—运动器官的神经系统来调控完成的。牙周膜中有很多本体感受器是这个传导通路的起端，在维持正常的咀嚼功能和口颌系统健康等方面起着极为重要的作用。而种植义齿与骨界面无论是以骨性结合、纤维骨性结合还是生物化学性结合均不能形成真正意义上的牙周膜组织，因此缺少牙周膜对天然牙所起到的缓冲作用，容易受到不恰当咬合力的影响，不可避免地导致种植义齿受力不合理、挠曲和应力集中，这也正是种植义齿失败的主要原因之一。采用纳米技术可研制出新一代的传感装置——纳米传感器，这种足够小的设备能够插入活细胞体内，而对细胞产生极小的干扰，以便对细胞内环境的改变进行定量测定。将其植入种植义齿周围，使其将种植义齿承受的咀嚼压力转化为电脉冲刺激周围的神经，而减少对周围骨细胞的损害，使种植义齿具有一定的牙周膜感知功能，可大大提高种植义齿的成功率。

（六）纳米羟基磷灰石及其复合材料在口腔医学中的应用

纳米羟基磷灰石的晶体结构与天然骨的无机成分相似，与人体细胞膜表层多糖和蛋白质以氢键结合，无细胞毒性，具有高度的生物相容性和优良的成骨活性。近年来，随着研究的深入，纳米羟基磷灰石及其复合材料在口腔医学方面的应用越来越广泛。

1. 在口腔颌面外科的应用

用羟基磷灰石微粒人工骨修复口腔疾病所致的骨缺损，是近年来一种新的有效治疗骨缺损的方法。理想的萎缩牙槽嵴加高加宽材料在体内应是既能引导成骨又能被吸收。纳米羟基磷灰石材料与骨组织成分相似，不仅作为骨形成的支架，而且对骨细胞具有引导作用，胶原可使肉芽组织长入并对成纤维细胞和成骨细胞起营养作用,同时胶原可作为纳米羟基磷灰石粉体的赋形剂,使材料成块状且易于成型,骨细胞可由植入区边缘向植入物中长入并穿透植入材料。纳米羟基磷灰石更有利于引导新骨的爬行,导致成骨量增加,随着时间的推移,胶原及纳米羟基磷灰石粉体逐渐被降解吸收(通过体液作用或是巨噬细胞吞噬、细胞外降解),导致钙离子和磷酸根离子从中释放出来,这些离子能够被机体组织所吸收,参与体内钙、磷的代谢,并在植入部位附近参与骨沉积和重建,且骨组织与纳米羟基磷灰石植入体是直接接触的,没有存在纤维组织,其生物活性能够直接在界面上形成骨键合作用,其结合强度等于甚至超过植入体或骨自身的强度。纳米羟基磷灰石材料具有优良的生物相容性和生物可降解性,并且材料成多孔块状,易于塑性,具有良好的骨引导性和可吸收性。这种生物纳米复合材料用于牙槽嵴加高和重建有良好的前景。

2. 在口腔内科方面的应用

纳米羟基磷灰石对人工龋有再矿化作用,能显著提高人工釉质龋的显微硬度。纳米羟基磷灰石对变形链球菌同时具有抗黏附和解黏附双重作用,可以预防早期龋病的发生。另外,纳米复合羟基磷灰石可以作为根管充填材料。根管系统充填要求材料应具备两方面的特点:一方面,消除炎症原发地和死腔,防止微生物的进入,阻断再感染的途径;另一方面,材料本身对病变有恢复作用,并促进根尖孔的钙化闭合。纳米羟基磷灰石具有良好的生物相容性和骨诱导性,并且羟基磷灰石能保持牙本质壁有一定湿度而不使根充后牙体组质变脆断裂,基本复合根管系统充填要求。因此,随着纳米羟基磷灰石生物材料的问世,将会改变根管治疗的传统观念,从根本上解决根充材料的生物相容性问题。大量实验就纳米羟基磷灰石的组织相容性进行了临床病理的组织学研究,组织学检查显示:其结构与天然骨的无机成分相似,纳米羟基磷灰石与骨组织紧密结合,周围组织无炎症,无细胞毒性,有骨诱导作用。

总之,纳米羟基磷灰石结合了生物材料和纳米材料的优点,在口腔医学中有着巨大的应用价值和广泛的发展前景。

四、材料的生物安全性评价

(一)常规方法

生物材料不同于药物,由于要短期,长期甚至终身与人体相接触,因此,对生物材料安全性的评价至关重要。在生物材料的应用初期,由于对生物材料与机体反应的认识不足所导致的医疗事故也不断警示人们重视生物材料有效性及安全性评价尤其是长期随访和后效评价的重要性。

早在 20 世纪 80 年代,ISO(国际标准化组织)、FDI(国际牙医联盟)和美国FDA 就相继制定了有关评价标注,各国根据实际情况予以实施。但是,生物材料的多样化发展对其评价体系提出了新的要求。评价的水平已经从"可接受"(acceptable)提高到"安全应用"(safe to use)。因而,大量研究正遵循"3R"原则,即replace,refine,reduce 原则,探索如何建立高效、快速、灵敏、准确的有效性和安全性评价体系。

生物材料评价方法有很多种:

1. 形态学观察法

形态学观察是基于与生物材料一起培养的细胞所形成的形态学和生物化学特征而进行的一种方法,此法可用于体内和体外的研究,应用各种染色法可观察到细胞与组织的各种形态学特征。这是一种所有方法中最基本最传统的方法,使用也最为广泛。比如:使用台盼蓝(trypan blue),它是一种被活细胞排斥,但可使死细胞着色的染料,可用于观察细胞存活状况。又如:DAPi 是常用的一种与 DNA 结合的荧光染料,借助 DAPi 的染色,可以观察到细胞核的形态变化。使用形态学观察的缺点是所观察的样品容易受到实验操作的影响,但是此方法简单、直观、清晰,因此广泛受到科研工作者的青睐。

2. 组织观察法

组织学观察指的是在动物体内植入生物材料经过一段时间的培养,然后处死动物进行组织观察的方法。这是一种体内实验的方法,它也借助各种显微镜的使用。该法能够很真实地反应材料与生物体的反应情况,对于材料的临床应用是必要的。同时它也是一种医疗器械的主要的评价方法(标准是 ISO 10993 - 6),即观察种植于体内的医疗器械的周围组织的变化来显示其生物相容性。其缺点是要用大量的动物,成本较高。

3. 检测蛋白质或特殊物质的方法

这种方法其实就是通过检测与材料作用后的细胞中的重要蛋白质的变化或一些特殊物质的产生与否来反应材料的相容性的一种方法。主要包括的蛋白质有:各种代谢酶、结合蛋白、调节蛋白以及一些细胞因子等。对这些蛋白质进行定性与定量的检测,标准 ISO 10993 - 5 中就提到了这种方法。这种方法的优点是比较直接,更能够反应本质,在科研中应用这种方法最多。主要体现在两个方面,组织相容性与血液相容性。

在组织相容性方面常用的方法有以下几种:MTT 法,即四甲基偶氮唑盐微量酶反应比色法,该方法的原理是线粒体琥珀酸脱氢酶能催化四甲基偶氮唑盐

(MTT) 形成蓝紫色沉淀,形成数目的多寡与活细胞数目和功能状态呈正相关。该法简便、敏感性高,可作定量评价;ALP 法,已有研究者通过检测 ALP 来检测合金的生物相容性。

在血液相容性(ISO 10993－4)方面,蛋白质检测方法也有广泛应用,这主要体现在对血浆蛋白、基质蛋白和蛋白多糖的检测上面。

4. DNA 合成检测方法

DNA 合成检测方法是通过检测 DNA 的合成量的多少来反映细胞的多少,进而反映细胞与材料的生物相容性(ISO 10993－3)。目前倾向于使用无放射性的示踪物 Brdu,它的摄入量能够通过测定结合了荧光燃料的抗 Brdu 单克隆抗体而得出。通过这种方法可以知道暴露于材料的细胞的增殖能力是否降低。计量方法可以用显微镜下直接读数,也可以用流式细胞仪来分析。

5. mRNA 的检测

该方法是检测与材料接触的细胞的基因的表达情况。就是通过检测培养细胞与正常细胞的 mRNA 的差异来分析生物材料与细胞相容性的情况(ISO 10993－3)。因为生物体最先对材料存在并作出反应的是基因,基因表达并产生 mRNA 继而生成各种蛋白质和作用因子。mRNA 检测的方法有 SAGE、RT-PCR、Northern-blotting 等。

6. 生物安全性评价的发展趋势

对生物材料的安全性评价,不仅要从整体水平去观察材料对人体各系统的影响,从细胞水平去观察材料对细胞的数量、形态及分化的影响,还要深入到分子水平去观察材料对细胞 DNA,mRNA 以及蛋白表达水平的影响,从整体、细胞和分子生物学这三个水平全方位地评价生物材料的生物相容性,以确保生物材料安全地应用于人体组织。建立材料对分子、细胞及机体相互作用的系统性评价已成为生物材料评价的发展趋势和最终目的。目前除必要的组织形态学观察外,从分子水平的生物学评价方法在生物材料研究中具有越来越重要的地位。

随着分子生物学近几年的迅速发展,生物相容性评价方法的研究已经深入到了分子水平,并且提出了分子生物相容性的概念。从分子水平评价医用生物材料的安全性与有效性将成为未来生物材料领域的研究重点和前沿课题。在未来的研究中应突破传统的实验方法,从分子水平上研究材料对生物体细胞的基因结构、转录和翻译机制的影响,促进分子和细胞水平的研究与动物整体实验结果相结合,探索分子和细胞的变化与动物整体表现的相似性,从而在基因分子生物学水平上建立评价生物材料生物相容性的标准。分子生物学和分子基因学的实验方法在新型材料生物相容性的评价研究中可以取代某些啮齿类动物实验,包括特殊的检测核酸(RNA、DNA)技术。目前研究者已经着手从蛋白质组学和转录组学的角度对机体和生物材料之间的相互作用进行深入的研究,这些角度的研究将为建立快速、高效和准确的生物相容性评价体系奠定基础,同时在一定程度上也进一步帮助了解生物相容性的分子基础,从而更好地用来选择和指导生物材料的开发,使生物材料的研究取得突破性进展,为生物材料在临床上的安全应用提供可靠的理论和实验依据。

(二) 纳米毒理学

纳米技术的蓬勃发展,使得纳米材料安全性的发展成为迫切需求,这催生和加速了纳米毒理学的成长,现在纳米毒理学已逐渐成为毒理学的重要分支学科。纳米毒理学是指关于纳米设备和纳米结构的相关生物效应及其问题的科学。

1. 纳米生物材料的潜在威胁

纳米材料要对人体或其他生物体造成物理伤害,首先人体或其他生物体要能够接触到这种材料,其后它通过一定的途径进入体内,与细胞相互作用。只要材料本身具有毒性,同时又能在靶器官中聚集至一定的剂量,就会导致组织损伤。

纳米粒子具有超微性,这使得纳米材料更容易被人体吸收,进入人体的血液循环系统。一般而言,纳米材料进入人体主要通过呼吸道吸入、胃肠道摄入,或涂抹于皮肤透过皮肤吸收;还有很多纳米生物材料都是与人体直接接触的,例如,某些医疗器械在使用过程中可能有纳米材料从器械上脱落下来遗留在人体;某些纳米材料制成的药物、药物载体、医用传感器等产品已在临床上得到广泛应用,它们通过口服、注射、皮敷等手段直接进入人体。

另外,由于纳米材料的比表面积大,粒子表面的原子数多,周围缺少相邻原子,存在许多空键。具有很强的吸附能力和很高的化学活性。

宏观物质被制成纳米材料后就具有了上述两个显著特点,虽然物质组成未发生变化,但是对机体产生的生物学效应性质和作用强度可能发生本质上的改变。通过扩散和渗透作用纳米材料除了比较容易进入人体外,还可以比较容易透过生物膜上的孔隙进入细胞内或细胞中的细胞器内,包括线粒体、内质网、溶酶体、高尔基体和细胞核等,并且和生物大分子发生结合或催化的化学反应,使生物大分子和生物膜的正常立体结构发生改变。其结果将导致体内一些激素和重要酶系的活性丧失,或使遗传物质产生突变导致肿瘤发病率升高或促进老化进程。纳米材料也可以比较容易通过血脑屏障和血睾屏障对中枢神经系统的神经元功能、精子生成过程和精子形态及活力产生不良影响。它也可能通过胎盘屏障对胚胎早期的组织分化和发育产生不良影响,导致胎儿畸形。

2. 纳米生物医药材料的安全性评价

医用纳米材料和纳米药物的生物效应和安全性的研究,不能与其材料的本身的研究与开发剥离开来,必须按照国家药品与食品监督管理局的规定进行生物安全研究。现在已有的生物学实验主要是在不同水平上系统研究其毒性作用。包括以下几个方面:① 纳米生物材料在动物整体和人体水平上的生物效应(如急性、亚急性、慢性毒性)。② 纳米生物材料的体内分布。为了能更加全面、细致地了解纳米生物材料对人体的不利影响,就需要观察其在动物体内的药代动力学特征,包括吸收、分布、消除的特点,探明组织蓄积性及可能作用的靶器官。深入探讨一些微粒的基本参数(如粒子尺寸、粒径分布等)与体内分布消除常数的相关性。③ 纳米生物材料与细胞间的相互作用及其对细胞结构与功能的影响。④ 纳米生物材料的生物相容性。国内有关纳米生物医药材料的生物相容性的评价,基本上都是按照医疗器械生物学评价 ISO10993.1—1997 和 GB/T16886.1—2001 标准和要求进行的。体外细胞与材料共培养时,一旦材料有毒性物质释放,细胞形态和增殖状态就会立即发生变化,同时可以直接观察到细胞在材料表面的黏附情况及界面反应,作为材料生物相容性的最直观证据。但是与常规的生物医药材料不同,如果只采用常规的实验方法来检测纳米医药产品的生物安全性,明显是不科学也是不充分的。考虑到纳米材料的特殊性质,在进行体内实验(动物实验)和体外实验(细胞生物学实验)之前必须先对其一系列理化性质进行考察,包括颗粒大小(表面面积、粒径分布、聚集状态)的测定,化学组成(纯度、结晶度、导电性)的确定,表面结构(表面连接、表面改性、有机/无机包衣),溶解行为的研究。获得这些参数,将能够更好地解释纳米材料引发细胞水平、亚细胞水平、蛋白质水平的生物效应的机制。

3. 纳米毒理学的国内外发展状况

总体看,国内外纳米生物安全性研究从起点、水平看相差不大。国际上已经形成纳米毒理学这个新兴学科,以阐明纳米尺度下物质的毒理学效应。

美国、欧洲联盟成员国、日本等发达国家于 2003 年以后相继制订国家研究计划,资助纳米技术生物安全性研究。美国和欧洲相继创办了 *Nanotoxicology* 和 *Fiber and Panicle Toxicology* 等与纳米毒理学研究相关的杂志,并且影响因子超过了毒理学领域具有 60 年历史的两大代表性刊物:美国毒理学会会刊(*Toxicol Sci*)和欧洲毒理学会会刊(*Toxicol Lett*);每年与纳米毒理学相关的国际会议要召开 20 余次。2009 年科学引文索引(SCI)收录的与纳米毒理学相关的论文已逾千篇,纵观纳米毒理学的研究,已形成一定规模。中国毒理学会的纳米毒理学专业委员会是 2012 年 4 月 12 日成立的。

纳米材料的环境与生物效应同样引起了我国政府和科学家的关注。中国科学院高能物理研究所在 2001 年 11 月就提出了《关于纳米尺度物质生物毒性的研究报告》,该所还于 2004 年正式成立了我国第一个"纳米生物效应实验室",该实验室得到国家纳米中心的支持,成为该中心的"纳米生物效应协作实验室"。国家纳米中心还与军事医学科学院合作,于2005年成立了"军事医学科学院纳米毒理学与纳米药理学协作实验室"。2004年11月和2007年11月,分别以"纳米尺度物质的生物效应与安全性"和"纳米技术与环境安全"为主题,召开了第243次和第314次香山科学会议;2006年7月召开了主题为"纳米材料的生物安全性评估"的第78次东方科技论坛。2008年9月由中国毒理学会和国家纳米科学中心承办,由中国科学院、美国华人毒理协会(American Association of Chinese in Toxicology)和郑州大学协办的"纳米毒理学与生物安全性评价国际研讨会"在河南郑州举行,旨在开展纳米毒理学和纳米安全性研究这个崭新的交叉领域的最新研究成果交流,研讨新的研究方向。

4. 面临的挑战以及发展趋势

纳米技术以及纳米材料研发是当今世界各国竞争激烈的领域之一。在纳米科技的带动下,生命科学、信息技术、认知科学以及农业、医学等学科都将发生革命性的变化。科学工作者在积极利用纳米技术"好效应"的同时,应密切关注其可能的"负效应",努力避免或消除其潜在的对生态环境的影响,和对机体的毒性效应,防止其像基因技术一样备受争议。这应是多学科共同努力的目标,特别需要从事毒理学、材料学、化学、医学、生物技术与生物信息学等学科科技工作者联合攻关。我国是纳米技术及纳米产品研发大国,水平居世界前列,目前已有29种纳米材料进行工业化生产,还有数种纳米材料可在实验室大规模合成,因此,开展纳米技术生物安全评价关键技术研发,是我们作为纳米技术研发大国的实际需要。纳米材料的性能及生物活性,是由包括其化学组成在内的尺寸、形状、溶剂、聚集程度等多方面的特征共同调控的。这使得纳米材料在生命这一复杂体系中的表现更加扑朔迷离,如果没有对上述多重性状准确的限定,就没有办法准确有效地标定剂量。纳米材料的毒理学研究在生命个体、细胞和分子层次都还有大量的工作等待完成,目前还没有一套公认的用以专门评定纳米材料安全性的体系或者模型存在。这对于更广泛、安全的使用纳米材料无疑是一个巨大的障碍。此外,快速准确的分析和评定,对于纳米材料技术的发展也是很重要的。在国际上,纳米材料的安全性研究已得到越来越多的重视,诸多发达国家已制订出长远的战略性的规划,并付诸行动。我国至今还没有纳米技术与纳米材料环境与生物安全性标准或规范,因而对纳米生物安全方面的研究就显得十分紧迫,亟待以战略发展的眼光,制订出一套切实可行的纳米材料安全性研究的近期和长远的规划。

虽然目前纳米毒理学发表的研究论文每年成倍增长,研究很多,但是能够归纳出的具有系统性、普遍性的规律性知识还很有限。目前已有的纳米毒理学研究存在三个突出的问题:① 发现了一系列复杂的毒理学现象,但是机制不清;② 研究在大剂量,急性暴露下引起的毒性反应,虽然可用于"突发事故"的安全性评估,但对纳米材料含量低的纳米产品并不适用;③ 缺乏实际工作现场的研究,无法对生产场所的安全评价做出正确的结论。因此目前对于纳米材料的安全性,全球没有统一的意见,也没有全球公认的统一的安全性评价程序和原则。

未来发展趋势包括开展纳米材料的环境效应、纳米材料的尺寸和结构与其生物效应、纳米材料与生物体相互作用机理研究以及纳米材料生物安全性评价体系的研究。

参考文献

[1] ISO,Nanotechnologies. Terminology and definitions for nano-objects-nanoparticle[J]. Nanofibre and Nanoplate,2008.

[2] 徐翔晖,王雪微,陈晓农. 纳米生物材料的应用 [J]. 纳米科技,2009,6(1):72-78.

[3] 佘世雄. 功能高分子纳米材料的制备及其催化性能研究[D]. 兰州:西北师范大学,2006.

[4] 张莉莉,蒋惠亮,等. 纳米技术与纳米材料(Ⅷ)——无机纳米材料在传统产业中的应用 [J]. 日用化学工业,2004,34(2):123-126.

[5] Zou D,Guo Y,Lu X. The present states of the nano-ceramics and nanostructured composite ceramics[J]. Ceramics,2007.

[6] Doria G,Conde J,Veigas B,et al. Noble metal nanoparticles for biosensing applications [J]. Sensors,2012,12(2):1657-1687.

[7] Schodek D L,Ferreira P,Ashby M. Nanomaterials,nanotechnologies and design:An Introduction for Engineers and Architects[M]. Elsevier,2009.

[8] Singh M,Harris-Birtill D C C,Markar S R,et al. Application of gold nanoparticles for gastrointestinal cancer theranostics:A systematic review [J]. Nanomedicine Nanotechnology Biology & Medicine,2015,11(8):2083-2098.

[9] Jazayeri M H,Amani H,Pourfatollah A A,et al. Various methods of gold nanoparticles (GNPs) conjugation to antibodies[J]. Sensing and Bio-Sensing Research,2016,9(C):17-22.

[10] Rayavarapu R G,Petersen W,Ungureanu C,et al. Synthesis and bioconjugation of gold nanoparticles as potential molecular probes for light-based imaging techniques[J]. International Journal of Biomedical Imaging,2007(9):29817.

[11] Rai M,Yadav A,Gade A. Silver nanoparticles as a new generation of antimicrobials [J]. Biotechnology Advances,2009,27(1):76-83.

[12] 郭云驰,李宏煦,等. 纳米银的生物制备及应用进展 [J]. 材料导报:综述篇,2010,24 (12)76-81.

[13] Y Gao,B Zhang,J Wang,et al. Preparation of polylysine-modified superparamagnetic iron oxide nanoparticle[J]. Journal of Magnetism and Magnetic Materials,2015,374 (9):205-208.

[14] Li X, Wei J, Aifantis K E, et al. Current investigations into magnetic nanoparticles for biomedical applications[J]. Journal of Biomedical Materials Research Part A, 2016, 104 (5): 1285-1296.

[15] 赵强、庞小峰，等. 纳米氧化铁及其水合物的生物学效应[J]. 电子科技大学学报, 2007, 36(4): 791-796.

[16] 张衍军, 刘克礼. 口腔纳米载银无机抗菌材料的抗菌性能[J]. 中国组织工程研究, 2013, 17(3): 544-551.

[17] 任艳云. 载银纳米二氧化钛粉在口腔修复体中抗菌性的初步研究[D]. 杭州: 浙江大学, 2007.

[18] 孙延, 姚月玲, 朱晓瑜, 等. 非晶金刚石膜在口腔医学材料中的应用[J]. 新型炭材料, 2007, 22(1): 40-46.

[19] 刘玉艳. N, O-羧甲基壳聚糖/纳米 β-磷酸三钙复合材料的制备及其生物学性能的基础研究[D]. 长春: 吉林大学, 2011.

[20] 王臻, 张维丽, 刘伟强. 纳米复合树脂口腔修复材料的研制及性能表征[J]. 纳米科技, 2010(1): 1-6.

[21] 徐征丽, 孙皎. 纳米技术与纳米材料在口腔医学中的应用[J]. 口腔材料器械, 2009, 18 (4): 186-194.

[22] 冯春. 牙本质过敏症治疗的研究进展[J]. 口腔材料器械杂志, 2010, 19(2): 100-103.

[23] 邵锋伟. 多孔纳米羟基磷灰石作为骨相关药物控释载体的研究[D]. 杭州: 浙江理工大学, 2011.

[24] 王云, 王青山. 纳米羟基磷灰石及其复合材料在口腔医学中的应用[J]. 中国组织工程研究与临床康复, 2010, 14(8): 1426-1431.

[25] 王喜云, 王远亮. 生物材料的生物学评价方法研究[J]. 北京生物医学工程, 2007, 26 (1): 95-99.

[26] 李瑞, 王青山. 生物材料生物相容性的评价方法和发展趋势[J]. 中国组织工程研究与临床康复, 2011, 15(29): 5471-5475.

[27] 范成相, 陈亮. 分子生物学在生物材料评价研究中的应用现状[J]. 国际生物医学工程杂志, 2004, 27(6): 375-379.

[28] 卢志华, 孙康宁. 生物材料体外评价方法研究进展[J]. 生物骨科材料与临床研究, 2008, 5(6): 40-42.

[29] Foth H, Stewart J D, Gebel T, et al. Safety of nanomaterials[J]. Archives of Toxicology, 2012, 86(7): 983-984.

[30] Bolt H M. Grouping of nanomaterials for risk assessment[J]. Archives of Toxicology, 2014, 88(12): 2077-2078.

[31] 宋玉果, 宁保安. 加强我国的纳米毒理学研究[J]. 中华预防医学杂志, 2014, 48(7): 552-554.

[32] 贾光, 庄志雄. 纳米技术发展的安全需求催生和加速了纳米毒理学成长[J]. 中华预防医学杂志, 2010, 44(9): 773-776.

[33] 姜宜凡, 常雪灵, 赵宇亮. 纳米材料毒理学及安全性评价[J]. 口腔护理用品工业, 2013, 23(4): 11-33.

第二章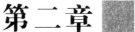

纳米材料表征分析

一、纳米材料的概念及其物化性质

(一) 纳米材料及其定义

对纳米材料的研究始于 1961 年,当年日本的久保(Kubo)及其合作者在研究金属纳米粒子时提出了著名的久保理论,提出了纳米粒子所具有的独特的量子限域现象,从而引起了人们极大的兴趣,并开始意识到这一尺寸范围内的粒子体系是介于微观与宏观之间的一个新的物质层次。从此,各个领域的科学家们积极进行探索。在 20 世纪七八十年代,纳米尺寸体系的结构和特性就得到了较为系统的研究。1990 年 7 月,在美国召开的第一届纳米科学技术学术会议上正式提出纳米材料科学作为材料科学的一个新的分支。之后,世界范围内掀起了研究纳米材料的热潮,纳米材料的制备技术与性能研究不断取得新的进展,并且在某些方面取得了可喜的应用。通过与其他学科的交叉渗透,纳米材料研究的范畴不断扩大,出现了纳米磁性材料、纳米光学材料、纳米介电材料、纳米催化材料、纳米生物医用材料,还有高性能的纳米陶瓷、纳米金属与合金、纳米复合材料、纳米敏感材料、纳米图案材料等。

广义地说,纳米材料是指在三维空间中至少有一维处在纳米尺度范围(1~100 nm)或由他们作为基本单元构成的材料。这里所说的基本单元包括零维的纳米粒子、一维的纳米线及二维的纳米薄膜。由这些纳米尺度的基本单元构成纳米材料有多种方式,由此可形成多种形态的纳米材料。基于维度分类的纳米材料示意图如图 2-1 所示。如纳米粉体材料是由纳米粒子构成的松散集合体;纳米块体材料是由纳米粒子经过一定的压制工艺制成的具有高致密度的材料,如纳米陶瓷、纳米金属与合金等;将纳米粒子制成薄膜或将纳米粒子分散到其他的薄膜(如有机膜)中,以及进而形成的多层膜则为纳米薄膜材料;将纳米粒子分散到高分子、常规陶瓷或金属中,则又得到纳米复合材料。此外,纳米材料还有一些其他的分类方法。如按化学成分,可分为无机纳米材料、有机纳米材料和无机—有机复合纳米材料;按物理性能,可分为纳米半导体、纳米磁性材料、纳米铁电材料、纳米热电材料、纳米超导材料、纳米非线性光学材料等;按应用,可分为纳米电子材料、纳米光电信息材料、纳米催化材料、纳米储能材料、纳米生物医用材料,等等。

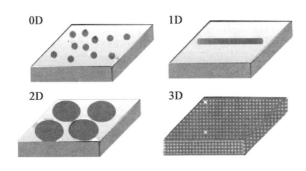

图 2-1　纳米材料基于维度的分类

　　纳米结构是指由纳米尺度的基本单元按照一定的规律构建或组装成的一维、二维或三维体系。由于纳米构造单元间具有一定的相互作用,因此纳米结构不仅具有构成单元的特殊性,如量子尺寸效应、表面效应、小尺寸效应等,而且还具有由于构成单元间量子耦合或协同增强所产生的新效应。并且这种纳米结构体系容易实现用光、电、磁等进行控制,因此对设计构建纳米功能器件具有重要意义。目前,一些文献已开始将纳米结构与纳米材料相提并论,可见纳米结构体系研究的重要性,它已逐渐成为一个具有丰富科学内涵的分支学科。值得一提的是,在自然界生物体系中存在各种各样奇妙的纳米结构,如荷叶表面具有超疏水特性的微纳复合结构、趋磁细菌内的磁性纳米粒子链状结构、细胞内的微丝微管及各种酶、构成骨骼和牙齿的纳米结构羟基磷灰石,等等。

　　纳米材料是当今新材料研究领域中最富有活力、对未来经济和社会发展有着十分重要影响的研究对象,也是纳米科技中最为活跃、最接近应用的重要组成部分。近年来,纳米材料,例如,磁性纳米棒阵列的量子磁盘;成本低廉、发光频段可调的高效纳米阵列激光器;价格低廉、高效能量转化的纳米结构太阳能电池和热电转化元件;用作轨道炮道轨的耐烧蚀高强度高韧性纳米复合材料;以巨磁电阻为原理的纳米结构器件;磁性纳米材料用于肿瘤热疗及磁共振成像造影剂;纳米药物载体实现对药物的靶向性和控制释放;等等。充分显示了纳米材料作为国民经济新型支柱产业和在高技术领域应用的巨大潜力。正像美国科学家所说,"这种人们肉眼看不见的极微小的物质很可能给各个领域带来一场革命"。

（二）纳米材料的特性

研究纳米材料和纳米结构的重要科学意义在于它开辟了人们认识自然的新层次，是知识创新的源泉。由于纳米结构单元的尺度（1～100 nm）与物质中的许多特征长度，如电子的德布罗意波长、超导相干长度、隧穿势垒厚度、铁磁性临界尺寸等相当，从而导致纳米材料和纳米结构的物理、化学特性既不同于微观的原子、分子，也不同于宏观物体，从而把人们探索自然、创造知识的能力延伸到介于宏观和微观物体之间的中间领域。在这个中间领域，纳米材料表现出了许多独特的性质和新的规律，如量子尺寸效应、小尺寸效应、表面效应、宏观量子隧道效应等。

1. 量子尺寸效应

微粒尺寸下降到一定值时，费米能级附近的电子能级由准连续能级变为分立能级，吸收光谱阈值向短波方向移动，这种现象称为量子尺寸效应。早在 20 世纪 60 年代，久保（Kubo）采用一电子模型求得金属纳米晶粒的能级间距 δ 为：

$$\delta = \frac{4E_f}{3N}$$

式中，E_f 为费米势能，N 为微粒中的原子数。该公式说明：能级的平均间距与组成物体的微粒中的自由电子总数成反比。宏观物体中原子数 $N \to \infty$，显然自由电子数也趋于无限多，则能级间距 $\delta \to 0$，电子处于能级连续变化的能带上，表现在吸收光谱上为一连续光谱带；而纳米晶粒所含原子数 N 少，自由电子数也较少，致使 δ 有一确定值，电子处于分离的能级上，其吸收光谱是具有分立结构的线状光谱

纳米材料中处于分立的能级中的电子的波动性带来了纳米材料的一系列特殊性质，如高度光学非线性、特异性催化和光催化性质、强氧化性和还原性（如随着半导体纳米晶粒粒径的减小，分立能级增大，其光生电子比宏观晶态材料具有更负的电位，相应地表现出更强的还原性；而光生空穴因具有更正的电位，表现出更强的氧化性）。

2. 小尺寸效应

当粒子的尺寸与光波的波长，传导电子的德布罗意波长以及超导态的相干长度或透射深度等物理特征尺寸相当或更小时，周期性的边界条件将被破坏，声、光、电磁、热力学等特性均会呈现新的小尺寸效应。例如，光吸收显著增加并产生吸收峰的等离子共振频移；由磁有序态向磁无序态，超导相向正常相的转变；声子谱的改变。对于 2 nm 的金粒子，在高分辨电子显微镜下可观察到其形态在单晶与多重孪晶之间进行连续的变化，这与通常的熔化相变不同，而是小尺寸粒子所具有的准熔化现象。由于小尺寸效应，一些金属纳米粒子的熔点远低于块状金属，例如，

2 nm 的金粒子的熔点为 600 K,块状金为 1 337 K,纳米银粉的熔点可降低到 100 ℃。由于小尺寸效应,纳米合金具有更强的硬度,纳米陶瓷具有了良好的韧性,牙齿由于纳米羟基磷灰石的结构而具有很高的强度。物质的磁性、磁畴结构也随材料几何尺寸减小发生变化。纳米微粒尺寸小到一定临界值时具有超顺磁特性,这时磁化率不再服从居里-外斯定律,矫顽力趋于零。例如随着 Fe_3O_4 的粒径的减小,Fe_3O_4 的磁性会由铁磁性变成超顺磁性,磁畴结构由多畴向单畴、亚畴转变。Fe_3O_4 的单畴临界尺寸在 100 nm 左右,超顺磁的临界尺寸一般在 30 nm,与材质及工艺有关。对于具有单磁畴结构的纳米粒子,它的磁化过程完全由旋转磁化进行,所以可用纳米粒子作永久性磁体材料和磁流体,作磁记录材料则可以提高信噪比、改善图象质量。磁流体是纳米磁性微粒最早的应用之一。

3. 表面效应

表面效应是指纳米晶粒表面原子数与总原子数之比随粒径变小而急剧增大后所引起的性质上的变化。随着纳米晶粒的减小,表面原子百分数迅速增加,例如当粒径为 10 nm 时,表面原子数为完整晶粒原子总数的 20%;而粒径为 1 nm 时,其表面原子百分数增大到 99%,此时组成该纳米晶粒的所有约 30 个原子几乎全部集中在其表面。因为表面原子数目增多,比表面积增大,原子配位不足,表面原子的配位不饱和性导致大量的悬空键和不饱和键,表面能高,因而导致这些表面原子具有高的活性,极不稳定,很容易与其他原子结合。这种表面原子的活性不但易引起纳米粒子表面原子输运和构型的变化,同时也会引起表面电子自旋构象和电子能谱的变化。纳米材料由此具有了较高的化学活性,使得纳米材料的扩散系数大,大量的界面为原子扩散提供了高密度的短程快扩散路径;还有如纳米金属粒子室温下在空气中便可强烈氧化而发生燃烧等等。可以这么说,纳米材料的许多特性是和其表面与界面的效应有关的。

表 2 - 1　纳米粒子粒径、原子总数与表面原子数的关系

颗粒粒径/nm	每个颗粒所包含原子数/个	表面原子数所占比例/%
10	30 000	20
5	4 000	40
8	250	80
1	30	99

由于表面效应,无机材料的纳米粒子暴露在大气中会吸附气体,形成吸附层,因而可利用纳米粒子的气体吸附性做成气敏元件,对不同气体进行检测。纳米材料的高比表面积无疑将增进气敏元件的灵敏度,改善响应速率,增强气敏选择性。

由于表面效应,纳米粒子具有很高的催化活性,作为新一代催化剂倍受国内外重视。作为催化剂,颗粒愈细或载体比表面愈大,催化效果愈好。纳米粒子具有无细孔、无其他成分、能自由选择组分、使用条件温和、使用方便等优点。对某些有机化合物的氢化反应,纳米级的 Ni 或 Cu、Zn 粉是极好的催化剂,可用来代替昂贵的 Pt 或 Pd。一般粒径为 30 nm 的 Ni 可使加氢或脱氢反应速度提高 15 倍。光催化活性是半导体纳米粒子非常独特的性能,引起科技界与产业界的高度重视。半导体纳米粒子在紫外光照射下,可有效地将有机污染物完全催化氧化成二氧化碳、水、氯离子等无机物。随着全球环保意识的深刻化,使光催化消除有机物污染引起科技界的广泛兴趣。TiO_2 作为光催化剂,具有活性高、安全、无污染等优点,是最有开发前景的绿色环保催化剂之一,并正在有机废水处理、空气净化、杀菌除臭中扮演着越来越重要的角色,其应用也越来越广泛。

4. 宏观量子隧道效应

隧道效应是基本的量子现象之一,即当微观粒子的总能量小于势垒高度时,该粒子仍能穿越这势垒。近年来,人们发现一些宏观量如微颗粒的磁化强度、量子相干器件中的磁通量以及电荷等也具有隧道效应,它们可以穿越宏观系统的势阱而产生变化,故称之为宏观的量子隧道效应。比如,原子内的许多磁性电子(指 3d 和 4f 壳层中的电子),以隧道效应的方式穿越势垒,导致磁化强度的变化,这是磁性宏观量子隧道效应,早在 1959 年此概念曾用来定性解释纳米镍晶粒为什么在低温下能继续保持超顺磁性的现象。

宏观量子隧道效应与量子尺寸效应一起确定了微电子器件进一步微型化的极限,也限定了采用磁带磁盘进行信息储存的最短时间。

5. 生物效应

由于小尺寸效应、量子效应和巨大比表面积等,纳米材料具有特殊的物理化学性质。在进入生命体后,它们与生命体相互作用所产生的化学特性和生物活性与化学成分相同的常规物质有很大不同。前期研究表明,一些人造纳米颗粒在很小剂量下也容易引起靶器官炎症;容易导致大脑损伤;容易使机体产生氧化应激;容易进入细胞甚至细胞核内;表面吸附力很强,容易把其他物质带入细胞内;有随纳米尺寸减小生物毒性增大的趋势;表面的轻微改变导致生物效应发生巨变等。例如,美国科学家让一组小鼠生活在含有 20 nm 特氟隆颗粒的空气里,结果小鼠在 4 小时内全部死亡;而另一组生活在含 120 nm 特氟隆颗粒的空气里的小鼠,却安然无恙。仅仅尺寸改变,竟导致如此巨大的生物毒性变化。

一些纳米颗粒具有很强的"双刃剑"特性。中科院高能所"纳米生物效应与安全性实验室"在研究 1/100 万摩尔剂量的碳纳米材料 $Gd@C82(OH)_x$ 颗粒在小鼠体内的行为时发现,仅 30 分钟内它们在小鼠血管内诱发严重的血栓,导致小鼠死亡。但是,当对它进行稍微表面修饰以后,它不仅不再诱发血栓,而且无毒性,并大大增强小鼠免疫力,具有比目前临床使用的顺铂更加显著的抑制肝肿瘤生长的效果。该结果引起很大国际反响,美国和挪威的专家评论:"肿瘤的无毒治疗是人类的梦想,这项发现为实现这个梦想提供了希望"。

值得一提的是,一些纳米粒子被发现具有类酶活性。例如磁性 Fe_3O_4 纳米粒子具有类过氧化物酶活性,能够高效催化供氢有机底物和双氧水的显色反应。这可以被应用于代替辣根过氧化酶(HRP)进行临床上常用的酶联免疫检测(ELISA),并且具有成本低、化学稳定、可同时结合磁分离进行多功能化设计的特点。

二、纳米材料表征分析的多种方法

纳米材料具有许多优良的特性,诸如高比表面积、高电导率、高硬度和高磁化率等。纳米技术与纳米材料属于当今科技中的高技术领域,许多研究人员对纳米材料还不是很熟悉,尤其是对于如何分析和表征纳米材料、获得纳米材料的特征信息仍然存在较大的疑问。对纳米材料的形貌、性能、物相结构及化学成分都有相应的表征方式,常用的表征方法如图2-2所示。尺寸表征是对纳米材料的最基本表征,是区别于传统材料的首要特征,也是判断是否为纳米材料的必要条件。通常,纳米材料的尺寸包括纳米粒子的直径或当量直径、晶粒尺寸,纳米管/纤维的长度、直径或端面尺寸,纳米薄膜的厚度等。形貌表征也是纳米材料表征的重要组成部分,纳米材料具有多种不同的几何形貌,不仅包括粒子、球、管、纤维、环和面等,还包括颗粒度及其分布、表面粗糙度和均匀性等。结构表征一般包括两个方面的内容,一方面指纳米晶粒的晶体结构、晶面结构、晶界以及存在的各种缺陷,如点缺陷、位错、孪晶界等;另一方面指纳米材料的分子结构。纳米材料的成分表征分为主体化学组成、表面化学组成和微区化学组成的表征,包括元素组成、价态以及杂质等。

对于不同特性的表征参数如表2-2所示。

表2-2　基于特性的常用表征参数

特性	表征参数
尺寸	粒径、直径或宽度、长径比、膜厚等
形貌	粒子形貌、团聚度、表面形态、形状等
结构	晶体结构、表面结构、分子或原子的空间排列方式、缺陷、错位、孪晶界等
成分	主体化学组成、表面化学组成、原子种类、原子价态及官能团等
其他	应用特性,如分散性、流变性、表面电荷等

下面将着重从电学显微镜分析、光学显微镜分析、光散射分析、光谱分析和X射线的角度介绍如何表征纳米材料进行,力图通过这些概要性的介绍对如何使用现代技术和分析方法进行纳米材料表征分析作一个简要说明。

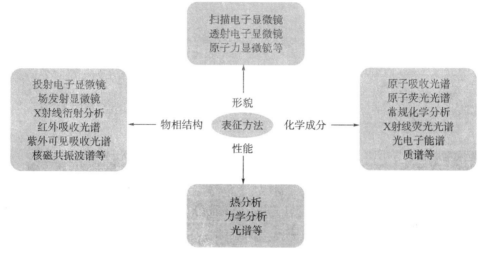

图 2-2　常用表征方法

（一）电学显微镜分析

这里着重探讨使用扫描电子显微镜/透射电子显微镜/原子力显微镜（SEM/TEM/AFM）对纳米材料进行的表征分析。

扫描电子显微镜（SEM）是一种常见的广泛使用的表征分析仪器。材料的表面微观形貌的高倍数放大照片是通过能量高度集中的扫描电子束扫描材料表面产生的。具有 0.5～30 keV 能量的基本电子进入材料表面后变成了许多低能量的二次电子。这些二次电子的强度随着样品表面形貌的变化而呈现不同,一张微观照片就是通过测量扫描区域内二次电子的强度随不同位置的变化函数而得到的。扫描电子显微镜之所以能放大很大的倍数,是因为基本电子束可以集中扫描一个非常小的区域(一般小于 10 nm),在用小于 1 keV 能量的基本电子束扫描小于 5 nm 的表面区域时,就能产生对微观形貌较高的分析敏感度。图 2-3 为改性聚丙烯薄膜的 SEM 表征。

基本电子转化成二次电子后,还会同时产生背散射电子和 X 射线。背散射电子的强度与组成样品的元素的原子序数有关,因此还可以测得一些关于样品元素组分的信息。而通过分析释放出的 X 射线,可以获得更多的有关元素原子序数的信息。这种 X 射线分析只能在 $1\ \mu m^3$ 的小范围内进行。SEM 加上 X 射线分析被认为是成本低又简单实用的材料表征分析方法,它经常在进行更精密更专业的表面分析之前用来初步分析材料表面的表征问题。

透射电子显微镜(TEM)对材料表征进行分析的方式与 SEM 大同小异。TEM 工作时同样会产生一束能量高度集中的电子束,通过电子束对样品表面的扫描获得样品的表面形貌信息。不同的是,TEM 是通过检测透过样品表面的电子(即 transmitted electron)来获得样品表面的形貌信息。由于电子易散射或被物体吸收,故电子束的穿透力较低,样品的密度、厚度等因素都会影响到最后的成像质量,因此必须制备更薄的超薄切片,通常为 50~100 nm,所以用 TEM 观察纳米材料时,样品的预处理必须使得样品足够薄。常用的方法样品预处理方法有超薄切片法、冷冻超薄切片法、冷冻蚀刻法、冷冻断裂法等。对于液态的纳米材料样品,通常是挂预处理过的铜网上进行观察。

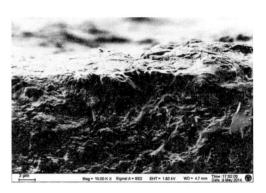

图 2-3 改性聚丙烯薄膜的 SEM 表征

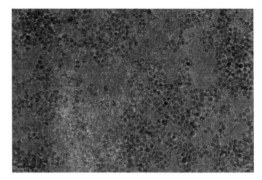

图 2-4 Fe₃O₄ 纳米颗粒的 TEM 表征

TEM 相比于 SEM 最大的优势是它具有很高的空间分辨能力,特别适合纳米粉体材料的分析。图 2-4 为 TEM 下的 Fe_3O_4 纳米颗粒。

SEM 和 TEM 也可以对颗粒型纳米材料进行粒度分析。采用电镜分析粒度的优点是可以提供颗粒的大小、分布以及形状的数据,一般测量的颗粒大小可以从 1 nm 到 1 μm 数量级。具体地说,由于 SEM 是检测二次电子,TEM 是检测透射电子,因此 SEM 的样品扫描尺寸范围较大,确为 1 nm 到 1 μm 数量级;而 TEM 由于检测的是投过的电子,因此样品扫描尺寸明显较小,为 1~300 nm。对于普通 SEM,其颗粒分辨率一般在 6 nm,而场发射 SEM 的分辨率则可以达到 0.5 nm。并且提供的是颗粒图像的直观数据,容易理解。但其缺点是样品制备过程会对结果产生决定性的严重影响,如样品制备的分散性,会直接影响电镜观察的质量和最后分析结果。同时电镜观察对纳米材料的取样量有严格的限制,如取样较少会产生取样的非代表性。

原子力显微镜(AFM)利用原子间的作用力关系原理,可以测量微小物体的形貌特性,并且达到纳米尺度的测量。由于其很高的纵、横向分辨率和无损检测方法被公认为理想的超光滑表面形貌分析仪。AFM的研究已深入到分子(包括生物分子)、原子,涵盖了工业生产、微电子技术、微探测及纳米技术、生物技术等各个方面,在物理、化学、医学、材料学及微电子学等方面都有广泛的应用前景。AFM有一个对力非常敏感的微悬臂,其尖端有一个微小的探针,当针尖与样品表面接触的时候,针尖与样品表面上的原子之间存在一个非常微弱的相互作用力使微悬臂弯曲,该形变信号转变为光电信号并进行放大,就可以得到原子之间相互作用力的信号。AFM通过测量探针针尖与样品表面原子间力的大小来描绘样品的表面形貌,它不受样品是否具有导电性的限制,可以对导体、半导体和绝缘体进行测量,因此AFM的出现为生命科学领域的发展做出了很大贡献,其工作模式如图2-5所示。

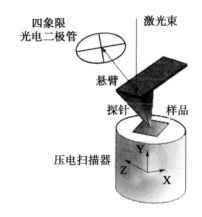

图 2-5 AFM 工作示意图

综上所述,如果不结合 X 射线分析等附属步骤,而仅仅是通过 SEM 或者是 TEM 对纳米材料进行观察,获得的信息主要是纳米材料样品表面的形貌信息或是颗粒材料的粒度信息。

(二) 光学显微镜分析

对于粒径较大(0.8~150 μm)的颗粒,在精度要求不是特别高的前提下,可以直接采用光学显微镜对其进行粒径大小的分析。但是对于纳米材料的表征进行分析时,普通光学显微镜显然远远不能满足要求。这里主要介绍全内反射荧光显微镜(total internal reflection fluorescence microscopy,TIRFM)和扫描近场光学显微镜(scanning near-field optical microscopy,SNOM)两种可以用于纳米材料表征分析的光学显微镜。

1. 全内反射荧光显微镜(TIRFM)

TIRFM 技术依赖于斜射光线在两种不同折射率光学介质表面产生的极浅的消逝波。该效应产生的条件是入射介质折射率大于折射介质,并且斜射照射到光学界面时入射角大于全反射临界角。残余的消逝波扩散进入低折射率介质,并且随着扩散深度的增加,光强成指数递减。消逝波的透过强度和传播深度分别由下列两式表示:

$$I_Z = I_0 e^{\frac{-z}{d_p}}$$

$$d_p = \frac{\lambda}{4\pi \sqrt{n_1^2 \sin^2\theta_1 - n_2^2}}$$

其中,I_z 为消逝波在 n_2 介质中的强度分布,I_0 为界面处消逝波强度,z 为介质中距表面的距离,d_p 为消逝波透射深度。对于可见光而言,消逝波大约透过界面 100 nm。由于消逝波只能激发距离盖玻片上表面约 100 nm 的深度,因此其他区域的荧光分子将不会被激发。这相对于传统荧光显微镜技术比如扫描共焦显微镜相比,信噪比明显增加。

2. 扫描近场光学显微镜(SNOM)

物体表面外的场分布一般划分为两个区域:距离物体表面仅几个波长的区域称为近场;从近场外到无穷远称作远场。在近场区域既有可向远处传播的辐射场,又有仅限于物体表面一个波长以内的非辐射场。非辐射场存在于物体表面,强度随离开表面距离的增加而迅速衰减,又称隐失场(evanescent field)。而在远场区域只存在辐射场,没有非辐射场。

SNOM 的原理早在 1928 年即由 Synge 提出,但直到 20 世纪 80 年代才在试验上获得成功。近场扫描光学显微镜一般由三部分组成:激光器和光纤探针构成的"局域光源"、带有超微动装置的样品台以及由显微镜构成的"光学放大系统"。探针孔径一般在 20~120 nm,由探针发射的光主要由隐失波构成,其强度随距离增大而呈指数下降。探针只能在 100 nm 以内的近场区激发荧光团。样品发射的荧光经收集后再经数据处理可转换为样品表面的光学像。SNOM 与 AFM 类似,也采用探针扫描样品表面。SNOM 的分辨率由光探针口径和探针与样品之间的间隙大小决定,与光源的波长无关,因此不受瑞利判据限制,可以得到纳米级的分辨率。将光探针以恒高模式在样品表面扫描,可以得到样品的光学显微图像,进而得到表面的形貌。

$$\delta \geq \frac{0.61\lambda}{n\sin\theta}$$

其中,δ 代表可分辨的最小距离,λ 为入射光波长,n 为折射指数,θ 为入射半角。

全内反射荧光显微镜和扫描近场光学显微镜在用于表征纳米材料时,主要可以获得的信息是纳米材料的表面形貌以及颗粒状纳米材料的粒径。

(三) 光散射分析

光散射现象的研究分为静态和动态两种,静态光散射(即时间平均散射)测量散射光的空间分布规律,动态光散射则研究散射光在某固定空间位置的强度随时间变化的规律。成熟的光散射理论主要有:夫琅禾费(Fraunhofer)衍射理论、菲涅耳(Fresnel)衍射理论、米(Mie)散射理论和瑞利(Rayleigh)散射理论等。激光粒度分析法是目前最为主要的纳米材料体系粒度分析方法。针对不同被测体系粒度范围,又可具体划分为激光衍射式和激光动态光散射式粒度分析方法,动态光散射法是采用光子相关光谱法。当一束波长为 λ 的激光照射在一定粒度的球形小颗粒上时,会发生衍射和散射两种现象,通常当颗粒粒径大于 10 λ 时,以衍射现象为主;当粒径小于 10 λ 时,则以散射现象为主。因此,从光散射原理来看,激光衍射式粒度仪仅对粒度在 5 μm 以上的样品分析较准确;而动态光散射粒度仪则对粒度在 5 μm 以下的纳米、亚微米颗粒样品分析准确。另外,激光法粒度分析的理论模型是建立在颗粒为球形、单分散条件上的,而实际中被测颗粒多为不规则形状并呈多分散性。因此,颗粒的形状、粒径分布特性对最终粒度分析结果影响较大,而且颗粒形状越不规则,粒径分布越宽,分析结果的误差就越大。但激光粒度分析法具有样品用量少、自动化程度高、快速、重复性好并可在线分析等优点。缺点是这种粒度分析方法对样品的浓度有较大限制,不能分析高浓度体系的粒度及粒度分布,分析过程中需要稀释,从而带来一定的误差。在利用激光粒度仪对微纳体系进行粒度分析时,必须对被分析体系的粒度范围事先有所了解,否则分析结果将不会准确。目前的激光粒度仪多以 500～700 nm 波长的激光作为光源,因此,衍射式粒度仪对粒径在 5 μm 以上的颗粒分析结果非常准确,而对于粒径小于 5 μm 的颗粒则采用了一种数学上的米氏修正。因此,它对亚微米和纳米级颗粒的测量有一定的误差,甚至难以准确测量。而对于散射式激光粒度仪,则直接对采集的散射光信息进行处理,因此,它能够准确测定亚微米、纳米级颗粒,而对粒径大于 5 μm 的颗粒来说,散射式激光粒度仪则无法得出正确的测量结果。

激光光散射法可以测量 20 nm～3 500 μm 的粒度分布,获得的是等效球体积分布,测量准确、速度快、代表性强、重复性好、适合混合物料的测量。缺点是对于检测器的要求高,各仪器测量结果对比差。利用光子相关光谱方法可以测量 1～3 000 nm 范围的粒度分布,特别适合超细纳米材料的粒度分析研究。测量体积分布,准确性高,测量速度快,动态范围宽,可以研究分散体系的稳定性。其缺点是不适用于粒度分布宽的样品测定。

1. 静态光散射法(static light scattering)

在静态光散射粒度分析法中,当颗粒粒度大于光波波长时,可用夫琅禾费衍射测量前向小角区域的散射光强度分布来确定颗粒粒度。当粒子尺寸与光波波长相近时,要用米散射理论进行修正,并利用角谱分析法。基于这两种理论原理的激光粒度分析仪已经应用于生产实际中。以菲涅耳衍射理论为指导实现颗粒粒度测量的原理是在近场(相对于夫琅禾费衍射)探测衍射光的相关参数,并计算出粒度分布,该方法具有理论上的可行性,对于实现激光粒度分析仪的小型化是一个很好的方案。较为成熟的激光衍射粒度分析技术是根据夫琅禾费衍射理论而开发的。1976 年,首次提出了基于夫琅禾费衍射理论的激光颗粒测量方法,其原理是激光通过被测颗粒将出现夫琅禾费衍射,不同粒径的颗粒产生的衍射光随角度的分布不同,根据激光通过颗粒后的衍射能量分布及其相应的衍射角可以计算出颗粒样品的粒径分布。随后,一些国家相继研制了基于这种原理的激光测粒仪。根据夫琅禾费衍射理论设计的激光粒度仪的测量范围为 $3\sim1\,000\ \mu m$。

2. 动态光散射法(dynamic light scattering)

当颗粒粒度小于光波波长时,由瑞利散射理论,散射光相对强度的角分布与粒子大小无关,不能够通过对散射光强度的空间分布(即上述的静态光散射法)来确定颗粒粒度,动态光散射正好弥补了在这一粒度范围其他光散射测量手段的不足。原理是当光束通过产生布朗运动的颗粒时,会散射出一定频移的散射光,散射光在空间某点形成干涉,该点光强的时间相关函数的衰减与颗粒粒度大小有一一对应的关系。通过检测散射光的光强随时间变化,并进行相关运算可以得出颗粒粒度大小。尽管如此,动态光散射获得的是颗粒的平均粒径,难以得出粒径分布参数。动态光散射法适于测定亚微米级颗粒,测量范围为 $1\ nm\sim5\ \mu m$。

综上所述,光散射分析获得的主要是纳米材料的粒径。

(四) 光谱分析法

纳米材料的组分原子在基态和激发态之间往返时会产生特征谱线,通过接收、检测这些特征性谱线的将可以获得关于纳米材料表征的一部分信息。这里主要介绍紫外可见光谱分析法(UV—vis)、电感耦合等离子体发射光谱法(ICP)和电感耦合等离子体质谱法(ICP—MS)三种方法。

1. 紫外可见光谱分析法(UV—vis)

紫外可见光谱分析法(UV—vis)是纳米材料谱学分析的基本手段,也是目前对纳米材料表征最常用的一种分析方法。该方法的研究对象主要可以分为纳米材料的吸收光谱、发射光谱和荧光光谱。

吸收光谱是指光子与基本粒子作用后，粒子从基态跃迁至激发态，选择性吸收某些频率的能量后所给出的光谱。通过 UV—vis 谱中吸收峰位置的变化可以直接得到纳米材料的能级结构变化。通过对纳米材料光吸收的研究发现，与常规材料相比，出现了一些新的现象。如纳米 ZnS 半导体粒子的吸收谱显示它的吸收阈值与体相 ZnS 相比发生蓝移，颗粒尺寸越小，吸收波长越短。在许多纳米体系中都有这种现象，如 GeO_2—SiO_2 纳米复合材料、Al_2O_3 纳米粒子等。另外，与常规材料相比，有些纳米体系会出现一些新的吸收谱带。如纳米 Al_2O_3 在 $200\sim850$ nm 的波长范围有六个吸收带，与大块的 Al_2O_3 晶体有很大差别。纳米材料的这种特性一方面归因于小尺寸效应，当半导体纳米粒子半径小于或等于激子半径时，会出现激子光吸收带；另一方面由界面效应引起，由于表面原子增多，使得界面存在大量的缺陷，有可能形成一些高浓度的色心，使纳米固体呈现新的吸收谱带。此外，人们利用吸收光谱表征了棒状 Au 纳米粒子随机分布和定向分布对光吸收性质的影响，以及制备长度与横截面积之比可控的棒状 Au 纳米粒子时，它的纵横比及颗粒大小对光吸收性质的影响。

当离子处于高能态时很不稳定，在短时间内会从高能态跃回低能态，将吸收的能量以光的形式释放，即得到发射光谱。目前对纳米半导体发光性质的表征主要是通过 UV—vis 光谱进行。通过对纳米体系的发射光谱研究发现，由于纳米的量子尺寸效应，随着粒子尺寸减小，结构发生了变化，从而对纳米晶体半导体的发光产生很大影响。例如半导体 Si 是一种间接带隙的半导体材料，在通常情况下，发光效率很低，但是，当硅晶粒尺寸减小到 5 nm 或更小时，能带结构发生变化，带边向高能态迁移，可观察到很强的可见光发射。Ge 纳米晶、CuCl 纳米晶、Mn 纳米晶等都具有这种发光显著增强的现象。另外，通过发射光谱也发现一些纳米体系与常规材料相比，有新的发光带产生，如 TiO_2 纳米晶、纳米非晶氮化硅。其他如 Al_2O_3、SiO_2、SnO_2、$CuCl$、ZnO、Bi_2O_3、Fe_2O_3 以及 $CuSO_4$ 等，当尺寸减小到纳米量级时，同样观察到常规材料中不存在的发光现象。虽然通过发射光谱发现了纳米材料的上述特殊现象，但其根本原因仍不十分清楚，通常认为是由于电子跃迁定则、量子限域效应、缺陷能级和杂质能级等各种因素造成的。

荧光光谱是指在激发下，电子跃迁至单重激发态，并以无辐射弛豫方式回到第一单重激发态的最低振动能级，由此再跃回基态或基态中的其他振动能级时所发出的光。荧光光谱主要用来对纳米材料特别是纳米发光材料的荧光性质进行表征。

UV—vis 光谱除了用于以上光学性质的表征外,通过紫外可见光谱特别是与 Mie 衍射理论计算结合,还能够获得关于粒子颗粒度、结构等方面的许多重要信息,亦是表征液相金属纳米粒子的最常用技术。

2. 电感耦合等离子体发射光谱法(ICP)

电感耦合等离子体发射光谱法(ICP)是利用电感耦合等离子体作为激发源,根据处于激发态的待测元素的原子回到基态时发射的特征谱线对待测纳米材料中的元素组分进行分析的方法。ICP 法可进行多种元素的同时分析,适合原子序数较为靠前的近 70 种元素的分析,并具有较低的检测限,一般可以达到 $10^{-5} \sim 10^{-1} \mu g \cdot cm^{-3}$。ICP 法的稳定性很好,精密度很高,相对误差在 1% 以内,线性测定范围在 4~6 个数量级,因此适合对纳米材料进行精确的定量组分分析。其较明显的缺点是对非金属元素的检测灵敏度相对于金属元素较低。

3. 电感耦合等离子体质谱法(ICP—MS)

电感耦合等离子体质谱法(ICP—MS)是利用电感耦合等离子体作为离子源的一种元素质谱分析方法,这种方法中离子源产生的纳米材料样品离子经过质谱的质量分析器和检测器后得到质谱。这种方法的检测限极低,对于很多种元素一般可以达到 ppb 乃至 ppt 级,同时线性范围较 ICP 更大,可达 7 个数量级。它的分析速度很快,在 1 分钟内可以获得 70 多种元素的组分结果,在此基础上对原子量有微小差异的元素的甄别能力极强,可以分离原子量相差 1 的元素,因此能进行同位素组分的分析。

(五) X 射线分析法

X 射线衍射结构分析法是基于多晶样品对 X 射线的衍射效应,对样品中各组分的存在形态进行分析,同时测定结晶情况、晶相、晶体结构及成键状态等等,借此确定纳米材料的各种晶态组分的结构和含量。这种方法的灵敏度较低,对样品的需求量较大(0.1 g),并且一般只能测定样品中含量在 1% 以上的物相,同时定量测定的准确度也不高,一般在 1% 的数量级,因此只适用于对纳米材料组分的初步测定。对于非晶纳米材料样品,X 射线衍射不能对其进行分析。

这里介绍 X 射线衍射分析法对晶粒大小的测定原理。它是基于衍射线的宽度与材料晶粒大小有关这一现象实现测量的。由于 X 射线衍射分析法的粗略性,该法测定晶粒大小仅仅适用于颗粒大小在 10~100 nm 范围内的纳米材料颗粒。样品中晶粒的大小可以采用 Scherrer 公式进行计算,即:

$$D_{hkl} = N d_{hkl} = \frac{0.89\lambda}{\beta_{hkl} \cos\theta}$$

式中,λ 为入射 X 射线的波长,θ 是平面点阵衍射(hkl 衍射)的 Bragg 角,β_{hkl} 是 hkl 衍射的半峰宽(单位为弧度)。

除了 X 射线衍射分析法外,小角度 X 射线散射分析法(small-angle X-ray scattering,SAXS)也是对于多晶纳米材料样品进行表征分析的常用方法。在小角度 X 射线散射方法中,纳米材料样品被一束准直度很高的单色 X 射线束所照射。当一个非均匀的介质如水中的材料颗粒被照射时,可以从散射角很小的散射束的强度分布推导出散射颗粒的结构信息。单分散和多分散系统都可以用 SAXS 来研究。对单分散系统,可以测定粒子的尺寸、形状和内部结构。对于多分散系统,在假定所有粒子都有相同形状的条件下可以计算出粒度(尺寸)分布。

综上所述,收集 X 射线衍射或是散射后得到的信息,表征纳米材料时能获得颗粒的粒径大小。

三、小结

纳米材料表征分析是了解纳米材料、合成构建新型纳米材料的必经步骤,纳米材料的化学组成及其结构是决定其性能和应用的关键因素,具有极其重要的作用。以上仅仅是对一些表征纳米材料的主要方法的原理及其表征方式作了初步的介绍。纳米材料表征的方法很多,发展也很快,而且往往需要多种表征技术互相结合、互取所长,才能得到纳米材料最为可靠准确的信息,这将大大推动纳米材料科学的发展。

参考文献

[1] 张志焜,崔作林. 纳米技术与纳米材料[M]. 北京:国防工业出版社,2000.

[2] 张立德,牟季美. 纳米材料与纳米结构[M]. 北京:科学出版社,2001.

[3] Ramesh K T, Nanomaterials:Mechanics and Mechanisms[M]. Springer,2009.

[4] Schodek D L, Ferreira P, Ashby M. Nanomaterials, Nanotechnologies and Design:An Introduction for Engineers and Architects[J]. Butterworth-Heinemann,2009.

[5] Roduner E. Size matters:why nanomaterials are different[J]. Chemical Society Reviews,2006,35(7):583-92.

[6] 张阳德. 纳米生物技术学[M]. 北京:科学出版社,2005.

[7] 谭和平,侯晓妮,孙登峰,等. 纳米材料的表征与测试方法[J]. 中国测试,2013,39(1):8-12.

[8] 李艳青,智丽丽. 原子力显微镜的原理及其在生命科学中的应用[J]. 昌吉学院学报,

2010,94(3):112-116.

[9] 陈卫,孙世刚.纳米材料科学中的谱学研究[J].光谱学与光谱分析,2002,22:504-510.

[10] 董朝青.荧光相关光谱系统及其荧光纳米材料表征新方法研究[D].上海:上海交通大学,2007.

[11] 张晋远,郑毅,朱端珍.纳米体系粒度分布的X射线小角度散射表征[J].现代科学仪器,2003(2):3-8.

[12] 王云,荆隆,汪冰,等.同步辐射X射线小角散射法研究纳米铁材料在生物介质中的粒度分布[J].核技术,2009(1):1-5.

[13] 吴新民,范茂松,潘兮.纳米颗粒的粒径测定[J].电子测量与仪器学报,2004(5):69-77.

[14] Nanotechnologies- characterizationof single-wall carbon nanotubes using scanning electronmicroscopy and energy dispersive X-ray spectrometryanalysis[S]. ISO/TS 10798-2011.

第三章

口腔生物材料效应的
体内免疫效应分析

生物医学材料是指用于医学的各种合成和天然高分子材料、金属和合金材料、陶瓷和碳素材料,以及各种复合材料,制成各种医用制品用于临床,从 20 世纪 60 年代开始应用,至今已有 30 多年的历史了。人们对材料生物相容性要求越来越高,过去研究开发对血液接触用人工器官和生物材料首先重视的是材料抗凝血性能,与组织接触的一般炎症反应对于生物材料常规的生物学实验如细胞毒性试验、致敏试验、刺激试验和植入试验已不能满足对某些医疗器械或材料应用于人体后会激发宿主出现不同的炎症反应及免疫反应。近年来逐渐认识到人体免疫系统与生物材料之间相互作用的重要性。当材料作为一种异物或抗原与机体接触时,会引起机体产生一系列防御反应,包括体液和细胞反应及补体活化,临床表现为过敏性反应特征,这就提示了人们对生物材料致免性研究的必要性。

一、生物材料性能的概况

(一) 生物材料性能

1. 生物安全性

生物安全性是指生物材料制品在临床使用前具有安全有效的性质。

因口腔生物材料是应用于人体的,无论是植入人体内还是非植入人体内,均与人体组织相接触,因此材料对人体首先应无毒性、无刺激性、无致癌性和致畸变等作用。在体内正常代谢作用下,保持稳定状态,无生物退变性,代谢或降解产物对人体无害,无蓄积性。任何用于人体的材料在临床应用前均应进行生物安全性检测,目前国内外均取得共识,其方法已比较成熟。

2. 生物相容性

生物相容性是现阶段评价生物材料性质的最重要的指标,而口腔生物材料又是生物材料中的重要组成部分,临床应用的种类繁多,特别是植入体内的口腔生物材料,如颌面骨缺损修复材料、牙体缺损充填材料、根管充填材料、牙种植材料等更应具备生物相容性。从目前情况来看,生物相容性应包括生物理化相容性、生物电学相容性和生物力学相容性三大部分,但首先应将生物相容性与生物安全性相区别,两者不能混淆,但对生物相容性要取得共识还需一定的时间。为探讨这一问题,建议对生物相容性的概念、范围、表征、影响因素、检测方法等方面提出评价标准。

(1)生物相容性的概念:是指材料在宿主的特定环境和部位,与宿主直接或间接接触时所产生相互反应的能力。是材料在生物体内处于静动态变化过程中,能耐受宿主各系统作用而保持相对稳定,不被排斥和破坏的生物学性质。又称为生物适应性和生物可接受性。

(2)生物相容性的范围:系指材料与宿主产生相互作用所涉及的生物理化学、生物力学、生物电学三个反应系统的生物医学范围。

(3)生物相容性的表征:系指材料与宿主直接或间接接触时涉及组织接受与定向结合、应力传递与分布、生物电作用与反应相吻合的一系列生物学行为。

(4)生物相容性的影响因素:涉及材料的类型、形状、成分结构及其表面特性,材料的化学、物理机械和电性能;另外,材料与组织的接触部位、方式、状态与时间以及采用的方法等各种因素均可影响材料的生物相容性。

(5)生物相容性的检测方法:通过体外试验揭示材料与组织之间的反应性质,即在离体试验中,常利用对基因、细胞、血液及蛋白质等各种生理物质进行观察分析,了解材料与组织的反应关系;体内试验是为了进一步对材料处于动态时的生物学行为进行生物相容性检测。

(6)生物相容性的评价:评价材料生物相容性应从微观至宏观、从局部至整体、从静态至动态等反应过程的规律和结果进行综合性评价。

(7)生物相容性评价项目的建议:由于目前国内外均还未建立生物相容性的评价项目和标准,若按生物相容性的内容和检测方法,虽然理论是合理的,但在具体实施时就难以进行直接观察,也难以迅速作出判断,需要经过复杂的体外试验和生物体内的试验,其周期长,干扰因素多,又不易控制和检测。为了寻求一些简便、有效、直观易行的检测方法,如 pH 值测定法、氨基检测法、蛋白吸附法、体外细胞培养法等进行筛选,作出迅速的判断,最后建立生物相容性的评价标准。

(8)生物体对生物材料的响应——宿主反应

生物学反应

A：血液反应

- 血小板血栓
- 凝血系统激活
- 纤溶系统激活
- 溶血反应
- 白细胞反应
- 细胞因子反应
- 蛋白黏附

B：免疫反应

- 补体激活
- 体液免疫反应（抗原—抗体反应）
- 细胞免疫反应

C：组织反应

- 炎症反应
- 细胞黏附
- 细胞增殖（异常分化）
- 形成囊膜
- 细胞质的转变

生物体对生物反应的变化

- 急性全身反应：过敏、毒性、溶血、发热、神经麻痹等。
- 慢性全身反应：毒性、致畸、免疫、功能障碍等。
- 急性局部反应：炎症、血栓、坏死、排异等。
- 慢性局部反应：致癌、钙化、炎症、溃疡等。

3. 生物功能性（生物活性）

生物功能性是指材料与宿主间发挥最大生理功能活性的总称，又称为生物活性。

材料与宿主接触部位组织的梯度功能组成与结构、生物物理化学、电学生物力学相吻合，并必须含有足够引起功能活性反应的生理活性物质；与宿主的元素、离子、分子、蛋白质、胶原、组织与器官的相互作用过程中，能准确识别、传递和交换物质和能量，从而产生重组，并能与宿主正常的新陈代谢和生长发育过程相适应；在机体各种静力和动力的作用下产生新的平衡和新的不平衡，达到不断促进组织修复、保持长期稳定并发挥最大的生物功能作用，这将是口腔生物材料应具备的性能。

目前对材料的评价中,用生物活性的名称很多,而且出现将材料具有的化学活性,也直接评价为生物活性,由于现阶段还没有取得共识,我们认为有必要按生物活性的概念、范围、性质进行具体描述,避免随意使用生物活性一词,在经过更多的实验逐渐取得共识,一个个地建立评价项目,最后实现规范化标准。

4. 生命性

生命性系指材料融入宿主生命的永久过程,成为宿主的一部分并能承担宿主的生理功能的生物学性质。这一性质是生物材料达到的最高理想境界,也是未来研究的目标。

(二)生物材料分类

1. 按材料功能划分

(1)血液相容性材料:如人工瓣膜、人工气管、人工心脏、血浆分离膜、血液灌流用吸附剂、细胞培养基材等。

(2)软组织相容性材料:如隐形眼睛片的高分子材料,人工晶状体、聚硅氧烷、聚氨基酸等,用于人工皮肤、人工气管、人工食道、人工输尿管、软组织修补等领域。

(3)硬组织相容性材料:如医用金属、聚乙烯、生物陶瓷等,关节、牙齿、其他骨骼等。

(4)生物降解材料:如甲壳素、聚乳酸等,用于缝合线、药物载体、粘合剂等。

(5)高分子药物:多肽、胰岛素、人工合成疫苗等,用于糖尿病、心血管疾病、癌症以及炎症等。

2. 按材料来源分类

(1)自体材料。

(2)同种异体器官及组织。

(3)异体器官及组织。

(4)人工合成材料。

(5)天然材料。

3. 根据组成和性质分为

(1)生物医用金属材料:较优秀的生物医用金属材料有,医用不锈钢、钴基合金、钛及钛合金、镍钛形状记忆合金、金银等贵重金属、银汞合金、钽、铌等金属和合金。

① 医用不锈钢:具有一定的耐腐蚀性和良好的综合力学性能,且加工工艺简便,是生物医用金属材料中应用最多,最广的材料。常用钢种有 US304、316、316 L、317、317 L 等。医用不锈钢植入活体后,可能发生点蚀,偶尔也产生应力腐蚀和腐蚀疲劳。医用不锈钢临床前消毒、电解抛光和钝化处理,可提高耐蚀性。医

用不锈钢在骨外科和齿科中应用较多。

②钴基合金:钴基合金人体内一般保持钝化状态,与不锈钢比较,钴基合金钝化膜更稳定,耐蚀性更好。在所有医用金属材料中,其耐磨性最好,适合于制造体内承载苛刻的长期植入件。在整形外科中,用于制造人工髋关节、膝关节以及接骨板、骨钉、关节扣钉和骨针等。在心脏外科中,用于制造人工心脏瓣膜等。

③医用钛和钛合金:不仅具有良好的力学性能,而且在生理环境下具有良好的生物相容性。由于其比重小,弹性模量较其他金属更接近天然骨,故广泛应用于制造各种膝、膝、肘、肩等人造关节。此外,钛合金还用于心血管系统。钛合金的耐磨性能不理想,且存在咬合现象,限制了其使用范围。

(2)医用高分子材料:按应用对象和材料物理性能分为软组织材料、硬组织材料和生物降解材料。其可满足人体组织器官的部分要求,因而在医学上受到广泛重视。目前已有数十种高分子材料适用于人体的植入材料。

①软组织材料:故主要用作为软组织材料,特别是人工脏器的膜和管材。聚乙烯膜、聚四氟乙烯膜、硅橡胶膜和管,可用于制造人工肺、肾、心脏、喉头、气管、胆管、角膜。聚酯纤维可用于制造血管、腹膜等。

②硬组织材料:丙烯酸高分子(即骨水泥)、聚碳酸醋、超高分子量聚乙烯、聚甲基丙烯酸甲脂(PMMA)、尼龙、硅橡胶等可用于制造人工骨和人工关节。

③降解材料:脂肪族聚醋具有生物降解特性,已用于可接收性手术缝线。

(3)医用无机非金属材料。

二、几种血液接触材料对机体免疫系统影响的研究

随着医学和材料科学的发展,尽管已研制出不与血小板和凝血因子发生反应的中性材料或具有生物活性的材料,但这些材料改性技术仍未达到真正意义上的无血栓形成的目的,也无法彻底规避临床使用过程中所出现的血栓形成现象。因此,要真正解决限制新材料开发和临床应用的问题,还必须从生物材料引起血栓形成的关键机制上考虑。我们将从生物材料与机体免疫系统的关系为切入点,通过阐明生物材料诱发血栓形成机制,从而提高生物材料血液相容性,确保人体的应用安全性。

选择与血液接触的聚碳酸酯(PC),聚四氟乙烯(PTFE);并选择医用静脉输液管——聚氯乙烯(PVC)作为实验的阴性对照,而选择具有明显细胞毒性的材料——含8%有机锡的聚氯乙烯作为实验的阳性对照。将含8%有机锡的PVC以及PC按8%的比例溶解于四氢呋喃。将内径为(3.0 ± 0.1)mm与外径(4.0 ± 0.1)mm的医用静脉输液PVC管剪为15 cm,将溶解的材料自然流过PVC管,60℃烘箱放

置。同时,将内径为(3.3±0.1)mm,外径为(4.0±0.1)mm 的 PTFE,剪成 15 cm 长,消毒备用。比格犬肌注速眠新 0.1ml/kg 麻醉;股三角区备皮,分离出股动静脉,插入动静脉留置针,连接三通管,连接 4 种材料管,形成半体内循环。无菌条件下于实验前、接触后 10 min、30 min 以及 60 min 不同时间段取抗凝血,并进行血清补体(CH50)、B 淋巴细胞功能(免疫球蛋白 IgA 和 IgG)、T 淋巴细胞功能的检测。表 3-1结果表明:四种材料与血液接触后 CH50 均有不同程度的降低,并随接触血清时间的延长逐渐降低。经统计学分析,与接触前相比,除 PVC 外其他三种材料引起 CH50 的变化均有明显差异($P>0.05$);而与 PVC 阴性对照组相比,含 8% 有机锡的 PVC 阳性对照组引起 CH50 的变化具有显著差异($P<0.01$)。表 3-2 和表 3-3 结果表明,四种材料与血液接触后 IgA 和 IgG 均有不同程度的升高,并随接触血清时间的延长逐渐升高。经统计学分析,与接触前相比,除 PVC 外。其他三种材料引起 IgA 和 IgG 的变化均有明显差异($P>0.05$);而与 PVC(negative control)相比,含 8% 有机锡的 PVC(positive control)引起 IgA 和 IgG 的变化具有显著差异($P<0.01$)。同时,与 PC 相比,PTFE 更易引起 IgA 和 IgG 的升高。表 3-4 结果表明,四种材料与血液接触后 T 淋巴细胞转化率有不同程度的变化:PVC 和 PC 基本上未能引起 T 淋巴细胞转化率的明显变化,但在 60 min 时 PVC 引起 T 淋巴细胞转化率的升高;与接触前相比,含 8% 有机锡的 PVC 和 PTFE 引起 T 淋巴细胞的变化有明显差异($P>0.05$);而与 PVC 相比,只有含 8% 有机锡的 PVC 引 T 淋巴细胞转化率的变化具有显著性差异($P<0.05$)*。

表 3-1 四种材料犬体内血液接触不同时间段 CH50 的变化结果(U/ml)

材料	接触前	接触后		
		10 min	30 min	60 min
PVC	117.78±38.49	155.56±38.49	122.22±19.24	111.11±19.24

表 3-2 四种材料犬体内血液接触不同时间段 IgA 的变化结果(μg/ml)

材料	接触前	接触后		
		10 min	30 min	60 min
PVC	29.33±1.87	30.76±1.6	31.52±1.70	34.07±2.27
含 8% 有机锡的 PVC	24.27±2.44	40.38±1.16	42.41±1.28	44.24±1.22
PC	30.14±4.50	34.28±4.32	36.82±1.99	38.45±1.37
PTFE	28.54±2.67	37.57±2.18	39.20±1.88	39.89±1.86

*注:表 3-1~表 3-4 引自丁婷婷,黄哲玮,孙皎. 几种血液接触材料对机体免疫系统影响的研究[C]. 2009 年上海市医用生物材料研讨会论文汇编,2009.

表 3-3 四种材料犬体内血液接触不同时间段 IgC 的变化结果(μg/ml)

材料	接触前	接触后		
		10 min	30 min	60 min
PVC	10.63±0.46	11.00±1.74	11.26±1.13	12.58±0.21
含 8%有机锡的 PVC	11.21±1.44	15.68±0.94	21.78±0.11	23.68±4.00
PC	10.52±2.01	13.85±2.89	16.71±0.49	18.26±1.53
PTFE	9.14±0.94	15.47±2.15	17.68±1.78	17.70±0.76

表 3-4 四种材料犬体内血液接触不同时间段 T 淋巴转化率的变化结果(%)

材料	接触前	接触后		
		10 min	30 min	60 min
PVC	49.14±11.80	56.20±16.40	51.27±6.45	66.47±3.45
含 8%有机锡的 PVC	45.21±4.54	55.44±12.38	73.16±2.93	93.50±15.93
PC	48.65±8.64	47.00±3.64	47.67±14.70	53.88±17.73
PTFE	47.57±10.12	58.77±9.89	64.73±26.98	84.96±16.94

以上研究表明通过半体内循环接触血液,四种不同的生物材料使血清总补体均有不同程度的降低,含 8%有机锡的 PVC 变化最明显,其次是 PTFE,因此对补体活化具有明显作用。总补体活化 CH50 测定反映了血清中实际存在的补体含量,生物材料接触血液后引起 CH50 的降低,表明具有免疫反应的生物材料的结构或功能团引起补体裂解导致补体活化。同时。生物材料作用于血液后产生大量免疫球蛋白,也具有一定的免疫力原性。因此,当不同生物材料接触机体的免疫系统后,出现了一系列的免疫反应,包括免疫球蛋白的升高,补体的活化裂解等。而除了含 8%有机锡的 PVC 以外,其他三种生物材料引起 T 淋巴细胞的转化不明显。所以与之相比,血清补体活性 CH50 以及免疫球蛋白的检测是评价生物材料诱发血栓形成的免疫学反应较为准确的检测方法。

三、纳米颗粒对树突状细胞的免疫效应的研究

纳米材料独特的物化性质,使其具有广阔的应用前景。它们被誉为跨世纪的新材料。扩大的应用领域和逐年递增的产量使得纳米材料逐步从实验室走入人们的生活和整个生态环境中,于是其安全性问题成为人们关注的焦点。一般尺度下无毒的材料,当粒径小至纳米尺度时,则有可能产生毒性。另外,纳米材料在生命科学以及医疗制药等领域的发展也需要深入研究它们与生物体的相互作用。纳米

材料一旦进入体内,首先面对的是生物体的天然防御机制——免疫系统。因此研究纳米材料对免疫系统的影响是研究其生物效应的首要一环。

树突状细胞在免疫系统中占有重要的地位,它是体内最强的抗原提呈细胞,并具有独特的激活静息态淋巴细胞的能力。无论在天然免疫或是获得性免疫中,树突状细胞表型的变化和分泌的细胞因子影响着整个免疫响应的走向。随着研究进一步深入,人们发现多种疾病,例如恶性肿瘤、AIDS 等,都与树突状细胞有重要关联,于是,基于树突状细胞的免疫治疗手段也在蓬勃发展,已到了临床的阶段。因此,纳米材料无论作为环境外来物或是作为药物载体,在进入体内时都可能与树突状细胞最先发生联系。本论文中我们以树突状细胞为模型,研究纳米材料对它的免疫效应的影响,揭示纳米材料的免疫活性。

我们首先从人外周血中分离得到单核细胞,加入细胞因子,通过体外诱导培养获得实验所需的未成熟树突状细胞。然后,我们用台盼蓝拒染和 CCK-8 试剂盒来检测纳米材料是否会导致树突状细胞凋亡或死亡;用流式细胞术比较不同种类和不同浓度的纳米材料被吞噬的效率,并用透射电子显微镜观察纳米材料在树突状细胞中的定位;用免疫荧光染色结合流式细胞术来分析树突状细胞表型的变化,从而判断其功能的变化。

研究发现,羧基化多壁碳纳米管(c-MWNTs)能够被未成熟树突状细胞大量吞噬,并且吞噬效率受管径和浓度的影响。纳米管能够长时间(48 小时)停留在树突状细胞内,但对细胞功能没有明显影响。c-MWNTs 既不会诱导树突状细胞成熟,从而引发免疫响应,也不会抑制或增强其他活性分子,例如 LPS,对树突状细胞的刺激作用。由此可见,c-MWNTs 具有很好的生物相容性。它不仅不会被树突状细胞识别为"危险信号",而且也不会改变细胞及生物分子的活性,说明它在作为药物载体方面有很好的应用前景。

另外,我们检测了 5 种二氧化钛颗粒对树突状细胞的免疫效应,从颗粒大小和晶型两方面进行比较。结果表明,二氧化钛颗粒没有细胞毒性,容易吸附在细胞膜上,同时也被树突状细胞大量吞噬;二氧化钛本身不具备抗原活性,不能刺激树突状细胞成熟,但它们具备一定的免疫活性,虽然本身不能刺激树突状细胞,但能够影响 LPS 的刺激效果。它们的免疫活性与颗粒大小无关,而与晶型有关,关系如下:金红石型的二氧化钛颗粒被吞噬和吸附的程度较低,对 LPS 刺激有明显的促进作用;锐钛矿型的二氧化钛颗粒吞噬和吸附的程度较高,但对 LPS 有明显的抑制作用。其机理有待进一步实验研究。

四、类金钢石碳-钛复合体的生物相容性评价——外周血 T 淋巴细胞亚群测定

纯钛做为种植材料虽然已广泛应用于临床,但纯钛具有慢性腐蚀,高弹性模量,应力传递不均,骨适应性差的缺点,而现在国内外较多采用涂羟基磷灰石的钛种植体。虽然骨整合起动早,临床及有关资料都证实羟基磷灰石涂层时有剥脱现象。本实验选用的 DLC-Ti 复合体是利用等离子化学气相沉积法将 DLC 镀于钛表面形成的复合体。该 DLC 涂层经 X 线结构分析证明是非晶碳膜,电子探针分析为表面纯碳,并无钛及其他杂质出现。电阻率为 $8 \sim 10$ Ω/cm^2,显微硬度约 $2\,000\,kg/mm^2$,膜与钛基体的粘接强度用直接拉伸法测定不低于 23 MPa,在 3% NaCl 溶液中浸泡 6 年至今膜未出现剥落,电化学腐蚀试验结果表明,涂覆 DLC 的钛试样具有很好的耐腐蚀性。体外细胞培养实验证实 DLC-Ti 具有良好的生物相容性,骨内种植的酶组化研究表明植入 DLC-Ti 后成骨活动启动早,植入后 2 个月基本达到骨整合。本实验将其与纯钛、医用不锈钢相比较,以种植术后机体 T 淋巴细胞亚群为指标,比较受试材料对小鼠外周血免疫状况的影响,为临床优选更好的种植材料提供免疫学依据。

本研究选用 4 种材料:DLC-Ti 、纯钛、8—18 镍铬不锈钢合金、纯铜(作阳性对照)。上述材料制备成 $5\,mm \times 2\,mm \times 1\,mm$ 的长方体,于实验前酒精梯度脱酯,高压灭菌后放入无菌生理盐水中备用;选用健康雄性 BALB/C 鼠,共 175 只,体重 182 g,随机分作 5 组,每组 35 只,分别为 A—对照组;B—DLC-Ti 组;C—纯钛组;D—医用不锈钢组;E—纯铜组。在每个实验组的小鼠左侧大腿内侧肌肉内种植一种材料,对照组只进行切开缝合,不放入种植材料。分别于术后 1、2、3、4 和 6 周每组各取 7 只小鼠眼眶静脉取血,作 T 淋巴细胞亚群检测;外周血 T 淋巴细胞亚群的检测方法如下:将肝素抗凝血置于白细胞分层液上,分离出单个核细胞,经 Hanks 液洗涤及 Tris-NH4Cl 破坏红细胞,调整细胞浓度为 $1 \times 10^7/ml$。Ependorff 管中加入细胞悬液 100 μl,分别加入抗 CD4、CD8 单克隆抗体 100 μl(10 倍稀释液),4℃放置 40 min,取出后离心洗涤,分别加入 FITC 标记的免抗大鼠 IgG 多克隆抗体 100 μl(10 倍稀释液),置 4℃40 min。取出后再洗涤,滴片,双盲法于落射光荧光显微镜下计数荧光阳性细胞数,计算占全体淋巴细胞的百分率,共计数 200 个淋巴细胞。

研究发现,种植术后 CD4 阳性细胞率变化情况见表 3-5,种植术后各实验组的 CD4 值都有降低趋势。DLC-Ti 只在术后第 3 周 CD4 降低明显,同对照组相比,差异非常显著($P < 0.01$)。DLC-Ti ,随后逐渐上升,接近对照组水平,基本恢

复正常。纯钛和医用不锈钢组在实验初期 CD4 值降低明显,且在 1～2 周内较 DLC-Ti 组降低非常显著($P<0.01$),实验后期虽较对照组和 DLC-Ti 组的 CD4 值降低,但统计学无意义,也基本恢复正常。纯钛组的 CD4 水平的降低程度同对照组和 DLC-Ti 组相比始终有明显差异($P<0.01$)。

研究也发现,各实验组在术后第 1、2 周 CD8 都有所下降,3 周以后逐渐上升,超过对照组水平,表现出术后初期 1～2 周典型的应激反应。B、C、D 三组的 CD8 值在第 3 周以后同对照组相比无统计学意义,但 B 组的 CD8 值变化幅度相对较小,更接近正常水平。纯铜的 CD8 阳性细胞率的变化较明显,直至第 4 周时同 A、B 两组差异仍非常显著($P<0.01$)见表 3-6*。

表 3-5 种植后 CD4 的变化($n=7$)(%)

时间(周)	A 组	B 组	C 组	D 组	E 组
1	47.73±3.75	50.45±5.20	38.52±4.04	40.55±4.65	49.58±5.54
2	44.25±2.43	42.88±3.07	36.21±3.18	34.21±5.55	36.63±4.10
3	49.33±4.93	41.27±5.67	37.97±2.31	45.60±6.49	44.22±3.17
4	48.31±3.37	44.33±3.20	44.0±11.19	44.66±3.38	42.63±4.46
6	60.26±8.07	57.37±4.66	52.32±5.81	56.45±6.04	8.55±3.05

表 3-6 种植后 CD8 的变化($n=7$)(%)

时间(周)	A 组	B 组	C 组	D 组	E 组
1	8.59±2.13	8.15±1.91	7.74±2.73	7.95±3.52	6.36±1.28
2	19.72±4.43	14.96±2.85	14.69±2.32	13.83±1.81	13.37±5.90
3	9.91±2.81	10.58±4.79	11.44±3.38	12.58±3.01	13.26±3.89
4	19.95±3.31	20.41±5.86	20.81±4.65	22.39±3.30	26.69±4.32
6	11.36±3.54	13.751±3.1	14.99±3.58	15.37±3.37	14.12±2.42

作为医用材料生物相容性检测方法之一的细胞及体液免疫功能测定法,使人们从免疫学角度评价生物材料对机体的影响。1988 年 Loon 等在研究了接触镍后口腔黏膜周围 T 淋巴细胞亚群变化后,证明了镍对机体免疫功能有一定的抑制作用。王刚垛等也证实了铅对机体体液免疫和细胞免疫功能有明显的抑制作用,T 细胞亚群中以具有诱导和辅助功能的细胞亚群受抑制最明显。也有研究者发现

---

*注:表 3-5～表 3-6 内容引自赵宝红,战德松,杨彦昌,等. 类金钢石碳—钛复合体的生物相容性评价—外周血 T 淋巴细胞亚群测定[J]. 中国口腔种植学杂志,2000(3):101-104.

患者因接受种植材料不同,机体免疫状态也有不同程度的改变,且接受同一种植材料的患者术后免疫系统的改变也有差异,这种差异与术后并发症的发生率有关。因而术前、术后进行免疫学检查,可预测并发症的发生,及时进行相应的治疗,减少种植失败率,同时也可以检测不同种植材料对机体的影响,以利于对种植材料的优选。T淋巴细胞不仅是细胞免疫功能的承担者,而且也是体内细胞免疫和体液免疫的调节者,具有免疫调节功能的T淋巴细胞中,首推辅助性T淋巴细胞(TH)和抑制性T淋巴细胞(Ts)。TH和Ts的相互诱导和相互制约所形成的T细胞网络,对于调节免疫应答和维持免疫自稳有其重要意义。TH细胞是抗体产生的辅助细胞,也是IL-2产生的主要来源。Ts细胞在免疫反应中起负向调节功能,Ts的缺损将导致免疫耐受消失或减弱。TH/TS比值的平衡是机体免疫系统处于正常状态的表现,TH/TS比值的异常,可以导致机体免疫系统的紊乱。从本实验的结果可以看出,种植材料的植入,降低了TH细胞的数量,却增加了TS细胞的抑制功能,即对机体的免疫系统产生了抑制作用。DLC-Ti在实验的第2和第3周对TS细胞和TH细胞有抑制作用,之后对免疫系统无明显影响,在整个实验期间内TH/TS的比值始终未受明显影响,说明DLC-Ti对免疫系统无明显抑制作用,而纯钛在实验的第6周对机体的TH/TS平衡仍有明显抑制作用,进一步说明了涂覆DLC的钛复合体大大提高了纯钛的生物相容性。DLC-Ti复合材料不仅具有良好的生物力学性能,同时也具有更好的生物相容性,由于DLC-Ti的制备在近室温下进行,这样低的制备温度即便DLC膜很薄(约1 μm),也查不到涂层材料内部基材显示的毒性,这充分显示了DLC膜的优良生物相容性和较好的扩散阻挡层性质,此外由于该DLC膜与基材粘接强度较高、摩擦系数小、耐腐蚀、制备工艺简单、实用性好等优点,使它作为种植材料具有广泛的应用前景。

五、小鼠口腔种植体骨结合模型的显微断层学、组织学、组织形态测量学及分子表征分析

钛被认为是口腔种植学中的金标准生物材料,由于该材料具有高生物相容性、足够的机械性能和骨结合能力,因此其具有良好的远期效果以及成功率。此外,钛目前还被认为是一种有免疫调节作用的生物材料,而不是惰性金属,因为在骨中植入Ti和短暂的小范围炎性损伤有关,这似乎有助于激活宿主通路,从而诱导骨结合。然而,尽管在临床上取得了成功并在牙医学和医学上广泛应用了钛基器械,但导致骨结合现象的确切的细胞和分子机制仍不清楚,尤其是参与骨结合的免疫途径。

大多数在骨结合领域的研究集中于Ti的表面修饰及其对骨附着结局的可能

影响。事实上,大多数体外研究都集中于不同处理和涂层的 Ti 的表面形态和表面化学成分,目的在于促进骨细胞的分化和基质的结合和矿化。虽然在一些方面有用,但由于细胞培养的内在特性,体外研究是有限的,而细胞培养显然不能模拟体内发生的所有生物材料—宿主组织相互作用。此外,在 Ti 表面的骨形成和重塑的体内临床前评价通常在具有强壮骨骼的动物中进行,如 MimiPigs7 和 DOGS8,其可以体现人颅面骨的结构,并允许对骨结合中植入物修饰的分析(如:形状、涂层和/或表面形态)。虽然这种大型动物模型对某些应用是有用的,但诸如动物的大小/体重、缺乏用于因果实验的具体实验工具以及缺乏或限制的分子分析等内在因素限制了解骨结合的生物学基础的可能性。因此,小鼠已经被证明是一个合适的动物模型,可以正确地研究一系列生物过程的细胞和分子方面,因为有许多实验工具可用于剖析生物学机制。

鼠标模型的优点如下:99%与人类基因组同源;有效的遗传/分子工具的可用性;体积小,便于使用减少的药物数量和缩短实验时间,使其成为一种成本效益高的模型。此外,还有大量具有不同宿主响应特性的野生型小鼠系,以及许多基因工程鼠系,特别是具有 $c57bl/6$ 背景的小鼠。因此,这种模型允许进行有价值的因果实验,以确定基因/细胞在生物工程和再生过程中的功能。

最终,小鼠在骨免疫学领域的应用作为一个实验模型宿主,由于对小鼠在炎症和免疫反应的广泛了解,它带来了额外的优势。在此背景下,我们在小鼠体内建立了软骨内长骨结合模型,如研究微动刺激下骨结合的分子和细胞调控、种植体稳定性和种植体植入时的转距,及骨结合的加速。在这种情况下,长骨/软骨内的骨结合是通过软骨内成骨的程序实现的,这不同于上颌/下颌骨的骨结合。此外,在长骨种植部位,骨髓腔占很大比例,与骨膜区相比,种植体植入反应最慢。因此,虽然这些研究有助于更好地理解骨科应用中的骨结合过程,但它们不能完全适用到口腔医学(即上颌/下颌种植体)环境中。

另一方面,与长骨相比,上颌和下颌膜内骨具有独特的功能、解剖学和胚胎学特征,在骨结合过程中可能导致不同程度的骨修复效果。因此,两种不同的小鼠系被用于口腔骨结合研究:CD1 和 $c57bl/6$ 小鼠。利用 cd1 小鼠品系,在第一磨牙前无牙牙槽嵴或拔除上颌磨牙后使用愈合的牙槽窝,建立了口腔骨结合模型。然而,与其他小鼠相比,CD1 具有强健的骨骼表型优势,但 CD1 仍是远交系品种。在 $c57bl/6$ 小鼠中添加了一些基因可变性作为对该模型的限制,也限制了其基因操纵。另外,$c57bl/6$ 小鼠的使用克服了其中的一些限制,因为这种近交系具有众所周知的遗传背景,是免疫学研究中使用最多的种系。然而,$c57bl/6$ 小鼠口腔骨结合模型已被用于研究种植体植入的显微组织学和组织学方面,其重点是骨结合的晚期,而不是实现骨结合的整个骨修复过程。

因此,在本研究中,我们建议结合以前发展的模型的优点,使用 *c57bl*/6 小鼠(这一种系所固有的广泛知识和额外的实验可能性为其提供了支持)的无牙牙槽嵴(避免拔牙要求的局限性和并发症)作为植入位置,接着详细地对骨结合过程进行了显微、组织学、组织形态测量学和分子表征的研究。

本研究利用 48 只雄性野生型小鼠(*c57bl*/6)(10 周龄,25g 体重平均)进行实验,其中 36 只动物进行显微分析(显微 CT、组织学和双折射分析),12 只动物进行分子检测,分为 4 个实验周期:手术后 3,7,14 和 21 d。在本研究的所有实验阶段,除了术后的第一个 72 h 之外,给予小鼠无菌水进行任食饲养,并喂以无菌标准固体碎屑状饲料。植入手术后,动物不给予抗生素和抗炎药物,手术部位均无体重减轻、感染和慢性炎症。

为使用与口腔临床上相似的钛钉,0.6 mm 钛—6 铝—4 钒合金螺钉,如之前在 CD1 小鼠口腔骨结合模型中所述,本研究采用了钛表面的机械加工方法。钛钉长度为 1.5 mm,手术前用高压灭菌法消毒。然后,采用扫描电子显微镜(SEM)和能量色散 X 射线(EDX)技术对植入前的钛钉进行了分析,以证明本研究中使用的钛钉的表面形态和化学成分。螺钉固定在扫描电子显微镜—存根夹上,在 8kV 的分辨率为 127.8eV 的情况下,用超高分辨率的扫描电子显微镜成像。用 Team™ EDS 分析系统软件,在相同感兴趣的区域对化学成分进行了定性扫描图像分析,对临床使用的钛种植体的大量结构中存在的 10 种化学元素进行了分析,如前所述包括:钛(Ti)、铝(Al)、钒(V)、钙(Ca)、氮(N)、铌(Nb)、氧(O)、磷(P)、硫(S)和锌(Zn)。

在手术前,我们仔细测量了三种不同小鼠上颌的显微断层图像,考虑到较厚的区域来安装钛种植体,其厚度为 300 μm,位于右上颌第一磨牙与切牙之间(Figure 1AB)。在手术过程中,通过肌内注射氯胺酮 80 mg/kg 麻醉小鼠。在手术过程中,通过肌内注射氯胺酮 80 mg/kg 和 160 mg/kg 氯氧嗪,按 1:1 比例给小鼠麻醉,并根据动物的体重确定剂量。随后,这些老鼠被放置在带有口拉钩的手术台上,就像其他口腔模型中描述的那样。按照此前对 CD1 小鼠采用的手术方案,我们在 *c57bl*/6 小鼠体内放置了口腔钛种植螺钉,每只小鼠只接受一次口腔种植,统一植入左侧无牙牙槽嵴。用局部氯己定(洗必泰)溶液清洁口腔黏膜 1 min,然后用 22.5°角的微型手术刀,切口宽度为 2 mm,与腭皱襞平行,左侧第一磨牙前方为 1 mm。对黏液骨膜进行了精细剥离,并用 0.50 mm 的先锋钻钻下颌骨。导航孔是利用外科马达在转速 600 r/min,力 35 N,在生理盐水连续冷却的条件下制作而成的。生理盐水连续冷却是为了避免受热和随后的骨坏死。钛植入器是用卡斯特罗维乔微型针头将其固定在植入床上的(图 3 - 1C)。所有手术都由一名校准的外科医生(FC)执行。实验结束时(第 3、7、14 和 21 d),用过量麻醉剂处死小鼠,取上颌骨。9 例上颌进行显微[显微计算机断层扫描（μCT）、组织学和双折射]分析；3 个仅含种植床区域的样品进行实时定量 PCR 分析。指定用于显微分析的样品在室温下用 10%福尔马林溶液（pH 7.2）浸泡 48 h，然后在自来水中进行整夜洗涤，然后暂时保存在酒精澄清剂（70%乙醇）中，直到微计算机断层扫描（μCT）分析结束，再用 4.13%EDTA（pH 7.2）脱钙。样品脱钙后，在种植床上小心地拧开钛螺钉，用微型针架进行组织加工和石蜡包埋。分子分析样品保存在 RNAlater 溶液中（AMBION，奥斯丁，TX，美国）（图 3-1）。

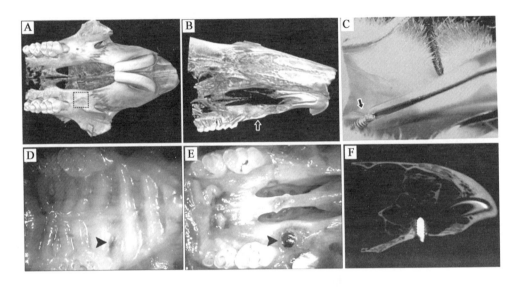

图 3-1　c57bl/6 小鼠口腔种植体骨结合模型的实验步骤

c57bl/6 小鼠口服骨整合的实验方案。A-B：来自小鼠的显微图像三维图像上颌骨显示上颌右第一磨牙和切牙之间螺钉植入感兴趣的区域（A 点方框，B 箭头）；C：使用 castroviejo Micro Needle Holder（Fine ScienceTools®，英国）将 Ti 螺钉拧入种植床（箭头）；D：植入后第 7 天覆盖钛螺钉（箭头）的口腔黏膜的宏观临床观察；E：安乐死后没有软组织的相同标本；F：第 7 天来自小鼠上颌的代表性显微切片矢状切片后钛螺钉植入微计算机断层扫描（μCT）评估

在 80 kV、300μA、180°旋转度和 1°照射范围内，应用 SkyScan 1176 系统（BrukermicroCT，康蒂什，比利时）扫描了 36 只含种植体的小鼠上颌骨。图像以 12.45 μm 像素尺寸分辨率拍摄。用 NRecon 软件重建图像，并进行 35%的束流硬化校正，然后使用 DataViewer 1.4.4.0 软件将所有标本的位置标准化，以便随后进行定量评估（图 3-3A～C）。用 CT—Vox 2.3 软件对所得的三维图像进行分析，并根据推荐的指导原则，使用 CTAn 1.1.4.1 软件对种植体界面进行定量评价。简而言之，为了测量种植体—骨界面区的骨体积比（BV/TV，%），在 CTAN 软件中打开保存在轴向位置的图像集，用直径为 700 μm、长 500 μm 的圆柱形分割

法确定感兴趣区域(ROI)(图 3 - 3C)。如图 3 - 1B 所示,从钛钉的第三节开始的 200 μm 被排除在感兴趣区域之外,以规范所有标本开始骨定量的定位。骨定量只考虑从种植体表面 100 μm 的轴向角度,进入骨的情况(图 3 - 3C)。通过高密度的差异将钛体与骨进行二值化和分离,获得 BV/TV(图 3 - 3E)。

取小鼠上颌骨进行显微 CT 扫描,进行组织学分析。切取 40 块切片,4 μm 厚,其中 9 个考虑种植体接触骨中心区的连续切片进行组织形态测定,并进行 HE 染色。使用一个 100× 浸没物镜,由一个研究者单一的校准,使用双目镜显微镜进行分析。每张 HE 切片的 6 个组织区域,包括与螺纹间隙相邻的区域,用 100× 油镜进行图像捕获。在每个组织区域上叠加一幅栅格图像,在一个四边形区域有 10 条平行线和 100 个点,使用 Image J 软件。简而言之,计数结果与骨结合过程中的以下参数相吻合:血凝块、炎性细胞、其他元素(种植体间隙留下的空隙)、血管、成纤维细胞、胶原纤维、成骨细胞、破骨细胞和新骨基质。计算结果以每组被试各结构的平均面积密度展示。

偏振光法与双折射法的定量:双折射分析采用 4 片厚度为 5 μm 的组织学切片,考虑种植体接触骨的中心区,进行显微镜红染色和双折射分析。如前所述,绿色双折射颜色表示薄薄的纤维;双折射分析显示黄色和红色代表厚胶原纤维。用双目倒置显微镜的偏光透镜在采用 40 倍油浸物镜分析了每个截面上的三块挡板。从莱卡成像软件以相同的参数(从光源的 90°处获得相同的偏光透镜强度和角度)拍摄所有图像。简而言之,双折射亮度的定量是用软件 AxioVision4.8 进行的。对图像进行二值化处理,得到绿色、黄色和红色光谱,并测量各组织学场总面积对应的彩色像素的数量。每只动物的 4 个截面的平均值以像素为单位进行计算。

实时定量 PCR 反应:只包含种植床区域的样品被切除并保存在 RNA 稳定溶液中,直到实时定量 PCR 开始反应。反应进行如前所述。首先,从所有实验时间点(3,7,14 和 21 d)进行反应,提供与对照侧相比表达差异显著的目标。然后,对骨结合过程中 3、7、14 和 21 d 的特定时间点的上调靶点的表达动力学进行了分析。根据制造商的指示,用 Rneasyffpe 试剂盒从植入部位提取总 RNA。用 2100 生物分析仪分析 1 mg 总 RNA,按供应商指示检测 RNA 样品的完整性,并且用 3 μg RNA 逆转录成 cDNA。PCR 反应在 ⅦA7 仪器中进行,使用"伤口愈合"(PAM - 121)、"细胞因子和受体"和"成骨"用于基因表达的定制面板。数据采用 RT2 Profler PCR 阵列数据分析在线软件,在正常对照组的基础上,对 3 个内参基因(GAPDH,ACTB,Hprt1)的初始几何均值进行归一化处理。数据以相对于对照组的变化倍数的热图呈现。

本研究重点是研究一种口腔骨结合的临床前小鼠模型,该模型以前是在 CD1 小鼠中进行,为 c57bl/6 小鼠开发的。我们对 10 周 c57bl/6 雄性小鼠的三种不同上颌进行了显微解剖分析,并选择最坚固的骨骼区作为种植床,具体位于右上颌第一磨牙与切牙之间的无牙间隙,沿牙槽嵴,平均厚度为 300 μm(图 3 - 1A、B)。

　　扫描电镜照片显示标准单向螺纹,没有沉积,没有特殊的特征或变形,具有明显的加工表面形状特征,如小不规则。在成分表征中,钛螺旋合金的质量分数分别为 75.35% 的钛、14.66% 的钒、5% 的氮和 4.20% 的铝。其他的化学元素小于 1%(图 3 - 2D)。

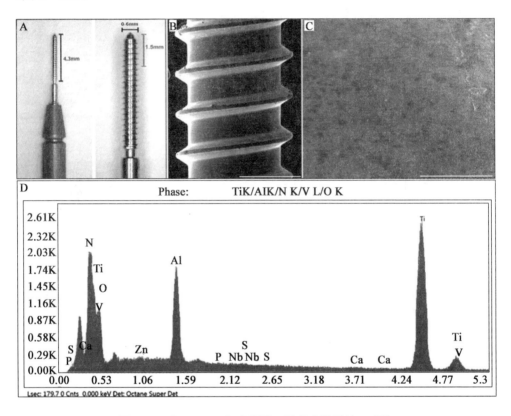

图 3 - 2　用于 C57Bl/6 小鼠的口腔整合模型的 Ti 螺钉

　　A. 钛螺钉(NTI-Kahla GmbH 旋转牙科器械,Kahla,德国 Thüringen)∅0.6 mm,切割长度为 1.5 mm;B. 钛螺钉体的表面形态(放大 385 倍,比例尺 300 μm);C. 机加工表面形貌(5225×,比例尺 20 μm)来自扫描电子显微镜(SEM)显微照片;D. 具有来自 EDX 分析的表面组成的代表性图。

　　为制定手术方案,将钛螺钉植入右上颌第一磨牙与切牙之间的无牙间隙。经过一天的手术后,这些动物能够吃碎的食物,行为正常、没有痛苦的迹象。所有动物在第 7 天就有完全的口腔黏膜愈合(如图 3 - 1D)。值得注意的是,在 36 枚种植体中,33 枚在螺钉插入后即刻显示出原发稳定性,28 枚在显微 CT 和组织学评估中达到了骨结合,在骨结合方面的成功率为 77.78%。此外,5 颗种植体在 14 天和

21天后出现失败,在组织学和临床检查中没有显示出感染的迹象。

微计算机断层扫描评估:随后,我们评通过矿化骨基质显微CT定性定量分析了钛种植体的植入部位(3-3A～C)。上颌三维图像包含钛种植体位置的(图3-3D)以及定量评估(BV/TV)显示种植体螺纹周围渐进性和明显的骨沉积(BV/TV,%):7天(23.19±2.014)、14天(31.20±3.82)和21天(42.12±3.01)(图3-3E)。3天后,通过显微CT(16.73±1.11)检测到的骨主要由支撑钛螺钉的天然/残余骨组成,如具有代表性的三维图像所示(图3-3D)。植入后第7天检测到新形成的骨基质,如图3-3E所示。当骨/钛界面覆盖BV/TV的平均42.12%±3.01%时,骨结合量在21天达到最大值(图3-3E)。

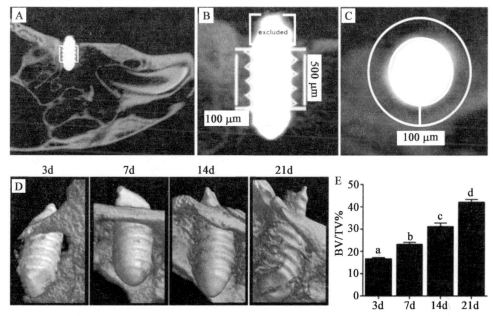

图3-3　C57Bl/6小鼠口腔骨整合模型的微型计算机断层扫描(μCT)分析

A. 上颌骨的二维矢状面图含有Ti螺钉,用于骨骼定量。B. 2-D矢状视图,在骨骼接触区域划定感兴趣区域植入物,覆盖整个500 μm植入体的接触骨螺纹区域和螺纹之间的界面。首先排除了来自Ti螺杆的前1/3的200 μm的分析,以便标准化所有的起始骨量化的定位标本。C. 感兴趣区域内的Ti螺钉和骨的轴向视图,考虑从植入物表面到骨中100 μm。D. 使用CT—Vox软件(Bruker Microct,Kontich,比利时)沿着3,7,14和21 d获得三维图像骨整合。E. 使用CTAn软件评估界面骨-Ti中骨体积/组织体积(BV/TV,%)的比例(Bruker Microct,Kontich,比利时)在植入后第3,7,14和21天测量。不同的字母表示重要的统计时间段之间的差异($p < 0.05$)。

组织学、组织形态测量学和双折射分析:考虑到组织学分析,小鼠上颌骨的全景横断面图像显示,钛螺钉通过腭骨投射到上颌窦的嗅觉上皮(14天后组织学切片,图3-4A),这在cd1小鼠中也有描述。在由三个初始的钛螺纹占据的空间,从冠状到顶部,在钛螺钉的每一侧,如图3-4A中的箭头所示进行组织学和组织形态计量学分析。3天后,骨种植体界面主要有血凝块和炎性反应,如组织形态计量学所示(图3-5A,B)。血凝块表现为红细胞,周围有嗜酸性粒细胞和细小的纤维网络基质,也以单个核细胞为主的炎性浸润(图3-4B,B')。值得注意的是,3天后没有新形成的骨基质。因此,在3天后定量的骨基质仅是在钛螺纹周围观察到的天然活骨和骨碎片。

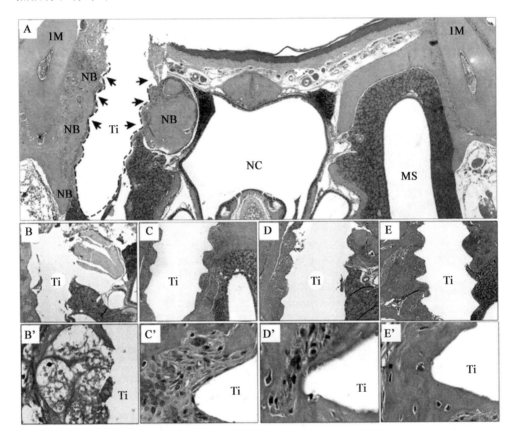

图3-4 C57Bl/6小鼠口腔骨整合模型的苏木精和伊红(HE)染色及其组织学方面

A.代表在手术后第14天,小鼠上颌骨的全景部分和Ti植入区域。箭头显示直接接触的线程空间新生骨(NB)。B～E.在整合第3(B10x,B'40x),7(C10x,C'40x),14(C10x,C'40x),14(D10x,D'40x)和21(E10x,E'40x)观察到的骨整合。HE染色,NB=新形成的骨骼,Ti=Ti螺杆空间,1M=第一磨牙,NC=鼻腔,MS=上颌窦

植入后第7天,血凝块明显减少(图3-5A),成纤维细胞和血管的面积密度明显增加(图3-5D,E),这是暂时性肉芽组织形成的结果(图3-4C,C')。具有典型的成骨细胞形态的排列健壮的长方体细胞能在种植体表面与预存骨之间观察到产

生新的骨基质。7 天后,在骨碎片和已存在的骨周围发现破骨细胞吸收腔隙和少量破骨细胞。14～21 天,钛丝间隙周围肉芽组织成分明显减少(图 3－5D～F),而新形成的骨基质在这些区域增加(图 3－5I)。新生成的骨基质在骨线间隙(图 3－4D,D',E,E')附近立即沉积,表明 14 天和 21 天后种植体表面与骨直接接触。术后21 天,钛丝间隙及骨周围散落处有软组织,包括结缔组织和骨髓。此外,在植入后14 天和 21 天,种植体周围黏膜呈现出组织良好的结缔组织附着,主要由成纤维细胞和胶原纤维组成,少量存在于炎症细胞中。

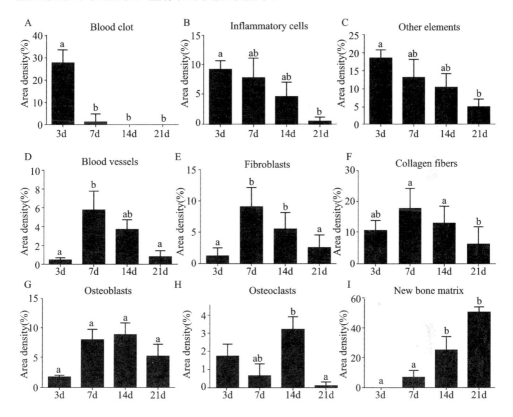

图 3－5 C57Bl/6—WT 小鼠口腔整合过程中愈合组分的组织形态学分析

结果是表示为与骨整合过程相关的每种成分的面积密度平均值(±SD):A. 血凝块;B. 炎症细胞;C. 其他要素;D. 血管;E. 成纤维细胞;F. 胶原纤维;G. 成骨细胞;H. 破骨细胞;I. 新骨基质。不同的字母表示不同时间段之间的统计学显着差异($p < 0.05$)。

为了分析胶原纤维的成熟动力学,我们从新骨基质和初始肉芽组织中定量测定了不同的双折射胶原纤维(绿色、黄色和红色)。在钛螺纹周围 3～7 天后发现少量的胶原纤维,在绿色光谱中发射双折射(即未成熟和较薄的纤维)(图 3－6A)。从 7～21 天,胶原纤维总量(图 3－6C)和有机基质的成熟量都有显著增加,在偏振光下(图 3-6A)和红色强度像素面积的连续增加(图 3-6B)证明了这一点。

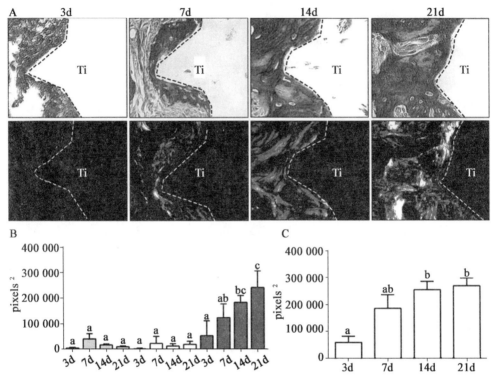

图 3-6 双曲线纤维通过 picrosirius 极化法在口腔骨整合过程中进行

　　A. 来自口腔骨整合过程的代表性部分极化和常规光下的骨整合过程,以评估 Ti 后第 3, 7,14 和 21 d 胶原纤维的成熟螺钉植入。如在偏振光下可视化,绿色双折射颜色表示细纤维;双折射的黄色和红色分析表明厚胶原纤维。原始放大倍数 40 倍;B~C. 从图像分析软件测量的双折射强度(AxioVision,v. 4.8,Carl Zeiss Microscopy GmbH,Jena,Germany)从每个双折射中鉴定和量化(B)胶原区域在整个实验期间,颜色(像素 2)和胶原纤维(像素 2)的总面积。结果表示为平均值和 SD 在双折射分析中每种颜色的像素 2。不同的字母表示之间存在统计学上的显着差异($p < 0.05$)不同的时间段($p < 0.05$)

　　骨结合过程中的基因表达模式:考虑到参与炎症反应和骨愈合的分子(生长因子;免疫学/炎症标志物;细胞外基质、MSC 和骨标记物),与对照组比较,筛选表达显著的靶点,运用实时定量 PCR 的方法,初步分析了植入后各个时期的样本(图 3-7)。随后,根据实验期间的表达动力学,对集合样本中具有显着性变化表达式的目标进行了分析(图 3-8)。在几种生长因子中,BMP 2、Bmp4、Bmp7 分子和转化生长因子 β1 的表达在骨结合过程中均高于对照组(图 3-7),7 d 和 14 d 后达到峰值(图 3-8)。考虑到免疫标记物(细胞因子、趋化因子受体和 fl 中的其他因素),IL1β、IL6、IL10、TNF、ARG2、CCR2、CCR5、CCL2、CCL5、ccl17、cxcl 3、 cxcl12、cx3cl1 在骨结合过程中与对照样本进行比较(图 3 - 7)均呈阳性表达。动力学分析表明,部分免疫标记物(IL 1β、IL 6、IL 10、TNF、CCR 2、CCR 5、CCL 2、CXCL 12 和 cx3cl1)在植入后 3 天即升高,但均在第 7 天达到高峰,随后各指标的表达逐渐下降(图 3 - 8)。在细胞外基质标记中,与对照样品相比,COL1A1、COL21A1、COL2A1、MMP1A、MMP2 和 MMP9 通过口服骨结合过程上调(图 3 - 7)。动力学分

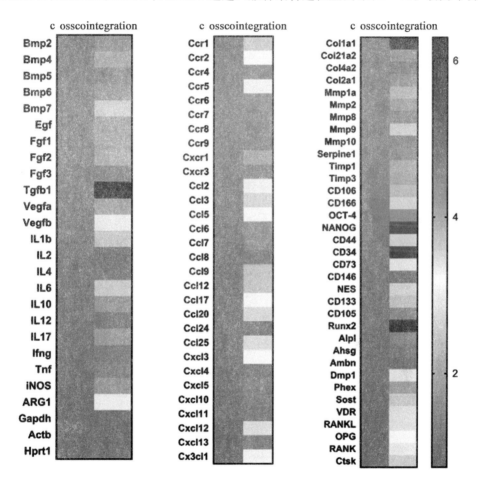

图 3 - 7　C57Bl/6 小鼠骨整合过程中的基因表达模式

　　基因表达的分子分析 Ti 螺钉植入区域的图案由 RealTimePCR 阵列的初步探索性分析组成,考虑到所有实验时间段(3,7,14,21 d)的样本池。使用 VIA7 进行 RealTimePCR 阵列分析系统(Applied Biosystems Limited,Warrington,Cheshire,UK)使用定制的 qPCR 阵列组成的主要目标来自 PCRarrayRT2 Profiler 的成骨,炎性细胞因子和受体以及伤口愈合组(SABiosciences/QIAGEN,Gaithersburg, MD, USA)。结果表示为 mRNA 表达的倍数增加变化(和标准偏差)与对照样品相关的三次测量,并通过内部管家基因(GAPDH,HPRT,β-肌动蛋白)标准化。

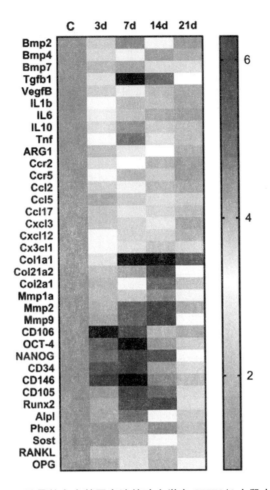

图 3 - 8　口腔骨整合中基因表达的动力学在 C57Bl/6 小鼠中的过程

RealTimePCR 数组汇集了所有实验时间段用于识别目标他们后续分析的重要表达变异在骨整合过程的不同时间点(0 h,7 d,14 d,21 d)。使用 Real Time PCRarray 分析 VIA7 系统 (Applied Biosciences,Warrington,UK)使用定制的 qPCRarray 由来自的主要目标组成成骨,炎性细胞因子和受体和伤口 PCRarrayRT2 Profiler 的治疗板 (SABiosciences/QIAGEN, Gaithersburg,MD,USA)。结果描述为 mRNA 的倍数增加变化(和标准偏差)三次测量的表达与对照样品并通过内部管家基因目标准化(GAPDH,HPRT,β-肌动蛋白)。

析表明,col1a1 在第 7 天和第 14 天达到高峰,21 天后逐渐下降,而 col21a1、col2a1、mmp1a,mmp2 和 MMP 9 在 7 天后升高,14 天后达到高峰,21 天后逐渐下降。MSC 标志物 CD106,OCT—4,NANOG,CD34,CD146 和上调的 CD105 在骨结合部位发现,3 d 后出现 cd 106 的表达高峰,而 NANOG、CD34、CD146 和 cd 105 的表达在 7 d 后达到高峰(图 3 - 8)。所有这些被引用的 MSC 标记物在第 3、7 和 14 天表现出显着性上调,21 天后显着性下降(图 3 - 8)。骨标志物中,早期骨形成标志物 Runx

2 和 ALPL 升高,晚期骨形成标记 PHEX 和 Sost,以及重建标记 RANKL 和 OPG 与对照组比较(图 3－7)。动力学分析表明,Runx2 和 OPG 主要在第 7 天和第 14 天有较高的 mRNA 水平,而 ALPL 在第 7 天达到高峰,14 和 21 天后逐渐下降。在动力学分析中,晚期骨形成标志 PHEX 和 SOST 在 14 和 21 天后被上调,RANKL 在 14 和 21 天后表现出较高的 mRNA 水平。

总之,这项研究最初证明了一个独特的骨结合分子观点的动力学,证明它可能对组织细胞迁移、增殖、ECM 沉积和成熟、血管生成、骨形成和骨组织界面重建产生作用,并运用一种新的组织学、双折射和显微 CT 进行分析。考虑到这些观察结果,并与以往对骨结合的描述相比较,这种 C57BL/6 小鼠口腔骨结合模型可作为评估生物学行为与骨结合过程相关的合适模型。

参考文献

[1] 李瑞,王青山. 生物材料生物相容性的评价方法和发展趋势[J]. 中国组织工程研究与临床康复,2011(15):5471-5474.

[2] 丁婷婷,黄晢玮,孙皎. 几种血液接触材料对机体免疫系统影响的研究[C]. 2009 年上海市医用生物材料研讨会论文汇编,2009.

[3] 王竞. 纳米颗粒对树突状细胞的免疫效应的研究[D]. 北京:北京大学,2008.

[4] 朱志祥,汪道新. 纳米材料研究现状及发展趋势[J]. 实用美容整形外科杂志,2001,12(4):2002－2011.

[5] 赵宝红,战德松,杨彦昌,等. 类金钢石碳—钛复合体的生物相容性评价—外周血 T 淋巴细胞亚群测定[J]. 中国口腔种植学杂志,2000(3):101-104.

[6] 战德松,赵宝红,等. 碳—钛复合体的生物相容性[J]. 中国口腔种植学杂志,1997,2:8.

[7] Biguetti C C,Cavalla F,Silveira E M,et al. Oral implant osseointegration model in C57Bl/6 mice：microtomographic, histological, histomorphometric and molecular characterization[J]. J Appl Oral Sci, 2018, 1126:e2017,0601.

[8] Wazen R M,Currey J A,Guo H,et al. Micromotion-induced strain fields influence early stages of repair at bone-implant interfaces[J]. Acta Biomater, 2013, 9(5):6663-74.

[9] Cha J Y,Pereira M D,Smith A A,et al. Multiscale analyses of the bone-implant interface[J]. J Dent Res. 2015,94(3):482-90.

[10] Song H K,Hwang D Y. Use of C57BL/6N mice on the variety of immunological researches[J]. Lab Anim Res,2017,33(2):119-23.

[11] Pirih F Q,Hiyari S,Leung H Y,et al. A murine model of lipopolysaccharide-induced peri-implant mucositis and peri-implantitis[J]. J Oral Implantol, 2015, 41(5):e158-64.

[12] Taddei S R,Moura A P,Andrade I Jr,et al. Experimental model of tooth movement in

mice：a standardized protocol for studying bone remodeling under compression and tensile strains[J]. J Biomech，2012,45(16)：2729-35.

[13] 刘昕,孙皎.细胞和分子水平上评价医疗器械和生物材料的免疫毒性[J].口腔材料器械,2011(20)：45-48.

[14] 朱明华,曾怡,蒋丽,等.生物材料医学应用与机体免疫效应概况[J].北京生物医学工程,1998(4)：248-252.

[15] 孙宏晨,朱阳,姜力铭,等.在骨缺损修复中生物材料引起的免疫反应对骨微环境影响的研究进展[J].吉林大学学报,2013(5)：1063-1066.

第四章

生物矿化材料

一、引言

近年来,有关生物矿化的研究十分引人注目,其主要原因是该领域具有明显的学科交叉与渗透特点,它处于生命科学与无机化学、生物物理学和材料科学的交汇点,更为重要的是它为人工合成具有特种功能晶体材料和生物智能材料提供了一种新的思路,而且合成过程中所用能量极少,其结晶过程是典型的自动催化过程,因而符合环保对材料科学的要求。生物体利用矿物的历史久远,细菌、微生物,乃至植物、动物的体内均可形成矿物。生物矿化是自然界生物体自身的晶体设计过程。天然生物体利用自身的有机分子作为成核剂、调控剂或模板对体内形成的无机晶体的形状、大小、结构、位向和排列进行精确控制和组装,经设计得到具有自身特征的无机矿物。受这一自然现象的启发,人们开始研究生物矿化的基本原理并利用这些原理去模拟生物矿化过程,从而探索理想的无机材料及其制备途径。

二、生物矿化机理研究

生物矿物通常在有机的模板如大分子框架、脂膜或细胞壁表面合成,是生物基质介导的过程,有机模板介导无机相有次序地成核与生长。整个矿化过程受到物化、形貌及结构机制的严格控制。因此,生物矿化的机理研究:第一,需要理解生物源的矿物生长和形态发生,例如,磷酸钙、碳酸钙和氧化硅如何在有机分子和有机表面存在时发生沉积过程。第二,利用生物结构和系统,在实验室内模拟矿化过程,从而在有机组分如病毒和细胞内合成无机材料,这将是仿生材料合成最主要的推动力。第三,生物矿物的力学性质的研究,为具有高的断裂韧性和强度的人工骨等人工合成材料的制备提供方法。

生物矿化作用是自然界的一种普遍现象，代表性的典型生物矿物有构成牙齿和骨骼成分的羟基磷灰石 $Ca_{10}(PO_4)_6(OH)_2$ 和构成贝壳等成分的 $CaCO_3$。通过有机大分子与无机离子在界面处的相互作用，从分子水平控制无机矿物相的析出，使其具有一定的形状、尺寸及取向从而使生物矿物具有特殊的多级结构和组装方式，呈现高力学强度同时具有很好的韧性或特殊光学、磁学等性质。这些生物矿化物的另一特性是在细胞水平可对外界刺激做出反应，因此可以改造或自我修复，这个特性主要是由于一些有机分子，如在骨中，骨钙蛋白是最丰富的非胶原蛋白，能够在空间定向中协调钙离子。同时在细胞信号传导中发挥重要作用，能够趋化破骨细胞与成骨细胞完成骨吸收及骨内沉积的过程。

生物矿化与骨、牙、结石、病理矿化控制等医学密切相关，对设计个合成新型的仿生材料以及人工骨、牙种植体的研究和应用起重要作用，对考古、地质、珠宝等领域也有广泛的影响。生物矿化的作用机制对有关病理矿化的领域其有启示作用，如心血管疾病中的动脉粥样硬化。近年来，通过有机或高分子模板控制的生物矿化模拟研究受到化学、物理、生物以及材料学等多学科领域研究者的广泛关注。

（一）骨

骨是由 60% 矿物（多数为纳米级的羟基磷灰石晶体），30% 的有机物（包括胶原、糖蛋白、蛋白聚糖和唾液蛋白）和 10% 的水组成。它复杂的细胞结构更新贯穿着个体的整个生命过程，使得骨能招募干细胞，并在特定条件下再生及愈合损伤。

骨是一种很重要的天然复合材料，具有最复杂的无机体系——磷酸钙体系。骨组织被视为以矿化的胶原纤维为基本单元分级组装而成的一类材料，不同结构层次上的骨材料都具有与其功能相适应的力学性能。骨矿化是指在生物体内形成矿化骨材料的过程。这是一个细胞控制调节的过程，通过限制矿化位点来控制矿物的成核生长，进而构建复杂的骨结构。

骨的形成涉及成骨细胞的活动，成骨细胞合成分泌有机基质构成有序模板先于矿化的发生，这一高度有序的胶原基质称为类骨质，类骨质随后矿化成骨。

天然生物材料的一个显著而独特的特征是其具有从微观、介观直到宏观尺度的精巧而复杂的分级结构。

骨的分级结构已经有若干种表述。Weiner 和 Wagner 提出了一种骨的模型。在这一模型中，骨分为七级结构（如图 4-1 所示）。

第一级结构为构成骨的基本组分：水、羟基磷灰石、胶原蛋白及其他基质成分。骨中的羟基磷灰石含有碳酸根，若占据羟基位置称为 A 型碳酸磷灰石，若取代磷酸根则称为 B 型碳酸磷灰石，后者为骨中主要的矿物相。骨矿晶体形状为不规则的片状，厚度为 $2\sim5$ nm，宽度约为 20 nm，长度通常为 $40\sim60$ nm。骨中的胶原蛋白主要为 I 型,其分子是由三股多肽链相互缠绕而形成的,具有三重螺旋结构,这种原胶原分子以相互错开 1/4 的阵列规则排列构成胶原纤维,并形成了孔区与重叠区相互交替的周期性结构,周期大约为 67 nm。胶原纤维提供了矿物沉积的模板,矿物在孔区择优形核。目前较普遍的观点认为,某些非胶原件蛋白结合在胶原纤维的孔区,提供矿物形核的位点并规范矿物的取向,还可起到桥接矿物与胶原的作用。骨矿的磷灰石晶体具有择优取向,其晶体学 c 轴相互平行的同时平行于胶原纤维的轴向,这样就构成了骨的摹本结构单元—矿化的胶原纤维,这是骨的第二级结构。这些矿化胶原纤维进一步集结成束,形成骨的第三级结构,其中沿长轴方向相互平行排列是最常见的方式。

第四级结构包含了胶原纤维束的不同排布方式,如平行阵列、无序编织排布、层板状结构、放射状阵列等。平行阵列在平行纤维骨中最为常见,其结构上的各向异性使得其在增强特定方向上的力学性能时最为有效。无序编织排布常出现在胚胎骨或骨折愈合的早期,这种结构的骨组织生成速度较快但不具有承重的功能。层板状结构是板层骨的典型特征,具有由一系列骨板构成的层状结构,每个骨板中的胶原纤维相互平行排列,相邻骨板中的胶原纤维取向互成一定角度。放射状阵列是牙本质(与骨组织的组成较为接近)中的特征性结构。骨的第五级结构由称为哈弗氏系统或骨单位的圆柱状单元构成,含有与板层骨类似的层板状结构,不同之处在于其多层骨板呈柱状分布。一个哈弗氏系统或骨单位一般是由 4～20 个同心骨板围绕哈弗氏管构成的。就力学性能而言,尽管轴向的力学性能仍然高于径向的力学性能,但哈弗氏系统力学各向异性的程度已经大大减弱,这对于骨组织适应多种类型的力学环境是必要的。哈弗氏系统与骨组织的重塑活动密切相关。

骨的最后两级结构涉及骨的组织学和解剖学,骨可被视为一种多孔材料,皮质骨的孔隙率为 5%～30%;松质骨是由板状或棒状的骨小梁相互交织构成的三维多孔网络,其孔隙率可高达 90%,骨小梁的排列受生物力学规律的控制,孔洞大小不一但彼此贯通,孔中充满骨髓组织。松质骨和皮质骨的表观密度(单位体积骨的质量)差别较大,松质骨为 0.1～0.99/cm³,皮质骨约为 1.6～2.09/cm³。

人体自然骨中磷灰石矿物主要是非化学计量的磷灰石晶体,碳酸根是骨磷灰石中含量最多的掺杂离子。碳酸根能替代羟基磷灰石(HA)晶格中的羟基或磷酸根,分别形成 A 型或 B 型替代,或同时占据两个位置,形成 AB 型替代的碳酸羟基磷灰石(CHA)。在人体骨中的 CHA 以 B 型替代为主,A 型和 B 型替代的摩尔比大约为 0.7～0.9。对骨科材料在体外生理模拟环境中的生物活性的检测和表征是评价材料性能的一个重要指标。骨生物活性材料在生理环境中可发生一系列离子交换和溶解—沉淀反应,形成生物矿化的碳酸羟基磷灰石(hydroxy-carbonate-apatite,HCA)晶体。HCA 在组成和结构上与天然骨的无机矿物类似,可吸附多糖、胶原等细胞外基质,并与宿主骨组织发生骨性结合,促进新骨的形成和生长。

有研究选择斑马鱼作为研究脊椎动物矿化的模型,因在斑马鱼骨中发现了2种与矿化有关的基质囊泡:单囊泡和多囊泡。这2种囊泡中都含有与胶原基质上沉淀的羟基磷灰石晶体一样的针状晶体,表明它们都有可能参与了斑马鱼骨矿化中离子的输送过程。这2种囊泡的存在暗示了与矿化相关的矿物离子输送过程比我们通常想象的要复杂很多。在已有的研究中人们发现,基质囊泡已广泛地存在于脊椎动物骨架(如:骨及类骨组织)的最初矿化中。但是,囊泡在骨矿化中的必要性及其在基质胶原矿化中的作用还长期存在着分歧。

同时,成骨细胞作为骨再生中的主要力量,自然成为了人们研究的热点。近年来的研

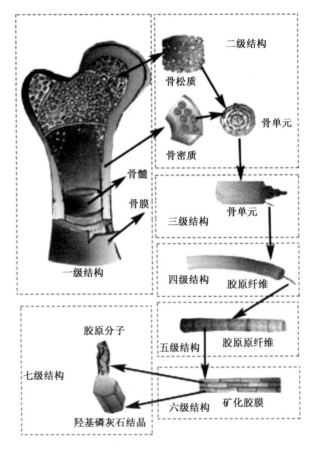

图 4-1 骨的七级结构示意图

究发现,成骨细胞在其生物矿化过程中存在众多确定性和非确定性的调节因素,这也是一直以来体外细胞培养实验难以获得较统一结果的主要原因。成骨细胞由于其独特的生理活动和功能决定了其在人体内环境中的特殊地位和作用。

(二) 牙

牙本质形成是一个生物矿化过程,是由基质介导和一系列调节因子参与完成的生理过程,牙齿结构如图4-2所示。

在骨、牙本质形成过程中,成骨细胞和成牙本质细胞分别分泌富含Ⅰ型胶原的非矿化基质,形成类骨质和前期牙本质。除Ⅰ型胶原,骨与牙本质的细胞外基质(extracellular matrix,ECM)中包含的大量非胶原蛋白(non-collagenous protein,

NCP),起到促进和调节胶原纤维与晶体矿化的作用。牙本质基质蛋白(dentin matrix protein,DMP)-1是矿化组织中非胶原蛋白的重要组成部分,是在大鼠 cDNA 文库中检测到的酸性磷酸化细胞外基质蛋白。最近的研究表明,DMP-1在成牙本质细胞、成牙骨质细胞、成釉细胞、成骨细胞、骨细胞前体细胞、骨细胞以及某些非矿化组织中均有表达。以DMP-1氨基酸组成为基础,学者们推测DMP-1在牙本质、骨基质等细胞外基质生物矿化中具有重要的晶核形成作用,对启动矿化结晶,维持矿化组织结构起着重要作用,因此是重要的生物矿化特异性基质蛋白。

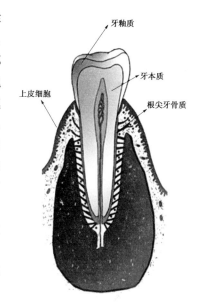

图4-2　牙齿结构示意图

牙本质基质蛋白-1诱导细胞分化并促进矿化结节形成;骨细胞分泌的DMP-1蛋白与新骨形成,动态骨改建及机械应力传导都密切相关;DMP-1在牙髓和成牙本质细胞中均有表达,DMP-1缺失可导致牙体组织矿化缺陷,表现为前期牙本质向成熟牙本质发育障碍,髓腔增大,前期牙本质区增宽以及牙本质小管异常。DMP-1是成牙本质细胞分化,牙本质小管形成和矿化的关键因素,并且DMP-1在成牙本质细胞形成的早期和后期以及牙本质的形成过程均有重要作用。

随着对DMP-1研究的不断深入,DMP-1的基因表达、生物化学特性、细胞分布和功能已逐渐被认识:① 机械负载和磷水平对DMP-1的表达起重要调控作用;② 在DMP-1全基因序列中相对分子质量为 5.7×10^4 的 C 末端是主要的功能片断;③ DMP-1对矿化过程的启动及矿化增殖均有重要作用;④ DMP-1对成牙本质细胞和成骨细胞的成熟具有调节作用;⑤ 神经细胞黏附分子蛋白是功能性成牙本质细胞的新标志性蛋白,对研究DMP-1在牙齿发育及病理学过程中的作用重要。

牙釉组织的复杂结构与成釉质细胞的活动和釉质基质蛋白的特性密切相关。釉柱的发生及规则排布是细胞直接调控的结果,而纳米结构的构建是通过以釉原蛋白为主要成分的釉质基质的介导完成的,尤其是磷灰石晶体的独特形貌、尺寸、择优取向及规则组装。釉原蛋白的亲水羧基端端肽对于分子与矿物相的相互作用非常重要。釉蛋白是釉质基质中的酸性非釉原蛋白,与磷灰石有高度的亲和性,有可能在牙釉矿物的形核中起着关键作用,体外实验已经证明釉蛋白可以与釉原蛋白协同作用,促进磷灰石的形核。另一种重要的非釉原蛋白——成釉蛋白具有钙结合位点。釉原蛋白的亲水羧基端端肽对于分子与矿物相的相互作用非常重要。釉原蛋白自组装形成的"纳米球链"结构在牙釉矿化早期晶体的取向形核中起着重要的调控功能。

牙体组织的形成过程包括细胞分化、有机基质的分泌及矿化,以上过程严格受到上皮-间充质相互作用的调节。研究表明:在细胞分化和基质分泌过程中,一系列基因产物表达于上皮-间充质界的相应细胞,构成了在硬组织形成中发挥关键作用的特定分子网络,直接或间接参与了细胞分化和生物矿化过程。目前,关于调控牙齿矿化组织形成因子的研究多集中于细胞外基质成分,并提出非胶原蛋白在矿化过程的控制中发挥主要作用。已有研究利用原位杂交技术检测到 Msx4-1 mRNA 在牙釉质和牙本质形成过程中特定阶段的分布,主要表达于分泌前正在极化的成釉细胞和成牙本质细胞;分泌状态下的成釉细胞和成牙本质细胞,将 Msx-1 的功能从胚胎早期细胞分化阶段延伸到了细胞有丝分裂后的分泌活动阶段,提示该基因在牙釉质和牙本质两种矿物质的形成中均发挥一定功能,并且其作用可能主要集中于细胞的分化阶段和矿物形成的启动阶段。值得提到的是,Msx-1 mRNA 在切牙的唇侧根端未分化的颈环上皮细胞和外胚间充质细胞中存在持续表达,可能与该处细胞向分泌性细胞的分化和其后的硬组织不断形成特性有关。该研究还在牙胚发育硬组织形成期的细胞分化和矿物分泌阶段检测到 Msx-1 基因表达,提示其可能调控着与哺乳动物的早期发育中主导着的整个基因组的开关,使一部分细胞进入特定的发育途径;还在胚胎发育的适当时期,通过调节有关基因而调控其他基因的开启和关闭,从而使个体的遗传构成能够在个体发育中按照遗传的预定命运进行表达等一系列过程直接相关的基因的开启和表达,从而使牙釉质和牙本质形成过程中的细胞分化和分泌活动能够规律地进行,但 Msx-1 在调控硬组织形成过程中与其他同源异型盒家族成员及细胞外基质等的关系尚需进一步研究。

(三) 珍珠

天然生物材料——贝壳,形态、结构和力学性能等均具有人工合成材料所无法比拟的优势。贝壳由方解石或文石($CaCO_3$)等矿物相和少量有机质(matrix)形成高度有序的晶体结构,与一般碳酸钙晶体相比其强度高 3 000 倍。因此对贝壳微结构和形成机理进行研究,可通过模仿这些结构和过程生产出轻质、经济的有机-无机复合材料,从而应用于制造人造移植物及轻型防护装甲等。

贝壳珍珠层作为一种典型的生物矿化材料而备受关注,它属于天然的有机/无机层状多级结构复合材料,其中 95%(体积分数)是片状文石,蛋白质,多糖有机体等有机基质仅为 5%左右,但这些有机基质在文石晶体核化、定向、生长和空间形态等方面的调控作用使其在纳米水平上表现出非凡的有序性和强度。关于珍珠层的生长机制，主要有以下四种理论：① 细胞内部结晶、细胞外部组装；② 隔室理论；③ 矿物桥理论；④ 模板理论。这些理论都在一定程度上解释了贝壳珍珠层的成因，但是每种理论都有它的不足之处，不过共同的一点是每种理论都涉及到有机质的控制作用。其中，矿物桥和模板理论较完整地解释了珍珠层中堆垛和外延两种生长模式。随着研究的深入，尤其是各种新型的分析设备的应用，研究者可以全面深入的研究珍珠层的形成机理。

普遍认为贝壳是受外套膜分泌的有机质调控而形成的，即贝壳的成核结晶、晶体形貌、多型及晶体结晶学定向等都是受有机质控制的。贝壳的形成是一个有机-无机分子之间相互识别的过程。分子操作意味着借助有机分子控制无机凝聚态纳米结构材料的形成。因此对壳中有机质尤其是蛋白质的研究是了解贝壳形成机理的关键。自 1972 年 Creenshaw 首次用温和的去钙化剂 EDTA 对珍珠层去钙盐后，使壳中有机质大分子部分或完整地保留下来，开创了有机质研究的新领域，此后，有关珍珠层中有机基质的研究揭示了一些普遍规律：珍珠层中的有机基质主要为蛋白质，分为可溶性基质（SM）和不溶性基质（IM），SM 一般为酸性糖蛋白，亲水；IM 为偏碱性糖蛋白，疏水。

最近几年，对贝壳分子生物学的研究使人们对珍珠层中有机质的成分和功能有了更深一步的了解。$CaCO_3$ 质晶体的核化、生长、物相转换和空间定位等都严格受到只占贝壳总质量 1%～5% 的生物大分子的调控。因而将这种由生物大分子指导的 $CaCO_3$ 质晶体沉积形成贝壳的现象称为贝壳的生物矿化（shell biomineralization）。由于珍珠层这种有机/无机层状结构，使得其结构优美，力学性能独特。因此，探讨贝壳珍珠层的生物矿化形成机理已经引起了科学家极大的兴趣，尤其为通过有机分子自组装模拟生物矿化过程合成特殊功能的新型材料提供了新的途径。在贝壳形成过程中，生物大分子同时控制晶体生长和通过吸附特殊专一晶面控制纳米结构体的形状。生物大分子的作用使得形成的矿质纳米结构体增加了材料硬度，可能的机理与晶体生长解理面偏差和偏差引起能量的吸收有关。同时，生物矿化形成的 $CaCO_3$ 纳米复合物的内聚轴长是无机合成物的 1/4～1/3，从而使得这种生物材料具有无机晶体所不能比拟的强度和硬度。虽然有机质对贝壳形成的重要性已经得到普遍共识，但目前关于贝壳中有机大分子对其形成的详细控制作用仍存在争议，对其了解也是处于初步阶段。前人对双壳纲壳体珍珠层中蛋白质的研究较为深入，而有关腹足类贝壳的蛋白质研究较少。

一般认为，贝壳是通过有机质的调节作用形成的，其矿化过程为：① 有机大分子自组装：软体动物的外套膜分泌蛋白质等有机大分子，在生物信息的控制下，有机分子自组装形成高度有序的超分子结构。该过程在矿物沉积前构造一个有组织的反应环境,决定了无机物成核的位置。② 界面分子别:在已形成的有机大分子组装体的控制下,$CaCO_3$ 从溶液中在有机/无机界面处成核。③ 生长调制:$CaCO_3$ 通过晶体生长进行组装得到亚单元,同时形态、大小、取向和结构受到有机分子组装体的控制。④ 细胞加工:在细胞参与下亚单元组装成高级的结构。该阶段是造成天然生物矿化材料与人工材料差别的主要原因。

生物矿化形成的贝壳具有许多优良的机械特性,能很好地抗扭曲、抗折断和抗挤压。矿质相和有机相的相互作用是生物材料显著力学特性的关键所在。贝壳的形成过程实质上是有关基因的开启和关闭的过程。找到这些基因,并对其特性进行研究被认为是人为控制贝壳生物矿化的第一步。

当前较为重要的一个发展方向就是从分子生物学、遗传信息学的角度对珍珠层中有机基质进行研究。根据有机基质的溶解性,IM 是有机基质的结构框架,它的硬蛋白构成了晶体生长的网状三维结构,决定着每一壳层的框架并结合可溶聚阴离子蛋白;而 SM 在晶体的成核、定向、生长、形态控制等方面起调控作用,同时还可能具有控制离子运输的功能。

这表明生物策略的高度智能性,使得本质上各向异性的一维大分子和矿质结构体自组装产生各向同性的纳米结构体。纳米化学家已从生物体系矿化过程的模式中了解到一些基本规律,并运用生物学概念如形态发生(morphogenesis)、复制(replication)、自组织(self-organization)和形态变形(metamorphosis)等作为无机材料合成策略,为纳米化学的发展提供了诱人的前景。因而目前探讨贝壳的形成机制不仅是生物矿化学的研究热点之一,同时也引起了材料学界日益浓厚的兴趣,为纳米材料、矿物质聚合材料和模板晶体等新材料的开发开启了一个新的思路。

贝壳生物矿化的研究现状可以概括:围绕贝壳形成的机理问题,对贝壳有机质和 $CaCO_3$ 质晶体的特性展开了广泛而深入的研究。

(四) 鱼耳石

耳石是以碳酸钙为晶体构成的生物矿物,存在于鱼类的内耳中,起到听觉和平衡系统的作用,目前主要用来鉴别鱼类年龄。主要由碳酸钙和有机质构成,是一种典型的天然生物矿物。鱼耳石由星耳石、微耳石、矢耳石各一对组成,利用 FTIR 光谱和 Rarnan 光谱对实验室中养殖锦鲤的星耳石和微耳石进行了对比分析,结果表明微耳石的矿物相为文石,而星耳石的矿物相则为球文石,微耳石中纯文石和星耳石中纯球文石的各自独立存在为文石/球文石的矿化机理研究提供了十分优异的天然样品。前人的研究工作表明,文石晶体是耳石中无机矿物的主要成分,在异常矿化的情况下,可能产生球文石晶体替代了文石晶体,球文石比文石更轻且透明。对大量健康野生鲤鱼耳石进行了红外、拉曼光谱及微区 X 射线衍射分析。结果表明,星耳石中无机矿物为纯球文石晶体,微耳石和矢耳石中无机矿物组纯文石晶体。这表明,耳石中的球文石晶体是正常矿化得到的生物矿物。球文石是碳酸钙各种晶型中极不稳定的一种晶型,在生物体内很少发现,星耳石中的纯球文石是研究生物成因的球文石矿化机制的一种理想模型。

鲤鱼是一种常见的淡水鱼类,其耳石可以作为生物矿化及水环境检测的样本。鱼类耳石与鱼骨不同,一旦矿物沉积并生长就不再参与代谢,所以鱼耳石可以记录下鱼在生长过程中环境的变化。目前,对于鱼耳石研究还限于对鱼类的生命过程的研究,对于鱼耳石的矿物学研究还很少涉及。

红外吸收谱和拉曼谱的谱峰都各自对应着若干个分子的振动模式,有红外吸收的分子振动是分子振动时有偶极矩变化的振动,而有拉曼散射的分子振动是分子振动时有极化率改变的振动。将红外吸收光谱与拉曼光谱共同使用,可以互为补充。通过 FTIR 和 Raman 双重表征方法对鱼耳石中的生物碳酸钙开展了光谱分析研究,可以得到较全面的物相定性分析结果。同时将微耳石和星耳石的 FTIR 和 Raman 图谱与其他类型的文石和球文石进行了对比,可以尝试确定它们在晶体结构上的差别。

自然界的碳酸钙晶体包括 3 种晶型:方解石、文石、球文石以及无定性碳酸钙。球文石在生物矿物中是很少见的一种晶型,目前只在部分鱼类耳石及无光泽劣质珍珠中发现。在鱼耳石中,文石晶体一直被认为是鱼耳石中无机物的主要成分,有时也会发现同一块耳石中既存在文石晶体又存在球文石晶体,有人认为耳石中球文石是碳酸钙晶体异常矿化的结果。我们在健康野生鲤鱼星耳石中发现了纯球文石成分。现在还没有一种被接受的理论来解释文石和球文石共生耳石的形成。有人认为有机基质决定了在其上生长的晶体的晶型。一些决定耳石矿化的有机基质已经被证实。但同时也有结果表明在文石晶体和球文石晶体组成的耳石样品中提取的蛋白质并无差别,这说明有机基质并不是晶型转变的唯一原因。

现鲤鱼耳石微耳石的 FTIR 和 Raman 图谱特征介于无机成因和生物成冈文石之间;星耳石的 FTIR 和 Raman 图谱特征则与生物成网的球文石更为接近,而与无机成因球文石差别较大。由于文石的稳定性,因此无论是无机成因或生物成围,矿化后的文石晶体结构和稳定性都应该比较相似,因此它们的 FTIR 和 Raman 图谱特征就比较相似。而对于球文石,无机条件下很难合成,而在生物体中能够稳定存在是由于生物体内分泌的有机质参与了矿化过程并有一些基团起到了稳定球文石的作用,这使得无机合成与生物成因的球文石在晶体结构(如晶粒尺寸和结晶度等)和稳定性肯定存在着差异,导致牛物成因球文石的 FTIR 和 Raman 图谱特征比较一致,却与无机成因球文石差别较大。但是,星耳石的有机基质中究竟是哪些基团起到稳定球文石的作用,还需进一步对有机质的分析来加以确认。

利用红外光谱分析、拉曼光谱分析及微区 XRD 衍射分析对鲤鱼耳石进行了晶体学分析。鲤鱼耳石中的星耳石由球文石晶体构成;微耳石及矢耳石均由文石晶体构成。与大部分生物成因文石不同,微耳石及矢耳石的红外光谱 v2 吸收带未出现频移,XRD 谱线显示出耳石中晶体与无机成因晶体基本相同,晶体结晶程度较好,这与耳石结构有关。耳石中矿物保持了无机文石的形态,这是有机物并未参与无机物晶格内部的结果。星耳石的拉曼光谱中出现 $1121\ cm^{-1}$ 的吸收峰不属于球文石晶体,也未在以往报道中出现,推测为耳石中有机物的特征峰。

三、仿生矿化

天然的生物矿化组织(脊椎动物的骨、牙,软体动物的壳,棘皮动物的骨骼单位、嵴、刺)都是由生物大分子(脂类、蛋白、多聚糖)和无机矿物组成的复合材料。无机相可以是晶体或无定形的矿化物,晶体可以是纳米级(骨),也可以达数十个厘米长(非脊椎动物的刺),有机物相含量可以是约 20 wt%(骨),也可以是 0.1 wt%(层状壳、棘皮动物的方解石)。它们区别于人工合成材料的显著特点是高度的自组性和具有多等级结构。特别是无机颗粒在组装过程中,有复杂的层次结构和取向。多数情况下,无机颗粒都有精确的形态,有一定得尺寸范围,分布和结晶度,并有一定的取向(晶体)和几何特征(非晶体)。它们是一种"智能"、动态、复合、自愈、多功能材料。

人工晶体设计——仿生合成是人们效法自然,试图通过模拟生物体环境合成出近于生物体的完美无机晶体。从 20 世纪 80 年代始,为了改善人工合成的无机晶体的性能,科学家们开始利用用有机物作为模板或模拟生物体内的环境,进行人工晶体设计,通过人工调控影响分子识别、分子自组装和复制等过程。最早的尝试是材料的成分仿生。天然硬组织很少由纯的无机矿物构建,几乎所有优异的生物矿化材料都采取了有机分子调控无机相生长的策略。因此,生物材料专家开始考虑如何将性能完全不同的有机相与无机相结合起来,制备具有优异力学性能,甚至具有天然材料分级结构。仿生制备不仅仅是一个材料学问题,它的发展最终成为一个涉及分子生物学、细胞学、疾病医学和组织工程材料学、化学、生物力学的新的交叉学科。

仿生矿化(biomimetic mineralization),就是将生物矿化的方法引入材料合成的过程中,以有机基质为模板,控制无机物的形成,制备具有独特显微结构特点和生物学性能的材料。

生物材料的分子仿生设计则成为现代硬组织修复材料设计的主导思想,其设计思路如下：先形成有机物的自组装体，无机先驱物在自组装聚集体与溶液相的界面处发生化学反应，自组装体的有机模板，调控无机晶体的成核、生长，取向，形态，大小和显微结构。在分子水平或分子层次上进行仿生，可以设计新物质、新材料、新方法和新工艺，并加深对生命现象和生命奥妙的认识。

（一）生物大分子（胶原、壳聚糖）

可降解高分子生物材料在临床中的应用是第二代生物材料发展的一个重要表现，并取得了一定的临床效果，但多数生物活性不理想。利用高分子材料的降解性能，对其进行接枝改性，赋予其生物化学活性，激活相应细胞的功能和基因的表达是目前人体硬组织替代材料设计的重要策略之一。

可以利用负离子配位多面体生长基元模型理论和模板效应来解释在几种不同氨基酸体系及水-天门冬氨酸体系和壳聚糖-天门冬氨酸体系中进行模拟生物矿化得到了不同类型和形貌的碳酸钙晶体的事实，从而从中心离子配位体相互作用的角度讨论有机基质对生物矿化的作用，即在无机—有机界面上由静电、结构和立体化学的高度互适性所控制的晶体成核和生长过程，作进一步探讨。壳聚糖的吡喃环型葡萄糖结构单元中含醇羟基和氨基活性基团，它们是壳聚糖进行改性的分子基础。

通过研究可以发现侧链带负电荷的酸性氨基酸天门冬氨酸能促进高能键的球霰石型碳酸钙的生成，改变了单纯壳聚糖体系中只能得到方解石型碳酸钙的模板。在形貌上亦出现了两头小、中间大的椭球形的球霰石型碳酸钙。按氨基酸 R 基所带电荷的电性，20 种常见氨基酸可以分成三组：① 不带电荷的 R 基氨基酸（如 Val）；② 带正电荷的 R 基氨基酸（如 Arg）；③ 带负电荷的 R 基氨基酸（如 Asp、Glu）。在碳酸钙晶体成核的环境中，有一些大分子（蛋白质和多糖）的链上或侧链有 Ca^{2+} 的结合点，如谷氨酸的带负电荷的羟基常位于蛋白质分子表面，与钙结合。这种结合作用可以从溶液中"捕获"Ca^{2+} 以形成晶体成核的模板，同时不同氨基酸 R 基的空间位阻亦限制了晶体矿化的结构和形貌。

天门冬氨酸-壳聚糖-钙三者形成的生长基元改变了壳聚糖体系中原有的晶种模板，在晶型上表现出了球霰石增加的趋势，改变了单纯壳聚糖体系中只能得到方解石型碳酸钙的模板；在形貌上则改变了球霰石型碳酸钙原有的球状堆积，出现了两头小、中间大的枣核状形貌。

对天然聚阳离子多糖——壳聚糖进行磷酸化本体改性。壳聚糖的甲磺酸溶液与 P_2O_5 反应，通过改变 P_2O_5 的量和反应时间，获得不同取代度（degree of substitute，DS）的壳聚糖磷酸酯（PCS）。并把 PCS 置入模拟体液（simulated body fluid，SBF）中仿生矿化，评价 PCS 对 HA 形成的作用；把 PCS 和其矿化产物与成骨细胞共同培养,评价其细胞相容性。其次,通过 CS 聚阳离子和 PCS 聚阴离子两溶液直接混合,控制反应条件,合成由CS-PCS组成的 PEC 水凝胶,作为生物矿化的有机基质模板的预组织形式,模拟骨组织的细胞外基质特点。"PEC-A"水凝胶复合体与成骨细胞共同培养,评价它的细胞相容性。最后,把 PEC 形成技术和药物缓释微囊技术结合,把 PEC 的合成与其对 HA 晶体的组装一步完成,形成类似于骨矿化过程中的基质小泡性质的"PEC-HA"微囊新型骨组织再生材料。PCS可以诱导磷灰石晶体的生成,且其诱导能力与 DS 有关系,较高取代度的 PCS 诱导HA 形成的能力反而不如 DS 相对低的 PCS。合成了 PEC 水凝胶为多等级孔隙的互穿网络结构,大孔的孔径 60 μm,构成大孔的壁又有无数的微孔组成,微孔的孔径为 $100\sim120$ nm,组成微孔的纤维直径为 $0.1\sim5$ μm;PEC 水凝胶在钙磷过饱和溶液中,可以诱导 HA 晶体的形成,调控 HA 晶体的形态和生长,这种 HA-PEC 水凝胶类似于骨组织的细胞外基质特点,为三维的纳米复合水凝胶,含有氨基多糖和HA 晶体,在生物学上,对成骨细胞表现了良好的生物相容性,可以促进细胞的增殖和分化,细胞在 PEC 水凝胶内呈三维立体生长。PEC-HA 微囊类似于骨矿化过程中的基质小泡,大小约几个 20 μm,在组成上,无机物的含量占总重量的 70%,与骨组织类似,无机相为低结晶的含碳酸根的纳米级类骨磷灰石;在结构上具有复杂的微孔,HA 晶体均匀分布于有机质中;微囊与成骨细胞体外培养,与成骨细胞具有良好的亲和性,可以调控成骨细胞的形态和生长。

壳聚糖和磷酸化壳聚糖形成的聚电解质复合物水凝胶可以作为调控磷灰石晶体生长的有机基质模板;仿生合成的具有类骨结构的、可降解的、能促进成骨细胞增殖和分化的 PEC-HA 复合材料将是一种很有前途的新型骨再生材料。

扫描电镜 SEM 和 XRD 测试证明了葡聚糖、壳聚糖、白蛋白和胶原蛋白这四种基质对 HA 的形貌和晶型没有显著影响。此外,通过压片和电沉积的方法,得到不同化学组成的羟基磷灰石复合微粒的二维涂层,并对其均匀、致密的表面进行生物活性检测。通过比较 HA/葡聚糖复合材料、HA/壳聚糖复合材料、HA/Ej 蛋白复合材料、HA/胶原蛋白复合材料和对照 HA 的二维表面对细胞增殖的影响,我们发现,这些二维羟基磷灰石/生物大分子复合材料中,胶原蛋白和白蛋白与 HA 的复合材料对细胞的代谢没有明显影响,但 HA/壳聚糖复合材料表面具有很好的生物相容性,使细胞代谢显著增强。可见 HA/壳聚糖复合材料具有良好的生物相容性,可作为一种硬组织植入材料。

壳聚糖的糖残基在 C_2 上有氨基或乙酰氨基,C_3 上有羟基,都是平伏键,这种特殊结构,使得它们对有一定半径的金属离子在一定 pH 条件下具有富集能力,壳聚糖分子式如图 4-3 所示。它是一种天然的螯合剂,壳聚糖与金属离子的作用可以是离子交换、吸附和螯合作用,在与 Ca^{2+} 的作用中离子交换占优势。由于磷酸化壳聚糖中引入了磷酸根离子,使其对 Ca^{2+} 离子的捕获能力进一步加强。具有较强的 Ca^{2+} 捕获和交换能力是硬组织替代材料具有生物活性的一个重要标志,也是仿生矿化沉积磷灰石的首要步骤。生物矿化理论目前认为有机分子在控制无机晶体成核、生长的首要步骤是吸附阳离子到有机分子的负电荷部位,而不是阴离子。因此聚阴离子的有机分子,在诱导磷灰石的沉积时,首先吸附 Ca^{2+},然后以此为成核位点,引导磷灰石晶体的形成、生长。有实验证明:胶原、磷酸化纤维素没有在 $Ca(OH)_2$ 饱和溶液中浸泡预矿化,就不能在 SBF 中形成磷灰石。

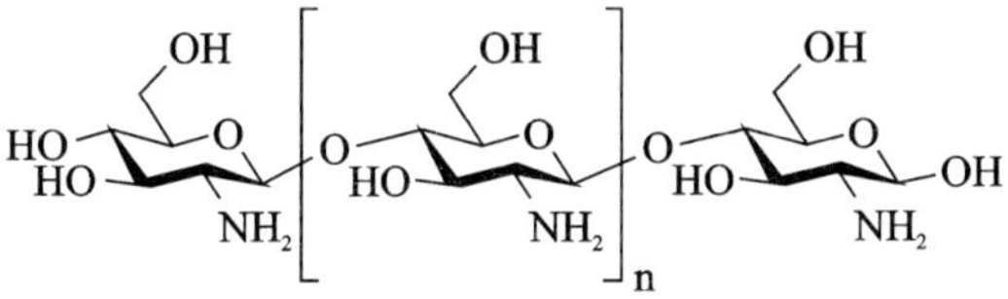

图 4-3 壳聚糖分子式

(二) 多肽

近几年,利用单层膜诱导无机矿物生长的方法模拟生物矿化研究成为一个热门课题。为了研究有机—无机界面作用,调控模板诱导晶体的成核和生长,需要一个简单的界面模型。在这个思想指导下,铺展在空气—液体界面上巧妙设计的不溶性两亲分子的 Langmuir 单层膜提供了一个平面二维模板,可以用来模拟生物体内有机基质形成的二维表面,控制晶体优先在单层膜和溶液界面上成核和生长。然而,大量研究所采用的基质模型分子除了在功能集团的种类等方面和生物基质大分子相似外,在很多方面和生物矿化过程中的基质生物大分子相差甚远,从而使得我们所得到的很多研究结论不一定和生物矿化的真实过程相一致,另外,借用生物矿化原理,利用蛋白质和无机材料之间的分子识别机制仿生制备功能材料已经成为生物矿化研究领域中的一个重要方向,因此深入理解蛋白质或多肽—无机材料之间的识别和控制机制是一个势在必行的研究课题。

生物矿物的有机成分中,有两种最典型的蛋白,一是胶原蛋白,另一为丝蛋白。丝蛋白是 β 折叠片层结构,广泛地存在于蚕丝、贝壳等天然生物材料中,在 β 折叠片层结构的富含天冬氨酸的酸性蛋白中,其层侧面伸展出的 COOH⁻ 对于矿化起着非常重要的作用。它很容易诱导碳酸钙、磷酸钙的矿化,从而形成如贝壳、牙釉质等"外向型"的生物材料。另外有资料报道,将编织的丝蛋白纤维交替在钙、磷溶液中浸泡,实现丝蛋白与 HA 的复合组装。

胶原分子在纯水、氯化钙和碳酸氢钙亚相上均具有较好的成膜能力,为后面对胶原单层膜控制下碳酸钙的矿化提供了可能;胶原分子和碳酸氢钙溶液之间存在静电相互作用。

BSA(牛血清蛋白)分子在界面的聚集状态影响着它对碳酸钙晶体的成核、组装和生长方式。在方解石成核前期,BSA—LB 膜与晶体界面的特殊物理化学相互作用和模板作用导致在(104)晶面取向成核率较高。同时,在晶体的成核和生长过程中,牛血清白蛋白的 LB 膜的二级结构也发生了变化以适应晶体生长的需要,它和晶体互为模板,通过晶格匹配和立体化学结构互补选择性地促进了方解石晶体(104)面的成核和生长,抑制碳酸钙其他晶型和方解石其他晶面的生长,从而形成了具有特定取向和晶型的材料,如图 4-4 所示。因此,水溶性的牛血清白蛋白 LB 膜在碳酸钙晶体生长中具有诱导晶核形成和抑制晶体生长的双重功能。

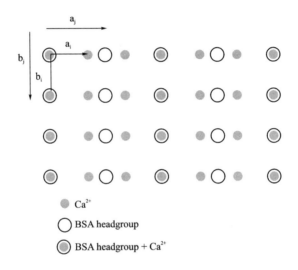

图 4-4　BSA 单层膜的二维堆积与方解石(104)晶面中 Ca^{2+} 匹配示意图

浓度对无机物成核、生长具有重要影响,较低浓度下由于成核和晶化过程的热力学驱动因素过饱和度较低,从而造成长时间稳定无定形相。同时,在高浓度下的研究提供了一个合成集束状方解石的简单方法。这些结果对于深入理解蛋白质基质和矿物的相互作用提供了一个重要的信息。采用的蛋白质单层膜的方法也为利用 LB 技术模拟研究生物矿化过程提供了一个更加接近生物矿化环境的模型,更为重要的是对于探索在无机功能材料的绿色合成提供了一种可以借鉴的方法。总之,膜的聚集状态和亚相的浓度以及晶化时间对碳酸钙的形貌和矿化过程有着重要的影响。

参考文献

[1] Tampieri A,Sprio S,Sandri M,et al. Mimicking natural bio-mineralization processes:A new tool for osteochondral scaffold development[J]. Trends in Biotechnology,2011,29 (10):526-535.

[2] Hoang Q Q,Sicheri F,Howard A J,et al. Bone recognition mechanism of porcine osteocalcin from crystal structure[J]. Nature,2003,425(6961):977-980.

[3] Dey A,Bomans P H,Müller F A,et al. The role of prenucleation clusters in surface-induced calcium phosphate crystallization[J]. Nature Materials,2010,9(12):1010-1014.

[4] Salgado A J,Coutinho O P,Reis R L. Bone tissue engineering:state of the art and future trends[J]. Macromolecular Bioscience,2004,4(8):743-765.

[5] Weiner S,Wagner H D. The material bone:Structure-mechanical function relations[J]. Annual Review of Materials Research,2003,28(1):271-298.

[6] 杜昶,王迎军.骨与牙釉质组织的生物矿化及磷酸钙材料仿生合成研究进展[J]. 无机材料学报,2009,24(5):882-888.

[7] 窦晓晨,李全利,周健.骨组织修复材料仿生合成的研究现状[J]. 医学综述,2009,15 (20):3048-3051.

[8] 杨亮,张漾,崔福斋.骨材料矿化中两种基质囊泡的研究[J]. 材料导报,2005,19(zl): 326-327.

[9] 刘晓丹,李春风,谷大海,等.成骨细胞的研究进展[J]. 中国畜牧兽医,2011,38(7): 53-58.

[10] 刘冬梅.牙本质基质蛋白-1与生物矿化[J]. 国际口腔医学杂志,2009,36(1):98-101.

[11] 孙瑶.骨基质酸性蛋白DMP1在骨发育中的作用[J]. 口腔颌面外科杂志,2014,24(2): 85-89.

[12] 王颖莉,王嘉德,高岩,等.同源异型盒基因Msx_1在小鼠牙齿发育生物矿化过程中的表达研究[J]. 现代口腔医学杂志,2001,15(2):97-99.

[13] 杨娴娴,张如鸿.同源盒基因Msx在颅颌面发育中的作用[J].上海交通大学学报医学版,2005,25(10):1079-1083.

[14] 马玉菲,乔莉,冯庆玲.淡水珍珠的生物矿化机理研究进展[J].Journal of Inorganic Materials,2013,28(1):109-116.

[15] 马玉菲.淡水三角帆蚌贝壳珍珠层和珍珠结构及其矿化机理研究[D].北京:清华大学,2014.

[16] 李卓,冯庆玲.淡水野生鲤鱼耳石的晶型研究[J].稀有金属材料与工程,2007,36(s2): 47-49.

[17] 高永华,李卓,乔丽,等.鲤鱼耳石的拉曼及红外光谱特征研究[J].光谱学与光谱分析, 2009,29(10):2689-2693.

[18] 陈林丽.生物矿化与仿生合成概述[J].产业与科技论坛,2011,10(2):61-62.

[19] 冯庆玲.生物矿化与仿生材料的研究现状及展望[J].清华大学学报(自然科学版),2005,45(3):378-383.

[20] 王静梅,姚松年.壳聚糖—氨基酸体系中碳酸钙模拟生物矿化的研究[J].无机化学学报,2002,18(3):249-254.

[21] 窦晓晨,李全利,周健,等.新型 HA-PEC 纳米复合骨修复材料的研制及细胞相容性研究[J].口腔颌面外科杂志,2010,20(2):104-108.

[22] 王莉,张亚峰,李春忠.羟基磷灰石/丝蛋白复合骨材料的生物相容性[J].华东理工大学学报(自然科学版),2007,33(1):47-51.

[23] 贾秀玲,薛中会,胡彬彬,等.牛血清白蛋白 LB 膜诱导方解石的生长[J].无机化学学报,2008,24(10):1615-1620.

第五章

口腔硬组织及修复材料的疲劳特性

硬组织代表矿化的(有时也考虑矿化程度高的组织,其矿物质容量通常接近或高于50%)、能够承受负荷的组织。基于口腔环境和整个骨骼系统的循环加载特性,这些材料经历"疲劳"产生的渐进性老化是一个值得关注的问题。此外,随着人们平均寿命的增加,保持一种积极的生活也是大部分人长寿的基本要素。寿命的延长对于身体的生理越来越多。简单地说,寿命的延长将使骨骼系统承受更多次数的负荷循环,疲劳的问题也变得越来越重要。

硬组织疲劳研究领域的发展来源于这些天然复合材料微观结构新的理解以及诊断技术的进步。例如通过开发方法/模型来发现发生在硬组织内部的实质性损伤来阻止和预防失败的发生,如使用成像技术来识别缺陷,进而早期干预。认识的更新使人们对于产生硬组织脆性和疲劳的生理条件更多地关注,而这些天然复合材料的微观结构是值得我们去学习和研究的。

一、口腔硬组织的微观结构

人体共有四种硬组织,包括骨、牙骨质、牙本质和牙釉质。这四种硬组织都存在于口腔环境中,只有骨在口腔环境内外都存在。骨、牙骨质和牙本质都是结缔组织,其构成原理是一样的,都是有机和无机材料在一定体积比上达到平衡。这些材料的结构对它们的疲劳行为起着重要的作用。这些材料的密度和一些机械特性指标见表5-1。

1. 骨

皮质骨是骨骼系统的外壳,相对于内部多孔的松质骨,它拥有较高的密度。基于它的构造和组成,皮质骨通常被描述为一种复杂分层的复合体,因为它表现出由纳米尺度到中尺度构成的关键结构元素,它含有大约50%体积比的矿物质,其余包括35%体积比的有机物和体积比15%的水;按重量比计算,分别为70%矿物质、

24%的有机物质和6%的水。皮质骨是由Ⅰ型胶原纤维(直径约50～70 nm,长度约几微米)通过与规则排列的纳米级羟基磷灰石晶体(约2～3 nm厚,30～60 nm宽,长达100 nm)紧密结合而获得的支撑结构。胶原纤维和羟基磷灰石晶体结合形成矿化的纤维束,其直径不超过微米级,它们构成骨层板,骨层板的排列非常错落有致,相邻两层大致成90°角排列,几层或十几层的骨层板围成同心圆状结构,厚度是3～7 μm。骨皮质在显微镜下,骨层板围成同心圆状结构构成了稀疏分布的小管,即哈弗氏管(直径50～90 μm),沿骨的长轴排列。每一条小管都由8～10层同心性骨板层所围绕,在骨皮质内形成连续不断的管状系统构成骨单元,即基本代谢单位。在成年人中,每个骨单元都是"次级骨单元"(不是初级),骨的横断面观察可以发现它们是由粘合鞘或"粘合线"所联接的(图5-1)。有证据表明,"粘合线"的胶原含量较低,与骨单元在矿物质成分上存在微小差异。

表 5-1 硬组织物理机械特性的典型范围*

Property	Bone	Cementum	Dentin	Enamel	Ti6Al4V
Density(g/cm^3)	1.3	2.0	2.1～2.2	3.0	4.4
Elastic modulus(GPa)	12～21	2～20	12～20	70～110	114
Tensile strength(MPa)	60～10	N/A	60～100	10～70	900～1 200
Fracture toughness(MPa m$^{0.5}$)	2～8	N/A	1.5～2.1	0.7～2.1	70～100
Endurance strength(MPa)[a]	23[b]	N/A	24.4[b]	N/A	300[c]
m(power law exponent)	4～10	N/A	10～20	6～9	4
ΔK_{th}(MPa m$^{0.5}$)	0～0.5	N/A	0～0.6	0～0.4	4.6

注:a: Stress amplitude reported or a apparent at 106. b: Zero to tension(flexure). c: Fully reversed.

注:内容引自 Kawaguchi T, Kawata T, Kuriyagawa T, et al. In vivo 3-dimensional measurement of the force exerted on a tooth during clenching[J]. J Biomech,2007,40(2):244-251.

与其他硬组织不同,骨具有自我修复的能力,这是一个由细胞控制的吸收和重建的协调过程。有强有力的证据显示疲劳引起的微损伤能够触发重塑过程,或至少在其起始过程中起了一定的作用。重建使受损的骨头被新骨取代,也就是次级骨单元的生长取代了原有的初级或次级骨单元。因此在整个的生命过程中,就是骨单元粘合线密度和数量不断增加的同时,伴随着骨单元尺寸的不断减小和哈弗氏小管数量的增加。

骨小梁被认为是一种蜂窝状结构,其拥有大的孔隙和不规则的立体结构,不同于皮质骨(图5-1a)。形态观察显示骨容积比例随解剖部位的变化相差很大,范围在5%～60%。骨小梁是基本结构单元,呈不规则立体网状结构,如丝瓜络样或海绵状。类似于皮质骨,骨小梁是由骨层板组成的,它们来源于相同的生发中心,但这些骨层板沿着骨小梁排列，而非哈弗氏系统。骨小梁的孔隙包含骨髓和血管；这些空隙像小蓄水池一样含有营养物质和干细胞，在重塑活动中起着重要作用。由于蜂窝结构具有特殊性，其力学行为经常与密度有关。

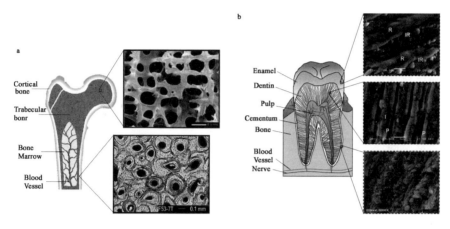

图 5-1　硬组织微观结构

　　a. 松质骨（左上）和皮质骨（左下）显微图像。b. 牙釉质（右上），牙本质（右中）和牙骨质（右下）的显微图像。在牙釉质显微图片上，R 和 IR 代表釉柱及柱间区域。对于牙本质图，P 和 I 代表管周牙本质和管间牙本质。

　　注：内容引自 Varga S，Spalj S，Lapter Varga M，et al. Maximum voluntary molar bite force in subjects with normal occlusion[J]. Eur J Orthodont，2010，33（4）：427-433.

　　Chaudhry A，Sidhu MS，Chaudhary G，et al. Evaluation of stress changes in the mandible with a fixed functional appliance：a finite element study[J]. Am J Orthodont Dentofac Orthop，2015，147（2）：226-234.

2. 牙骨质

　　牙骨质是主要的结缔组织之一，存在于牙本质和牙周膜之间，在釉牙骨质交界处其厚度较薄（小于 100 μm），而向根尖方向的厚度为 100～300 μm。牙骨质由 45％～50％的羟基磷灰石，有机物（包括胶原蛋白、非胶原蛋白）和水组成。牙骨质的组成根据其类型、根面位置和功能的不同存在很大的差异。

　　牙骨质的机械力学表现与其微结构间存在的关系需要进一步研究。牙骨质可以通过其是否含有细胞来进行分类。原发性牙骨质（大部分无细胞）位于最邻近牙本质处，其主体位于根上 2/3 的部位。通常，继发性牙骨质（如细胞牙骨质）占据牙尖 1/3 的区域，该区域主要负责咬合载荷的吸收。由于结构和化学成分上的不同，原发性和继发性牙骨质在力学行为上表现出不同的特点。这种分布上的巨大差异来源于无细胞区和细胞区的更替。无细胞牙骨质进一步细分为内部的非纤维结构和外部的纤维结构。后者由矿化程度较低的胶原纤维束，与牙根呈垂直或斜向延伸，它也包含从牙周膜延伸过来的胶原样 Sharpey 纤维。前者位于牙根的最表面，由更高度矿化的纤维组成，其与牙根表面平行，垂直于外部纤维。细胞性牙骨质由内在的非纤维结构和外在的纤维结构组成。细胞性牙骨质也含有成牙骨质细胞，这有助于在整个生命阶段牙骨质的沉积。但与骨不同的是，牙骨质不能重建。

3. 牙本质

与骨一样，牙本质也是一种复杂分层的复合体，由有机成分和无机成分组成，它由大约45%的矿物质、33%的有机物（主要是Ⅰ型胶原蛋白）和22%的水组成。按重量比计算，矿物质约占70%，有机物约占20%，水占10%。牙本质在显微镜下的最显著特征是牙本质小管，这是一个由微观通道组成的网络，从牙髓向外延伸至釉牙本质界和釉牙骨质界处，密度范围在20 000～60 000/mm²。小管直径由靠近牙髓的约2.5 μm逐渐减小至釉牙本质界处的1 μm。每根牙本质小管都由高度矿化的磷灰石晶体组成的管周牙本质所包绕。牙本质小管之间的区域是管间牙本质，由垂直于牙本质小管的胶原纤维网与羟基磷灰石晶体结合而成。胶原纤维的直径在50～100 nm，而羟基磷灰石晶体的厚度约为5 nm，其尺寸取决于距离牙髓的距离（近髓端为针状和釉牙本质界处为片状）。牙本质无法再生，这是引起组织结构破坏的主要原因，也是导致循环荷载作用下结构老化的可能原因。

4. 牙釉质

牙釉质是牙齿的最外层组织，是牙本质和牙髓的保护层。它由约87%的矿物质、11%的水和2%的有机蛋白组成。牙釉质是人体中矿化程度最高的组织，按重量比计算，它包含96%的矿物质、1%的有机物质和3%的水组成。矿物质主要由羟基磷灰石晶体组成，以纳米柱的形式（厚25～30 nm，宽60～70 nm，长度很长）存在，相互锁结形成釉柱（直径4～8 μm），釉柱从釉牙本质界延伸至咬合面。釉柱被非胶原有机基质鞘（T≪1 μm）部分包围，其组成不同于其他硬组织。

从化学成分和微观结构的描述可以看出，水是这些硬组织材料的重要组成部分。研究这些硬组织的力学行为，其机械测试方法需要制备具有合适几何形状的骨骼或牙齿试件。但重要的是，在收集组织和试件准备的过程中不能干扰其成分或水分含量。湿度和矿物浓度的保持是评估测试的最关键前提。

二、口腔硬组织的疲劳表现

1. 皮质骨

在这四种硬组织中，皮质骨的疲劳行为受到了最广泛的关注，研究时间也最长。大部分研究的焦点集中在剧烈运动引起的应力性骨折，以及高密度微裂纹累积导致的局部损害。同样引人关注的是老年人脆性骨折的发生。早期研究显示人类的骨骼表现出传统的疲劳寿命反应，类似于金属的机械疲劳，但骨组织需要经历相当长时间的变形。而年轻人骨组织具有更高的疲劳强度和寿命,而老化对于疲劳行为的预测是非常重要的。研究显示骨破坏的时机是蠕变累积和疲劳损害的结果。研究显示当循环加载范围超过 60 MPa,骨组织将出现以蠕变为主的变化。在更低的加载应力下,寿命主要是与疲劳损伤的积累有关。

　　基于不同频次的疲劳试验显示通过应力模型预测人皮质骨破坏的时间要好于循环次数的预测。骨骼疲劳而演化的永久疲劳可以用蠕变发展模型来评估。骨的蠕变是由于羟基磷灰石晶体从有机基体的解离所致,这导致胶原承担了更大的载荷,增加了纤维得黏弹性变形。循环载荷下的骨老化也取决于应力比。例如,人股骨从零到张力疲劳主要促进了时间依赖性的老化(即蠕变),而从零到压力载荷只是促进了循环破坏。骨折断面分析结果显示循环拉伸导致骨粘合线的失败,促进骨单元的拔出,而循环压缩则导致与最大剪切应力相关的斜平面断裂。

　　除了微结构外,不同物种的骨骼疲劳强度差异也归因于承受应力的体积和内部缺陷的分布。重塑所产生骨的微结构变化也非常重要。在循环拉伸、压缩和剪切应力下的疲劳寿命评估结果显示骨单元与间质区之间的硬度异质性(重塑的副产物)是应力疲劳反应的最重要因素,疲劳强度随异质性的增加而减小。重塑可以增加疲劳强度,因为新的次级骨单元相比于旧的骨单元能够更有效地拘束疲劳裂纹的发展。随着骨微裂纹的增加和断裂韧性的降低,重塑对于防止脆性破坏起到了至关重要的作用。

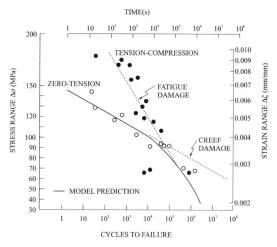

图 5-2　采用蠕变疲劳模型预测法对零拉伸和拉压循环载荷下人皮质骨疲劳的实验结果进行比较

注:内容引自 Benazzi S, Grosse IR, Gruppioni G, et al. Comparison of occlusal loading conditions in a lower second premolar using three-dimensional finite element analysis[J]. Clin Oral Investig, 2014, 18(2): 369-375.

当损害发生发展到出现一个明显的缺陷时,疲劳裂纹在组织中扩展。有研究认为平行于骨单元的循环延伸是导致疲劳裂纹扩展的机械原理。人致密骨的疲劳裂纹扩展行为受压力的大小和循环和时间依赖性机制的影响,在低循环加载力下,裂纹是通过裂纹尖端的交替钝化而产生的。而更高的加载力下,裂纹主要为静态发展(即蠕变),循环加载的促进效果很小。循环延伸主要沿着骨粘合线发生,裂纹的纹路上布满了所谓的"无裂纹韧带桥",它们通过联接裂纹,降低局部应力强度来增加抗折裂能力。

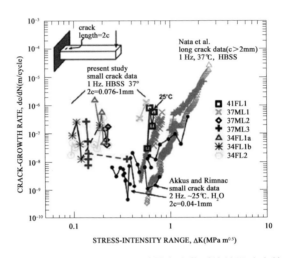

图 5-3　短裂纹和长裂纹在皮质骨中疲劳裂纹扩展速率的比较

注:内容引自 Kawaguchi T,Kawata T,Kuriyagawa T,et al. In vivo 3-dimensional measurement of the force exerted on a tooth during clenching[J]. J Biomech,2007,40(2):244-251.

2. 骨小梁

很少的研究涉及人骨小梁的疲劳,但植入体松动往往与骨小梁疲劳相关。由于难以把握骨小梁的多孔和复杂结构,骨小梁的实验研究多采用循环加载条件。有研究使用微型条形试件(约 0.12 mm×0.12 mm×1.5 mm)进行四点加载实验来测试骨小梁和人皮质骨的疲劳。分别单独制作骨小梁或皮质骨的条形试件,从而最大限度地减少骨容积比例(多孔性)的影响。骨小梁的疲劳强度比皮质骨低20%～40%,其差异程度随着年龄增加而增加。可以通过采用单一的微结构来使疲劳行为差异变得更合理;皮质骨的试件含有同一或不含骨粘合线,而骨小梁的骨层板的板状结构产生了很多的骨粘合线,它们与最大主应力的方向垂直,成为裂纹发生的潜在因素。

骨小梁的疲劳行为遵循传统的 S—N 行为,而且组织的弹性模量随循环载荷的减小,存在明显的蠕变。如果评估包括骨小梁的屈服应变,可以使用单一的幂律关系建模。反应的一致性提示单一行为不受特定位置(由于密度变化)所限,由循环加载过程所产生的疲劳将出现在超微结构水平。事实上,由疲劳产生的机械老化是在骨小梁调节下的损害发生和发展。骨小梁的走向导致了疲劳行为的各向异性。

3. 骨老化

实验研究显示人骨的弹性模量、强度和韧性是随着年龄的增长而增加。R 曲线的显著变化也与年龄包括起始韧性和生长韧性的降低有关。老年人骨皮质微裂纹的形成与累积与疲劳老化有很大关系,随着个体年龄的增加,微裂纹的累积率和严重程度都随之增大。显然随着年龄的增加,骨皮质和骨小梁的疲劳强度明显降低。但最近研究显示与供者年龄相比,骨单元和骨间质区域间的异质性与骨皮质的疲劳表现有更高的相关性。老化也可能与骨粘接线密度的增加和胶原基质的特性相关,它们都可以降低对损害的抵抗力和抵抗裂纹扩展的韧度。

年龄不是一个物理参数,它只是作为微观结构发生明显变化的指示物。随着年龄的增长,骨的微裂纹密度增加,激活了骨的重塑,但同样在骨的更新中会增加孔隙率和骨质疏松的发生率。年龄相关的脆性骨折通常归因于骨量的减少和/或骨密度的减少(BMD)。另一种解释是老化退化是由于重塑频率过高。而提高次级骨单元的数目,增加骨粘合线的密度,是可以提高抵抗裂纹生长的外部韧性。同样重要的是,特定种族背景下,个体间在与年龄相关的重塑率上存在差异,这可能会导致随着年龄的推移,疲劳行为所产生的老化率存在不同。

4. 牙骨质

牙骨质有两个主要的机械功能,固定牙齿于牙槽骨内,和与牙周韧带相连作为缓冲器的一部分。在四个硬组织中,牙骨质的力学性能研究很少。有研究使用微米和纳米压痕方法测量了牙骨质的硬度和弹性模量,与其结构相类似,从弹性模量反映的力学行为显示出明显的异质性。没有研究报道过牙骨质的疲劳行为,但在未来,牙骨质有望成为材料学一个有趣的研究方向,因为它可以为具有一定刚度和分散能量的抗疲劳胶粘剂,为关节的设计提供宝贵的信息。

5. 牙本质

对牙本质的疲劳特性的研究正在成为热点。研究显示热疲劳产生的循环压力能够更早地引起牙齿裂纹的产生,并且牙齿断裂已成为牙齿修复的重要难题。人类牙本质的疲劳表现出传统的 S—N 反应,牙本质的耐力极限范围在 $20 \sim 50\,MPa$,它取决于加载频率、平均应力和牙本质小管方向。由于循环接触产生的负荷条件具有一定的范围,以及修复材料的引入产生的变化,使得施加于牙本质小管的负荷方向至关重要。图 5-4 显示平行和垂直于最大应力的牙本质小管组织

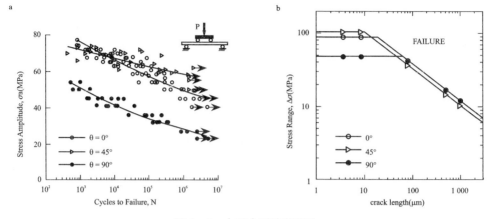

图 5 - 4　人牙本质疲劳行为

　　a. 17～35 岁年轻人冠部牙本质的应力—寿命曲线,箭头指示的数据表示试件没有失败;
b. Kitgawa-Takahashi 图描述了从三个小管方向的人牙本质的应力—寿命疲劳到疲劳裂纹扩展
的转变。通过牙本质小管与最大正应力平面之间的夹角来描述取向。

　　注:内容引自 Raadsheer M,Van Eijden T,Van Ginkel F,et al. Contribution of jaw muscle size and
craniofacial morphology to human bite force magnitude[J]. J Dent Res,1999,78(1):31-42.

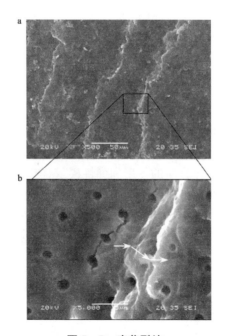

图 5 - 5　疲劳裂纹

　　a. 是由人牙本质的疲劳裂纹扩展以及沿管周牙本质间缝隙产生的微裂纹引起的;b. 中的
箭头表示由于微裂纹而形成的裂纹分支(裂纹生长是从左向右)

　　注:内容引自 Fontijn-Tekamp A,Slagter A,Van Der Bilt A,et al. Biting and chewing in overdentures
full dentures and natural dentitions[J]. J Dent Res,2000,79(7):1519-1524.

的耐久强度(定义为 10^7 次循环,应力比为 0.1)分别为24 MPa和44 MPa。它们的差异归因于胶原纤维,其走向大致垂直于牙本质小管。而牙本质的微观结构会产生误导,因为管周牙本质看起来更像纤维复合材料中的增强纤维。然而矿化的胶原纤维通常在显微镜下是看不到的,它导致了疲劳行为的各向异性。

类似于骨骼,在更高的负载频率下牙本质表现出更大的疲劳寿命和耐久强度。牙本质的老化疲劳行为与大多数工程金属材料的疲劳行为一致,是真实的由时间依赖性老化引起的循环疲劳,而且随着平均拉伸应力和应力比的增加,牙本质的疲劳寿命出现降低。图 5-4 显示牙本质表面疲劳裂纹产生的表现为断口。牙本质表面的完整性对其疲劳寿命的影响尚未可知。但事实上在使用激光消融技术对牙本质进行预备时,长度超过 $100\ \mu m$ 的裂缝能够被发现。牙本质疲劳行为的各向异性与缺陷的大小和与牙本质小管相交的方向有关。人类牙本质经历从疲劳到疲劳裂纹的产生过程中,牙本质小管与循环应力方向平行时,其循环应力范围最低。人类牙本质在应力-寿命范畴内,表现出最大程度的各向异性,这提示结构的各向异性对损伤累积和裂纹产生起到了重大的作用。

6. 牙本质老化

由于牙本质小管内的矿物质沉积,牙本质的老化伴随着牙本质小管直径的减小。这个沉积过程开始于 30 岁,造成矿化程度的增加,当牙本质小管内有足够的矿物质沉积,整个组织呈现透明状。随着年龄的增长,矿化的胶原基质也发生了一些变化,但关于这一点没有研究报道。随着年龄的增长,牙本质抗裂纹产生的能力下降,平行和垂直于牙本质小管的裂纹扩展变得显著了。关于牙本质疲劳行为的研究显示老年人的透明牙本质在加载 $10^3 \sim 10^5$ 周期内表现出较低的疲劳强度,但与 10^6 周期的差异可以忽略不计。图 5-6 显示在整个循环加载周期内,寿命范围内陈旧牙本质的疲劳寿命要低于年轻牙本质的,新老牙本质的耐力强度(10^7)与极限强度的比值分别约为 0.5 和 0.38。旧牙质的较小比例提示其疲劳的敏感性较高,这其中有微观结构变化的影响因素。

年龄对于牙本质的抗疲劳裂纹产生也非常重要。图 5-7c 显示老年人牙本质的平均疲劳裂纹扩展指数($m=21.6\pm5.2$)明显大于年轻人牙本质的,差异最显著的是平均疲劳裂纹扩展速率。年老牙本质的疲劳裂纹扩展平均速率要高于年轻牙本质的 100 倍以上。这样在常规修复过程中产生在牙本质内的裂缝更可能导致老年人牙齿的折裂。而且不同种族的牙本质疲劳特性也存在显着差异,这也许与种族背景和饮食相关。

随着年龄的增长,与骨骼不同的是,牙本质抗疲劳性能的降低与其密度增加相关,这种密度增加是通过填充牙本质小管产生的,结果是减少了天然应力集中点的数量。虽然缺陷和空间依赖性被认为是影响牙本质结构行为的重要因素,但缺乏

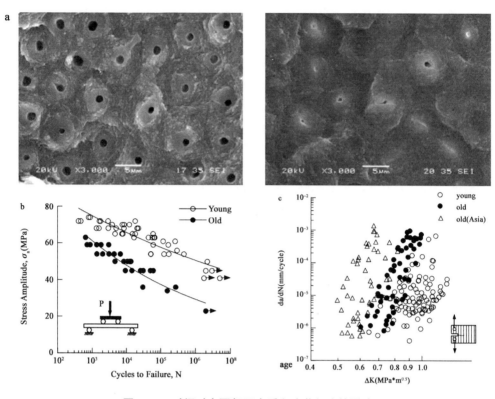

图 5-6　时间对人冠部牙本质和疲劳行为的影响

　　a. 从 20 岁的女性(左)和 50 岁男性(右)的牙冠显微照片中可以看出个体年龄变化时微观结构的改变。b. 根据年轻人(17≤age≤30,mean±std. dev. =25±5 岁)和老年(50≤age,mean±std. dev. =64±9 岁)的比较,牙本质疲劳强度随个体年龄升高而降低。c. 比较美国和亚洲年轻人和老年人牙本质的疲劳裂纹扩展阻力。

　　注:内容引自 Fontijn-Tekamp A,Slagter A,Van Der Bilt A,et al. Biting and chewing in overdentures full dentures and natural dentitions[J]. J Dent Res,2000,79(7):1519-1524;

　　Kawaguchi T,Kawata T,Kuriyagawa T,et al. In vivo 3-dimensional measurement of the force exerted on a tooth during clenching[J]. J Biomech,2007,40(2):244-251.

相关研究。目前的牙本质疲劳研究还主要局限于冠部牙本质,冠部牙本质小管的密度要大于根部的密度,并与年龄相关的微结构变化起始于根部,逐渐向冠部扩展,因此冠部和根部牙本质的疲劳特性存在差异,而且根部牙本质的疲劳老化开始的更早,发展更严重,因此关于根部牙本质的疲劳研究会更有价值。

　　7. 牙釉质

　　由于牙釉质的高矿物质含量,其抗疲劳和抵抗疲劳裂纹增长的能力是有限的。事实上,在牙齿表面经常能够看到裂纹,但这些裂纹很少导致牙齿的折裂。他们有可能局限在釉牙本质界处(DEJ)或消失在牙釉质下的罩牙本质内。尽管如此,釉质的疲劳性能还是得到了有限的关注。

关于牙釉质压力-寿命疲劳行为的研究报道几乎没有。使用了微型 CT 对小试件釉质的抗疲劳裂纹产生的研究显示,与釉柱平行的循环延伸表现出明显的短裂纹行为,然后转变为长裂纹反应。图 7 示疲劳裂纹扩展起始于相对较低的应力强度范围($\Delta K_0 = 0.39 \pm 0.09$ MPa m$^{0.5}$),并且在 $\Delta K_0 = 0.65 \pm 0.14$ MPa m$^{0.5}$ 处于不稳定状态,这个结果只有其前期报道的断裂韧性的一半。使用一个 Paris 模型来表征其稳态反应,其指数范围为 5.6~9.2。这些值与那些常见的块状工业陶瓷的值没有实质性差异。但是比较了具有几乎相同的结晶度、化学性质和密度的烧结羟基磷灰石(HAp)的疲劳裂纹扩展反应,HAp 需要较低的驱动力就能引发循环扩展($\Delta K_{th} \geqslant 0.13$ MPa m$^{0.5}$),并且贯穿整个扩展范围。当将 Hap 的有机物含量增加 4%,其引发循环扩展的驱动力增加到 3 倍。令人惊讶的是,尽管牙釉质含有更高比例的矿物质,但其抗疲劳裂纹扩展能力并没有显著低于人骨和牙本质的。因此,相比于坚硬而弱的材料,牙釉质的微观结构抵抗循环裂纹的产生是非常有效的。

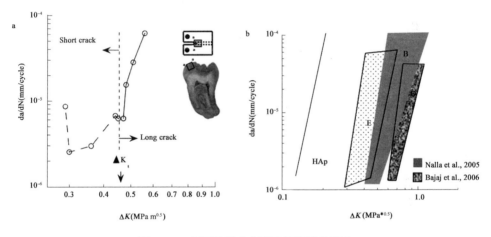

图 5-7　人牙釉质疲劳裂纹扩展特性研究

a. 典型的人牙釉质疲劳裂纹扩展响应和短裂纹,长裂纹行为的证据。b. 比较骨(B)、牙本质(D)和牙釉质(E)与羟基磷灰石(HAP)的平均疲劳裂纹扩展行为。

注:内容引自 Van Der Bilt A,Tekamp A,Van Der Glas H,et al. Bite force and electromyograpy during maximum unilateral and bilateral clenching[J]. Eur J Oral Sci,2008,116(3):217-222.

图 5-8 示牙釉质的循环加载周期及单一裂纹产生的过程中,增韧的外在机制被激活。最接近牙齿表面(即牙釉层外层)的裂纹扩展发生在釉柱之间与之平行,导致裂纹生长直接朝向髓腔延伸。当裂缝到达髓腔,自然而草率的治疗就是拔牙。然而,这种特性实际上通过引导裂纹向牙齿表面弯转,并被碎片化而被阻止。这样裂纹在达到牙本质前被限制了。在整个牙釉质厚度的中间位置,釉柱形成交叉锁

结,即绞釉。当裂纹达到该区域时,裂纹被分叉,一些增韧机制包括未断裂韧带组织的桥接和裂纹的弯曲和扭转被激活。初始裂纹产生的微裂纹和胶原纤维所提供的桥接进一步阻止了裂纹的发展。这一系列机制在促进阻滞和限制裂纹方面非常有效。最近关于 R 曲线表现的研究显示这些机制产生的韧性超过 2.0 MPa m$^{0.5}$。

受到较大咬合负荷的牙齿可能在自然裂缝处产生釉牙本质界的裂纹,这将使

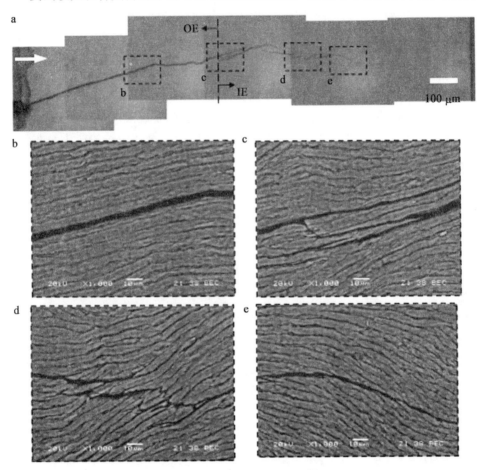

图 5-8 观察裂纹在向前方向上生长裂纹的增长方向从左到右,由白色箭头表示

a. 裂纹扩展的光学显微照片,显示从外部釉质(OE)到内部釉质(IE)的行为转变。内釉质的生长伴随着各种增韧机制。b. 外釉质中的直裂纹路径归因于相对较直的釉柱方向。c. 裂纹从外釉质到内釉质过渡时发生分叉。d. 虽然交叉的区域导致形成不断裂的连接裂纹的韧带,裂纹依然扩展。e. DEJ 附近的裂纹生长由于釉柱取向的改变而发生偏转和暂缓。

注:内容引自 Kohyama K, Hatakeyama E, Sasaki T, et al. Effects of sample hardness on human chewing force:a model study using silicone rubber[J]. Arch Oral Biol,2004,49(10):805-816.

裂纹从釉质内部产生,并向外(即"反"方向)延伸。在相反方向上的循环延伸几乎全部发生在稳态状态最小的短裂纹体系中。阻止裂纹扩展的机制与外部裂纹扩展抑制机制是一致的。然而,这种机制只能在釉质内部发展,并且裂纹在脱离釉柱交叉区之前就达到了不稳定状态。釉质的微观结构的阶梯变化,能够增加在循环扩展中抗裂纹增长能力,特别是对从牙齿表面开始并向内传播的裂纹的抵抗更佳。这就给釉牙本质界在阻止裂纹扩展中发挥的作用提出了质疑。对釉牙本质界参与的裂纹生长的抵抗,有研究显示裂纹会转向,沿着釉牙本质界面生长。但尚不清楚釉牙本质界在裂纹从牙本质向牙釉质生长的过程中是否也起到相同的作用。

牙釉质的疲劳行为还有一些尚未知的部分。应力—寿命疲劳反应是研究的热点,特别要考虑牙釉质和陶瓷修复体之间的循环接触而产生可能的损害。同样重要的是,尚未报道化学处理引起牙釉质微观结构的变化对疲劳性能的影响。还有一些因素如牙冠整体是否一致性、前后牙特性的差异、与疲劳反应的空间变化间的联系尚待解明。到目前为止研究的对象仅限于拔除的第三磨牙釉质,这些牙齿很少在咀嚼过程中使用到。在设计硬质和抗疲劳的脆性材料时需要从牙釉质的微观结构中获得启示。对各向异性的定量评估和反应的机械评估可以探索新的微观结构和/或机械表现。

三、挑战和机遇

回顾硬组织疲劳行为,仍有许多挑战和尚待解决的问题。随着年龄的增长,应力—寿命的老化程度与骨和牙本质的裂纹产生特性密切相关。这是导致老年人脆性骨折和牙齿折裂的主要原因。但是大多数现有的知识只是解决发生的问题,还有许多问题包括何时何地尚未解决。对于骨来说,骨体积变化、重塑速率和胶原潜在的变化所导致的抗疲劳特性和断裂韧性的下降是一个复杂的过程。而牙本质抗疲劳裂纹扩展能力的降低可归因于外在增韧作用的减弱;阻止损害发生的能力降低,但其作用机制仍不清楚。因此,关于硬组织疲劳断裂的行为机制需要进一步的研究。

骨和牙釉质在其微观结构中表现出明显的各向异性。骨中的粘合线被认为是相对薄弱的界面,在循环裂纹扩展中起着重要作用,特别是裂纹的偏转方面。而在牙釉质中,循环的裂纹生长几乎只发生在釉柱间交叉结合区域,并平行于釉柱的区域。相比之下,尽管与骨结构相似,牙本质在裂纹产生过程中表现出了最大的各向异性,但在循环裂纹扩展期间明显减少。在探索这些各向异性的研究方面,我们几乎没有建树。同样有趣的是,也没有实验研究能够量化重塑对骨骼疲劳反应的作用,或者牙齿和牙釉质在疲劳损害进展过程中的自我修复能力。

牙釉质和牙骨质都有独特的功能作用,它们与骨和牙本质不同,它们和牙本质之间的界面区域表现出独特的抵抗破坏能力,对疲劳性能的机械理解可以开发出新的疲劳模型。实际上,仿生原理现在正被用于发展复杂的复合材料和具有微结构梯度的复合材料,这些复合材料能够获得超过其成分300倍的韧性。目前研究通常是为了最大限度地提高抗裂性,通过仿生学模拟来实现增韧。这些材料的开发,推动新理念的产生,未来更多的是通过调节自我修复能力来抵抗损害的发性。

四、结语

对终身健康和延长生命的的追求,引起人们对硬组织疲劳特性产生更多的兴趣。关于这些材料的微观结构对其疲劳性能的重要性以及与老化与疾病相关的变化,特别是骨骼和牙本质的变化研究已经取得了一些进展。但是这方面的研究还没有达到成熟的程度,还有一些基本的问题需要解决。从实验室研究获得知识与在医疗实践中应用这些知识之间仍有很大的差距。由于其微观结构的复杂性,这一领域的进步需要更好地了解这些材料的微观结构,以及各因素的单独或协同作用抵抗损害起始和抵抗裂纹扩展的机制,这将推动未来几十年这一领域的研究工作。

参考文献

[1] Keaveny T M, Hayes W C. A 20-year perspective on the mechanical properties of trabecular bone[J]. J Biomech Eng,1993,115:534-542.

[2] Pashley D H. Dentin:a dynamic substrate-a review[J]. Scanning Microscopy,1989,3: 161-174.

[3] Zioupos P, Gresle M, Winwood K. Fatigue strength of human cortical bone: age, physical, and material heterogeneity effects[J]. J Biomed Mater Res A,2008,86: 627-636.

[4] Bajaj D,Sundaram N,Arola D. An examination of fatigue striations in human dentin:in vitro and in vivo[J]. J Biomed Mater Res B Appl Biomater,2008,85:149-159.

[5] Carter D R,Caler W E. A cumulative damage model for bone fracture[J]. J Orthop Res,1985,3:84-90.

[6] Kruzic J J,Scott J A,Nalla R K,et al. Propagation of surface fatigue cracks in human cortical bone[J]. J Biomech,2006,39:968-972.

[7] Nalla R K,Kruzic J J,Kinney J H,et al. Mechanistic aspects of fracture and R-curve behavior in human cortical bone[J]. Biomaterials,2005,26:217-231.

[8] Akkus O,Rimnac C M. Cortical bone tissue resists fatigue fracture by deceleration and

arrest of microcrack growth[J]. J Biomech,2001,34:757-764.

[9] Haddock S M,Yeh O C,Mummaneni P V,et al. Similarity in the fatigue behavior of trabecular bone across site and species[J]. J Biomech,2004,37:181-187.

[10] Dendorfer S,Maier H J,Taylor D,et al. Anisotropy of the fatigue behaviour of cancellous bone[J]. J Biomech,2008,41:636-641.

[11] Arola D,Reid J,Cox M E,et al. Transition behavior in fatigue of human dentin: structure and anisotropy[J]. Biomaterials,2007,28:3867-3875.

[12] Bajaj D,Ivancik J,Arola D. Ethnic background influences the crack growth resistance of dentin[J]. J Dent Res,2008,85(0438).

[13] Bajaj D,Nazari A,Eidelman N,et al. A comparison of fatigue crack growth in human enamel and hydroxyapatite[J]. Biomaterials,2008,29:4847-4854.

[14] Bajaj D,Arola D. On the R-curve behavior of human tooth enamel[J]. Biomaterials,2009,30:4037-4046.

[15] Arola D,Bajaj D,Ivancik J,et al. Fatigue of biomaterials:hard tissues[J]. Int J Fatigue,2010,32:1400-1412.

[16] Poole K E,Compston J E. Osteoporists and its management[J]. BMJ,2006,333:1251-1256.

[17] Carter D R,Caler W E. Cycle-dependent and time-dependent bone fracture with repeated loading[J]. J Biomech Eng,1983,105:166-170.

第六章

咬合过程中载荷的仿真模拟

咀嚼系统的功能性和完整性对人的生存至关重要。龋病、牙缺失、错颌、颞下颌关节疾病等的交互作用导致了咀嚼系统的不健康。定期正规的牙科检查和治疗有助于提高人们的生活质量。X 线和 CBCT 等辅助诊断方法的使用帮助医生能够更加高效地检查出咀嚼系统的结构性异常,然而这些方法不适用于严格的功能诊断。评价咬合力的常见方式是测量最大咬合力。最大咬合力可用于诊断已经存在的咀嚼系统病变如颞下颌关节紊乱症、下颌骨骨折和畸形,也可通过对术后干预的最大咬合力和预期值间的比较来评估种植体的效果。大多数情况下,最大咬合力只与整体咬合力对应的垂直分量有关。然而,咬合的动态过程较为复杂,咬合力不仅发生于垂直方向,也存在于水平方向,在磨牙症中这一现象尤为显著。因此,从整体上考虑下颌骨所受的总力时,咬合力的三维测量会使口腔疾病诊断和口腔防护手段更加丰富,也为修复体的设计提供帮助。

三维咬合力是评价咀嚼系统整体功能的指标。当设计局部或全牙列种植义齿、选择合适的充填材料或策划根管治疗时,应考虑个别牙齿的受力情况。咬合力在牙弓的不同区域也存在变化。个别牙齿或局部牙弓的咬合力过大已被认为是种植体折断的主要原因之一。因此,在种植体设计阶段,应进行严格的测试,以确保其坚固性和使用寿命,同时保证咀嚼功能的良好运作。使用虚拟环境对设计的种植义齿进行在各种咬合条件下的快速测试和分析,有助于达成这一目标。种植义齿的虚拟设计已经在过去十几年被广泛使用。在虚拟环境中,一些不同的咀嚼状态也能够被模拟,如咀嚼过程中的牙齿形态影响,咬合力施加于咬合面时的咀嚼系统功能评估等。但研究只考虑使用单个加载点作用于咀嚼系统中,这过度简化了咬合负载条件。而咬合接触面几何外形加上复杂的下颌运动会导致咬合加载接触区的不断变化,这使得牙齿形态和下颌运动这两个主体因素间的变化更加复杂。

另一种方法是在虚拟环境下,利用生物力学驱动的咀嚼系统模型来确定咬合载荷的方法。在准确地模拟潜在生物力学因素即材料、几何形状和运动后完成模型的建立,可以将预测的咬合力认定在生理范围内。模拟的优势在于能够提供详细信息,而在解剖和加载条件的几乎无限变化下,获得详细的实验数据是极其昂贵、困难、甚至是不可能的。文献中有大量不同的方法来评估咬合力,由于其在牙科材料、修复体、种植义齿设计中的重要性,利用实验和计算机模拟来确定咬合力的方法是非常重要的。

一、测定咬合力的实验方法

咬合力测量历史悠久,最早可以追溯到 Borelli(1681 年)的开创性研究,该研究将弦丝捆在开口的下颌磨牙上,弦丝的另一头与重物相连。类似的方法,Sauer在 200 年后使用硬金属条代替了弦丝。而现代的测量咬合力的实验方法可以分为力学方法、应变计/感应法、光学方法、压电传感器法。

1. 力学方法

1893 年,Black 提出一个基于弹簧装置测量咬合力的方法。该装置将弹簧变形与其刚度相关联来测定咬合力。在接下来的几十年里许多测量咬合力的研究受到该方法的影响,都是以杠杆、弹簧或两者结合为基础。另外,可以利用压力计,通过液体流动来测量咬合力。

2. 应变计及感应法

在过去的 70 年中,咬合力测定方法的主要进展是逐渐远离机械设备,而更多地使用电子设备如应变计等。其中由 Howell 和 Manly 设计的一个早期电子设备,它的电感原理是一个银箔在咬合力的作用下移向电感线圈,而电子设备能够捕获银箔的尺寸变化,从而完成咬合力的测量,这种应变计被用于种植体支持的全口义齿和修复治疗的牙齿。此外,还有梁式带有咬合垫的应变计,作为悬臂放置在独立牙齿间。更小尺寸的测量设备也能够通过将多个应变计连接到一个桥体上继而同时测量每个牙齿和整个牙列的咬合力。T-scan系统作为测量咬合力的商用设备之一,最早由美国波士顿 Tekscan 公司推出。该系统由牙列外形的传感器配以嵌入式压力感受器组成,可以快速测量牙齿接触面积及咬合力数据。T-scan系统至今仍在更新,但一直有文献支持或质疑其准确性和可靠性。随着可用性的增加、体积的减小,应变计和压力传感器在测量咬合力的研究中仍然被广泛使用。传统传感器过于昂贵,故价格合理的咬合力测定系统应运而生如,日本 Nitta 公司的I-SCAN 50,巴西 Equipamental Industrials 公司的 Kratos Digital Dynamometer,日本 Nadano Keiki 公司的 GM10 Occlusal Force Meter.

3. 光学技术

压力敏感膜法是目前较为流行的一种测量咬合力的方法。这些压力敏感膜夹在一起类似于三明治,其中彩色微胶囊在一定压力下破裂,并染色显影为相反的颜色。由于微型胶囊在不同压力负荷下破裂,由此产生的彩图展现了薄膜表面所受到的压力。日本富士胶片公司生产的商业压力敏感膜,已被用于多项测定咬合力的研究当中。最近,Umesh 开发了一种含有光纤的布拉格纤维传感器。该装置的原理通过外部扰动光线,改变其折射及反射光路径,其折射和反射光路线与应变相关,而该类型传感器放置在咬合垫中来进行咬合力测量。

4. 压电传感器法

咬合力测量同样使用到了压电传感器。压电传感器体积小,且可直接放置于修复体内测量三维咬合力。压电传感器可以薄到 7.5 mm 甚至更薄。制作工艺上,他们可以是有弹性的、可形变的,比如美国 Tekscan 公司的 FlexiForce A201,而另一种系统则将传感器置于橡胶咬合垫中。该方法也被用于测量各种情况下的咬合力如咀嚼、磨牙症等。

5. 三维咬合力

大多数咬合力测量装置只能测量垂直向咬合力。虽然在实际咬合情况下,垂直向咬合力占主导,但在前牙,侧向力也扮演着重要的角色。对于轴向力的测量,早期由 Southard 等将摩擦条置于磨牙的近中颊面,发现向前的咬合力占总咬合力的 25%。Van Eijdens 使用力学传感器用于测量三维方向的最大咬合力,发现内侧和后方的力相比于前向和侧向力对最大咬合力影响更大,与此同时,Osborn 和 Mao 等开发了在 H 型外罩中安装力学传感器来测量最大的前牙切割力,它们发现最大切割力与牙齿唇面呈 $10°\sim15°$,是咬合力的 $17\%\sim26\%$。

压电传感器也被植入口腔内修复的牙齿上,成为三维咬合力的传感器,如 Mericske - Stern 利用传感器测量放置在种植体中,来测量咬合条件改变下的的三维咬合力,发现前向力超过垂直分力的 $100\%\sim300\%$。最近,Kawaguchi 等将 kistler 传感器直接放入上颌基牙牙冠,测量了上、后及侧向的最大咬合力,从而建立了上颌牙的三维最大咬合力,发现最终的咬合力矢量直接从冠到根的近中面的角度为 $10.3°$。林等开发了基于多层陶瓷电容的新型植入型牙科传感器,能够捕捉牙冠上应力的二维地图,测量的力学数据提示咬合力出现在咬合面。

二、虚拟技术预测咬合力

计算机模拟咬合力需要建立模型,虚拟环境下最常使用生物力学模型对咬合力进行估计。生物力学模型的建立需要的条件包括更好的本构关系、咀嚼系统中各组织的材料参数、更加贴合实际的边界条件、折裂的考量、粘接对模型的影响，以及基于医学影像数据的真实的主体模型。目前的研究焦点集中在模型边界条件的设置以及更实际的咬合加载过程。

早期，Osborn 和 Baragar 建立了带有 26 个独立的一维肌肉的简化下颌骨三维模型，来分辨咀嚼肌在颞下颌关节力矩产生中的作用，以及所产生的最大咬合力为 1 030 N，此研究结果也提示将咬合力分解至各个独立的咀嚼肌是具有挑战性的，也就是说肌肉力量有无数种组合方式，而组合方式的变化也会导致关节力矩及咬合力的变化。为了克服这一问题，系统会额外设置约束条件，如将肌肉最大收缩力限制在生理范围内以保证目标实体的功能正常。

Koolstra 等提出了一个较为细致的拥有 16 个独立肌肉以及 6 个方向自由度的三维模型，详细的几何信息包括头颅大小、肌肉附着和横截面积等从尸体上获得，在这项研究中，颅骨和咀嚼系统被作为刚体，肌肉作为一维部分，而咀嚼系统内部的应力和应变无法评估，理论上给出在各种下颌位置下获得的最大咬合力范围，研究结果预测第一磨牙的最大理论力为 727 N。Korioth 等并不将骨性结构视作刚体，他们制作了一个简化的可变形的三维下颌骨模型，此模型中的肌肉力被作为载荷分散加载在下颌骨表面，一组肌肉力作用于固定的下颌牙咬合面，预测出的总咬合力为 426 N。

建立骨骼肌肉的生物力学模型，必须收集肌肉激活量的信息。获得肌肉激活量的数据通常使用含有肌肉潜在活动信息的肌电图。然后将肌肉激活量与咀嚼系统的生物力学模型结合，获得独立咀嚼肌产生的力量以及咬合的整体力量。有一种方法是通过咬已知材料属性的薄片，来获得上下颌相对的动态运动，获得动态的、高分辨率的、特定的咬合力。然后，已知材料的本构特性，结合 CBCT 获得的上下颌牙齿表面的几何信息，通过三维有限元方法和接触公式确定咬合过程中的动态压力和应力云纹图。

三、虚拟研究中咬合加载的影响

使用点加荷来表示咬合条件依然普遍，研究对咬合面进行单点加载来分析载荷对种植体的影响，在通过解剖影像扫描获得的简易模型中，单点加载也被用于分析下颌骨内的应力和应变分布。

使用单点加载作为咬合载荷被广泛采用，这种方法从整体上来研究咀嚼系统时非常便利，而且具有生理上的相关性，如可以从生物模型上获得颞下颌关节的力矩或总咬合力。但是真实情况是咬合负载很少集中于一点，为了更真实地反映生理载荷情况，现在更常用的是多点加荷。Rees 通过二维研究比较了单点和多点加载,发现多点加荷模型的内在应力更大,更容易出现牙尖内部的开裂。最近,Benazzi 等使用同一个磨损小面来比较不同的点加荷和表面压力,发现不同方式下分布于牙根的应力有明显差异。事实证实加载形式比某些疾病状态对牙齿的影响更大。

通过 CBCT 图像数据获得特定上下颌骨及上下颌牙齿的三维模型(牙周膜厚度 0.2 mm,拥有各向同性),并从一位牙列健康的 34 岁男性的咬合测试中获得最大自主咬合力为 618 N,将此咬合力直接施加于模型上的右下颌第二磨牙,加载方式包括咬合面中心点加载和通过磨牙冠中心位置上放置工业标准级小钢球进行静态加载(图 6-1),两者最显著的差异出现在牙釉质,点加载和球体加载的最大应力分别为 638.6 MPa 和 230.5 MPa,点加载会直接导致牙釉质折裂,因为牙釉质的屈服强度在 277~384 MPa。另一方面,球体分散了咬合力,减少了应力集中,使得最大应力低于牙釉质的屈服强度。值得注意的是,在真实紧咬牙时,由于疼痛感受器的作用,不会出现这么大的咬合力。点加载相在牙本质内会产生更高的应力峰值(37.2 MPa),相比于球体加载(32.9 MPa),点加载在更靠近冠部的牙本质产生更大的应力,结果使得牙釉质的应力也更高。相比于牙齿的其他结构,牙髓腔的应力几乎可以忽略不计,这一结果在一项体外的生物力学实验中也得到证实。然而,髓腔的最大应力发生于根管口,相比于点加载(0.0165 MPa),球体加载(0.0175 MPa)会产生更大的髓腔应力,这可能由于点加载产生的侧向剪切力更多地产生于咬合面。

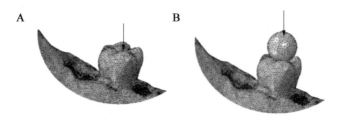

图 6-1 模拟加载力作用于下颌第二磨牙牙冠

包括 A 点加载和 B 球面加载,两种方式。箭头表示咬合力加载的方向

注:内容引自 Rohrle O,Saini H,Ackland D C. Occlusal loading during biting from an experimental and simulation point of view[J]. Dent Mater,2018,34:58-68.

四、总结

咬合力测量作为一种评价咀嚼性能有效且简单的方法,在颞下颌关节疾病或者各种修复形式的评估中都要使用。目前测量咬合力最常用的方法是使用应变计、压力传感器和压力带。压力敏感薄膜在测量咬合力的同时，也具有测量咬合接触区面积的优点，然而它们对压力的敏感度较低，且不能直接提供总体咬合力的方向信息。研究表明当主要感应组件只接受垂直咬合力来完成最大咬合力的测量时，牙齿结构所承受的剪切力容易被低估，而剪切力在咀嚼或磨牙运动时是咬合面承载的重要组成部分。

实验所记录的咬合力是常见的力的标量值，也是在虚拟环境中最常用的载荷。通过测量载荷接触区域来预测这样载荷的生物力学反应是相当复杂和困难的。然而，另一个挑战是在测量牙弓局部的咬合负荷，在测量区域必须将压力传感器植入修复牙齿中，或通过有限元分析来更好地预测咀嚼系统和修复形式的性能。这种局部测量或计算结果并不能直接被引用，它在咬合的几何学和下颌的运动学条件下存在很大的变化。

模拟方法被普遍用于牙种植体的虚拟设计。在洞悉肌肉结构的力学行为情况下，虚拟环境能够快速测试和重复设计，这在体内是不可能实现的。但是虚拟环境或模拟所做出的预测只能达到物理学精度，其含有的各个组件包括材料的实体法和特性、边界条件或几何图形。关键的边界条件是反映各种咀嚼条件下（如咬合、咀嚼、磨牙等）应用于咬合面的载荷。在对咀嚼系统的分析中，点加载的使用是常见的，但这种方法不能捕获下颌的整体运动，整个应力感受器获得的结果来分析局部的应力—应变行为是不合适的。目前最大的挑战是如何快速识别特定的咬合接触区域和在个性化虚拟模型上记录数据，然后将它们与三维咬合力测量数据结合来描述更真实的多样性的咀嚼条件。

参考文献

［1］Rohrle O, Saini H, Ackland D C. Occlusal loading during biting from an experimental and simulation point of view[J]. Dent Mater, 2018, 34: 58-68.

［2］Miura H, Miura K, Mizugai H, et al. Chewing ability and quality of life among the elderly residing in a rural community in Japan[J]. J Oral Rehabil, 2000, 27(8): 731-734.

［3］Varga S, Spalj S, Lapter Varga M, et al. Maximum voluntary molar bite force in subjects with normal occlusion[J]. Eur J Orthodont, 2010, 33(4): 427-433.

［4］Fontijn-Tekamp A, Slagter A, Van Der Bilt A, et al. Biting and chewing in overdentures full dentures and natural dentitions[J]. J Dent Res, 2000, 79(7): 1519-1524.

［5］Cailleteau J G, Rieger M R, Akin J E. A comparison of intracanal stresses in a post-restored tooth utilizing the finite element method[J]. J Endodont, 1992, 18(11): 540-544.

［6］Lanza A, Aversa R, Rengo S, et al. 3D FEA of cemented steel glass and carbon posts in a maxillary incisor[J]. Dent Mater, 2005, 21(8): 709-715.

［7］Saini H,Wadell JN,Pullan AJ,et al. Automatically generating subject-specific functional tooth surfaces using virtual mastication［J］. Ann Biomed Eng,2009,37(8):1646-1653.

［8］Ackland D C,Robinson D,Redhead M,et al. A personalized 3D-printed prosthetic joint replacement for the human temporomandibular joint:from implant design to implantation ［J］. J Mech Behav Biomed Mater,2017,69:404-411.

［9］Howell A,Brudevold F. Vertical forces used during chewing of food［J］. J Dent Res, 1950,29(2):133-136.

［10］Koos B,Godt A,Schille C,et al. Precision of an instrumentation-based method of analyzing occlusion and its resulting distribution of forces in the dental arch［J］. J Orofac Orthop,2010,71(6):403-410.

［11］Raadsheer M,Van Eijden T,Van Ginkel F,et al. Contribution of jaw muscle size and craniofacial morphology to human bite force magnitude［J］. J Dent Res,1999,78(1): 31-42.

［12］Van Der Bilt A,Tekamp A,Van Der Glas H,et al. Bite force and electromyograpy during maximum unilateral and bilateral clenching［J］. Eur J Oral Sci,2008,116(3): 217-222.

［13］Kumagai H,Suzuki T,Hamada T,et al. Occlusal force distribution on the dental arch during various levels of clenching［J］. J Oral Rehabil,1999,26(12):932-935.

［14］Kohyama K,Hatakeyama E,Sasaki T,et al. Effects of sample hardness on human chewing force:a model study using silicone rubber［J］. Arch Oral Biol,2004,49(10): 805-816.

［15］Kawaguchi T,Kawata T,Kuriyagawa T,et al. In vivo 3-dimensional measurement of the force exerted on a tooth during clenching［J］. J Biomech,2007,40(2):244-251.

［16］Chaudhry A,Sidhu MS,Chaudhary G,et al. Evaluation of stress changes in the mandible with a fixed functional appliance:a finite element study［J］. Am J Orthodont Dentofac Orthop,2015,147(2):226-234.

［17］Benazzi S,Grosse I R,Gruppioni G,et al. Comparison of occlusal loading conditions in a lower second premolar using three-dimensional finite element analysis［J］. Clin Oral Investig,2014,18(2):369-375.

第七章

口腔树脂粘接剂的基本成分及其作用

口腔树脂粘接剂的主要目的是为复合树脂充填材料或复合树脂水门汀提供固位。除了承受机械力特别是来自于复合树脂充填材料的收缩应力外，树脂粘接剂也应该能够防止修复体边缘的微渗漏。临床上相较于固位的丧失，由于修复体边缘的不密合所导致的修复体失败率更高，蛀牙表现为修复体边缘的继发龋和变色。

口腔树脂粘接剂的粘接能力主要通过与牙釉质和牙本质的附着，以及与复合树脂表面氧抑制层中的残余双键（—C＝C—）共聚合来获得。树脂粘接剂与牙釉质和牙本质的主要粘接机制是微机械固位，这是树脂单体通过扩散和毛细管现象渗入到酸蚀后的牙齿表面，取代了牙齿表面丧失的无机结构，完成固化的树脂单体与牙齿间获得微机械固位，从微观上来讲，这一过程被称为"混合"。而后来发展的pH 值相对较高的自酸蚀粘接剂在不完全溶解牙齿表面矿物质的条件下，通过其含有的酸性单体和羟基磷灰石中的钙形成离子键结合，这为口腔树脂粘接剂与牙齿间的化学性结合提供了基础。

在理解口腔树脂粘接机制的基础上，我们可以洞悉树脂粘接剂对化学成分的要求，即需要完全去除玷污层，并对牙釉质和牙本质进行一定程度的脱矿，然后通过良好的湿润性渗入牙齿表面，最后通过良好的聚合获得固位。另外还需要添加特殊的树脂单体与羟基磷灰石产生化学键结合。最后，树脂粘接剂与复合树脂材料间产生充分的共聚合从而获得临床意义上的良好粘接力。

树脂粘接剂的化学成分应该以实现上述所有目标为目的。尽管口腔树脂粘接剂分为两大类，即酸蚀-冲洗系统（Etch&Rinse）和自酸蚀系统（Self-Etch）（图7-1），但它们都含有相似的化学成分。传统上，树脂粘接剂含有丙烯酸树脂单体、有机溶剂、引发剂和抑制剂，有时还含有填料颗粒。不言而喻，每种组分都有特定的功能。对粘接剂化学成分的充分了解对其临床性能的预测至关重要。粘接剂的化学成分：

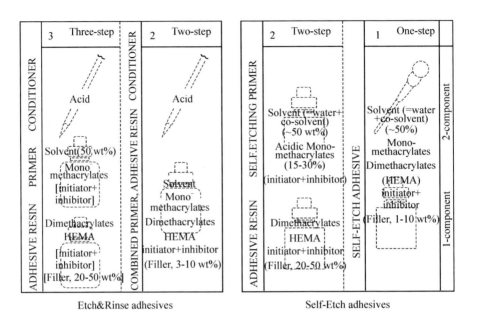

图7-1 酸蚀-冲洗和自酸蚀粘接系统的分类及化学基本组成

一、树脂组分

为了确保树脂粘接剂和复合树脂材料之间良好的共价键结合,树脂粘接剂需要含有与复合树脂材料类似的树脂单体。固化的树脂单体为树脂粘接剂提供了骨架结构(如树脂基质)的连续性和必需的物理机械性能(如强度)。因此树脂单体被认为是粘接剂中的最重要组分。它们基本上由两种单体组成:能够产生交联式聚合的具有多官能基团(乙烯基或—C=C—)的树脂单体,和具有单官能基团的功能单体(图7-2)。大多数功能单体具有特定的化学基团,即所谓的功能基团,它将赋予单体特殊的功能,但功能单体在固化时将形成线性聚合物。与线性聚合物相比,交联型聚合物具有更好的机械强度,因此多官能基团树脂单体在粘接剂树脂中非常重要。

树脂单体的结构可分为三部分:连接在间隔基团上的一个或多个可聚合的官能基团和一个功能基团。不同种类的可聚合官能基团构成了多种树脂体系。丙烯酸酯类特别是甲基丙烯酸酯类单体是最常见的。一般来说,丙烯酸体系的优点是易于进行自由基聚合反应,并且具有无色无味的特性。丙烯酸酯和甲基丙烯酸酯(一个额外的甲基)之间的主要区别是它们的反应性。与甲基丙烯酸酯相比,丙烯酸酯的双键更具有反应性,因此更容易造成生物相容性和基质支架结构使用寿命的问题。而且甲基丙烯酸酯对氧气的抑制作用也不敏感。但丙烯酸酯和甲基丙烯酸酯的酯基(R_1—CO—OR_2)都容易被水解。新单体甲基丙烯酰胺被设计用于克服这些问题(图7-2),甲基丙烯酰胺使用酰胺基(R_1—CO—NH—R_2)代替酯基,其对抗水解的能力更强。而可聚合的官能基团具有极性,通常表现出疏水性。

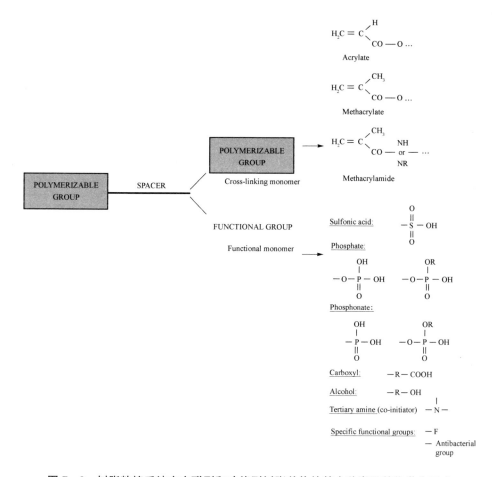

图7-2 树脂粘接系统中交联型和功能型树脂单体的基本种类及其化学分子式

单体的间隔基团除了分离可聚合的官能基团和功能基团外,不具有其他功能,但它对单体所产生的聚合物的特性具有重要影响。间隔基团通常是烷基链,但也可以含有其他几个基团,如酯、酰胺或芳香族基团。间隔基团的极性将在一定程度上决定单体在水中和其他溶剂中的溶解度。间隔基团的亲水性也可增加水的吸收,这会导致单体更高的水解敏感性以及固化后的膨胀和变色。间隔基团的大小决定了单体的黏稠度,进而决定了它们的润湿和渗透行为。间隔基团也影响单体的弹性。此外,间隔基团的立体化学和取代基效应会改变可聚合基团/功能基团的反应性。

功能单体中的功能基团通常表现出亲水性。该基团有几个应用目的:增强对牙本质的浸润性和脱矿作用,同时具有可释放氟化物的作用,赋予单体抗菌性能。所谓的粘接性单体通过它们的亲水性提高了粘接剂与牙本质的粘接强度。商业产品中的功能性单体最常见的官能基团是磷酸盐基、羧酸基和醇基(图 7-2、图 7-3)。甲基丙烯酸酯单体在水溶液中容易水解。不仅丙烯酸酯典型的酯基可以水解,而且功能单体中使用的磷酸酯和羧基可能易于水解(图 7-4)。磺酸、磷酸盐、膦酸和羧基水溶液中分离并释放质子,进而引发酸碱反应。这些释放质子的官能团除了有“促进黏附”或润湿作用之外,当浓度足够时也可以在一定程度上使牙本质脱矿。这些基团的酸性程度比较:磺酸>膦酸>磷酸>羧酸≫醇。二氢酸总是比其对应的单氢化合物酸性更强,因为它们可以解离形成更多的质子。由 Kuraray 公司获得专利的单体 MDPB(图 7-3)十二烷基吡啶溴化物和甲基丙烯酰基的化合物是抗菌剂。

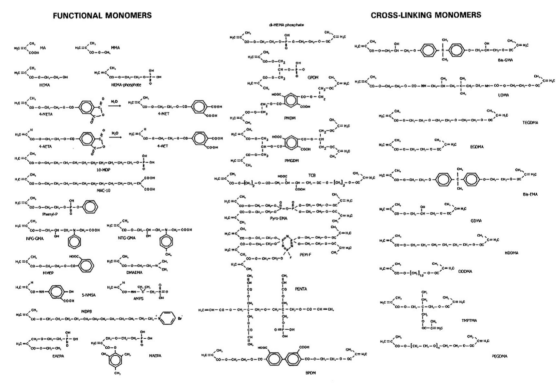

图 7-3 显示了商业粘接剂中几种常用功能型单体的化学结构

通常牙科复合树脂材料和树脂粘接剂方面的转化率相当低,特别是在简化的树脂粘接剂中,转化程度更低。单体转化率是决定聚合物物理机械强度的重要因素。同时单体转化率低还导致聚合物具有更高的渗透性和吸水性,更多的纳米渗漏,牙齿与复合树脂粘接界面的老化以及更多残余单体的释放,从而导致低的生物相容性。聚合反应受到几个因素的抑制,如氧气的存在(氧阻聚层),牙本质中固有水的存在,粘接剂中剩余溶剂的存在等。而树脂残留单体在固化后可能会扩散到唾液中,而树脂的老化可能进一步导致单体释放到口腔环境中。许多单体,特别是二甲基丙烯酸酯已显示出了细胞毒性。除了细胞毒性外,单体对内分泌的干扰作用也值得关注。

1. 甲基丙烯酸(MA)

MA 具有强酸性,因此有强烈的刺激性和酸蚀性,它可以迅速渗透手套和皮肤引起过敏反应,所以该单体几乎不会添加到粘接剂中(图 7 - 3)。而它大部分是由粘接剂中单体的酯基基团水解而产生的,其含量也存在差异(图 7 - 4)。MA 单体的水解在自酸蚀粘接剂里是一个常见的问题,因为自酸蚀粘接剂的标准设计是含水的,具有相对较低的 pH。

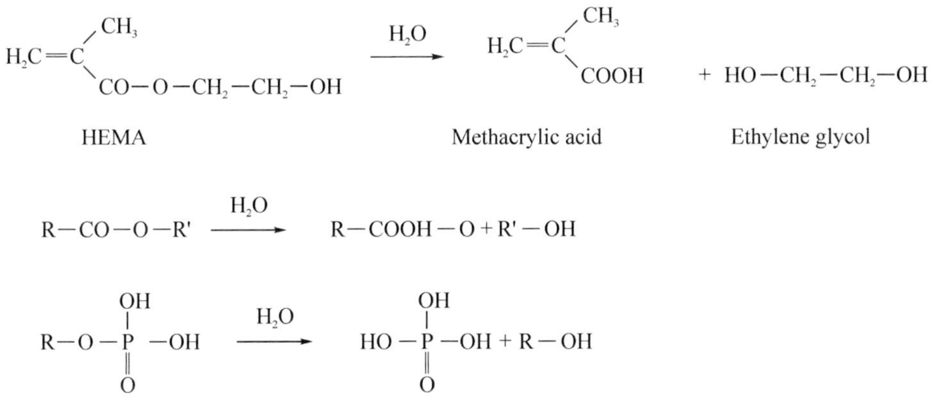

$$H_2C=C\overset{CH_3}{\underset{CO-O-CH_2-CH_2-OH}{}} \xrightarrow{H_2O} H_2C=C\overset{CH_3}{\underset{COOH}{}} + HO-CH_2-CH_2-OH$$

HEMA　　　　　　　　　　Methacrylic acid　　　　　　Ethylene glycol

$$R-CO-O-R' \xrightarrow{H_2O} R-COOH-O+R'-OH$$

$$R-O-\overset{OH}{\underset{O}{\overset{|}{P}}}-OH \xrightarrow{H_2O} HO-\overset{OH}{\underset{O}{\overset{|}{P}}}-OH+R-OH$$

图 7 - 4 粘接剂中的树脂单体遭受水解示意图(尤其是在酸性环境下)

2. 甲基丙烯酸甲酯(MMA)

和 MA 一样,MMA 是最古老的单体之一,并且非常少地添加到粘接剂中。同样,由于其相对分子质量小,这种单体引发过敏反应的风险高。由于这个原因,其已禁止在美学修复治疗中使用。其在粘接剂中的功能仅限于溶解其他单体。

3. 甲基丙烯酸 β-羟乙酯(HEMA)

未固化的 HEMA 可在水、乙醇和/或丙酮中有良好的溶解性,HEMA 也能够从粘接剂溶液中蒸发,尽管量极少。HEMA 的另一个重要特征是亲水性。尽管这种单体不能用作脱矿剂,但它的亲水性使其成为一种优异的粘接促进单体。通过增加牙本质表面的树脂润湿,HEMA 显著改善了粘接强度。因此,HEMA 经常添加到粘接剂中,不仅是为了确保其良好的润湿性,而且由于其一定程度上可以充当溶剂的性质。这种特性提高了同时含有疏水性和亲水性组分的溶液的稳定性,并将成分保持在溶液中。

尽管如此,未固化和固化状态的 HEMA 很容易吸收水分。未固化粘接剂中的 HEMA 会导致单体被稀释,抑制聚合。HEMA 在固化后的聚合物链中仍然表现出亲水性,会导致聚合物吸收水而产生溶胀和变色。除了吸水性对机械强度有不利影响之外,大量的 HEMA 会形成质量差、易弯曲的聚合物,类似柔软的多孔聚合物。因此,粘接剂中高浓度的 HEMA 可能对所得聚合物的机械性能具有不利影响。HEMA 还降低了水和酒精的蒸汽压,因此高含量的 HEMA 可能会阻碍粘接剂中溶剂的挥发。像所有MMA 一样,HEMA 也易受水解的影响,特别是在碱性 pH 条件下(图 7-4)。

4. 甲基丙烯酰偏苯三酸单酯(4-MET)

4-MET最初作为促进粘接的单体,后来被用作脱矿的单体(图 7-3)。此外,4-MET可改善对金属的润湿性,如银汞合金或贱金属。4-MET的酸酐4-META是一种结晶性粉末,将水加入4-META粉末后,迅速发生水解反应,很容易形成4-MET(图 7-3)。与其芳族基团连接的两个羧基提供酸性,并且还可以增加润湿性。然而芳香族基团是疏水性的,会降低羧基的酸度和亲水性。但这种单体在丙酮中可以很好地溶解,在乙醇中适度溶解,并且难溶于水。由于羧基可以与羟基发生酯化反应,特别是在酸性条件下(图 7-5),因此乙醇不适合做这种单体的溶剂。研究显示4-MET的加入可以改善粘接剂对釉质和牙本质的粘接。4-MET也常与MMA 制作4-META/MMA-TBB 粘固剂。最近研究发现4-MET 也能够与羟基磷灰石中的钙建立离子键结合,但与其他功能单体(如下文中的 10-MDP)相比其结合强度要低,因为所得的 Ca-4MET 盐具有较高的溶解度,不是非常稳定。

5. 10-甲基丙烯酰氧癸基磷酸酯(10-MDP)

10-MDP最初由可乐丽公司(日本)合成的单体,具有专利权(图 7-3)。由于单体具有磷酸二氢盐基团,它主要是酸性单体,它可以在水中解离形成两个质子。在结构上,长的烷基链使得这种单体非常疏水。因此,乙醇和丙酮是这种单体最合适的溶剂。另外,10-MDP具有很好的水解稳定性。研究表明其与牙本质酸蚀所得的钙盐具有低的溶解率,它能够与钙形成强的离子键。研究认为10-MDP是最有希望与牙釉质或牙本质的羟基磷灰石产生可靠化学结合的单体。来自可乐丽公司的 Clearfil SE Bond 就是一种含有10-MDP的自酸蚀粘接剂,体外和临床的良好结果可能部分归因于其与牙齿组织间良好的化学结合。

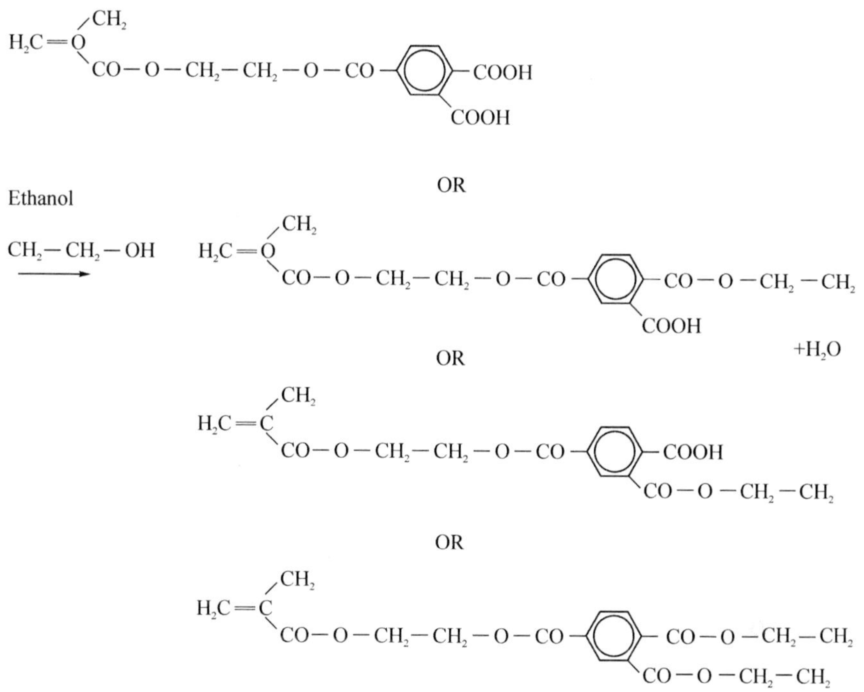

$$H_2C=CH_2$$
$$CO-O-CH_2-CH_2-O-CO-\bigcirc-COOH$$
$$COOH$$

Ethanol

$$CH_2-CH_2-OH \longrightarrow$$

$$H_2C=CH_2$$
$$CO-O-CH_2-CH_2-O-CO-\bigcirc-CO-O-CH_2-CH_2$$
$$COOH \qquad +H_2O$$

OR

$$H_2C=C-CH_2$$
$$CO-O-CH_2-CH_2-O-CO-\bigcirc-COOH$$
$$CO-O-CH_2-CH_2$$

OR

$$H_2C=C-CH_2$$
$$CO-O-CH_2-CH_2-O-CO-\bigcirc-CO-O-CH_2-CH_2$$
$$CO-O-CH_2-CH_2$$

图 7-5　以乙醇为溶剂的 4-MET 的酯化反应示意图

6. 双甲基丙烯酸酯

双份 A 双甲基丙烯酸缩水甘油酯(Bis-GMA),氨基甲酸酯双甲基丙烯酸酯(UDMA)和氨基甲酸酯双甲基丙烯酸酯(TEGDMA)是树脂粘接系统中最常用的交联型聚合单体(图 7-3)。它们通过形成稠密交联的聚合物直接为粘接剂提供机械强度。与粘接剂中的单甲基丙烯酸酯单体相比,它们通常具有疏水性,它们仅能有限地溶解于水。该特性能够防止聚合物出现显著的水吸收和变色。尽管如此,其具有极性的醚键和/或羟基导致的水分吸收是不可避免的。吸水性比较:TEGDMA>Bis-GMA>UDMA。通常粘接剂的树脂基质由 Bis-GMA,TEGDMA 和 UDMA 混合构成,其配比对粘接剂的黏稠度、机械性能产生重要影响。

未固化的 Bis-GMA 是高度黏稠的。由于其相对分子质量大,Bis-GMA 提供较低的聚合收缩率和快速硬化,所得的聚合物具有优异的机械性能。间隔基团中的两个大芳香环也使得这种单体非常坚硬。但是该特性对转化率具有负面影响,这是由于可聚合的甲基丙烯酸酯基团由于空间位阻难以找到交联的甲基丙烯酸酯基团。因此加入其他较低分子量的单体才能使聚合反应不受影响。单甲基丙烯酸酯和其他二甲基丙烯酸酯如 UDMA,TEGDMA 都可用作"稀释剂"。

TEGDMA 通常与 Bis-GMA 或 UDMA 结合使用。TEGDMA 拥有更高的柔性,将补偿 Bis-GMA 的刚性,混合后将使转化率更高。但这种混合会导致聚合物拉伸强度增加,弯曲强度降低。

尽管存在很多氨基甲酸酯二甲基丙烯酸酯,但是 UDMA(也称为 UEDMA)(图 7-3)是最常用于粘接剂中的。尽管具有与 Bis-GMA 可比的相对分子质量,但 UDMA 表现出较低的黏稠度。在粘接剂中,UDMA 通常单独使用,或与 TEGDMA 和/或 Bis-GMA 组合使用。它与后者的主要区别在于它的柔性,因为 UDMA 中的醚键允许其更容易旋转。

关于这些单体的生物相容性存在争议。除了细胞毒性之外,Bis-GMA 可能存在雌激素活性。一些研究表明 Bis-GMA 和 TEGDMA 对雄性和雌性小鼠的生育力都有不良影响。据推测,Bis-GMA 可通过水解和酶促降解相结合完成代谢,形成双酚 A,一种具有已知雌激素活性的化合物。一些作者已经证实了它在唾液中的存在,但其他研究人员认为其释放的双酚 A 的量可以忽略不计。

7. 甲基丙烯酰胺

与传统的丙烯酸酯和甲基丙烯酸酯相比,(甲基)丙烯酰胺[(Meth) acrylamides]具有酰胺(—CO—NH—或—CO—N—)基团而不是酯基团(—CO—O—R—)(图 7-2)。使用酰胺单体的基本原理是它们与胶原蛋白组成的氨基酸相似,促进了单体羧基和酰胺基团与胶原羧基形成氢键。一些具有氨基酸样引发单体的粘接剂与 HEMA 相比具有相同或更好的粘接强度。与传统(甲基)丙烯酸酯的酯基(—CO—O—R—)相比,酰胺具有更好的耐水解性,因此丙烯酰胺得到关注。自酸蚀粘接剂(标准配置含有水且具有酸性 pH 值)的出现带来了单体水解和随后的保存期限缩短的问题。如 AdheSE(Ivoclar-Vivadent)的自酸蚀粘接剂使用双丙烯酰胺来提高粘接剂的保质期。

二、引发系统

一般认为粘接剂体系在复合树脂材料使用前最好完成固化,首先是获得粘接剂层的最佳转化率和良好的机械强度,其次是防止树脂粘接剂厚度过薄。牙科树脂中的单体聚合过程是自由基聚合反应(图 7-6)。为了激活这一反应,需要少量的引发剂,这将在聚合反应过程中被消耗。启动分子的原子键解离能低,在某些条件作用下形成自由基。这些自由基将引发自由基聚合反应。研究显示引发剂的量与树脂的机械强度直接相关,但是引发剂的重要性经常被忽视。

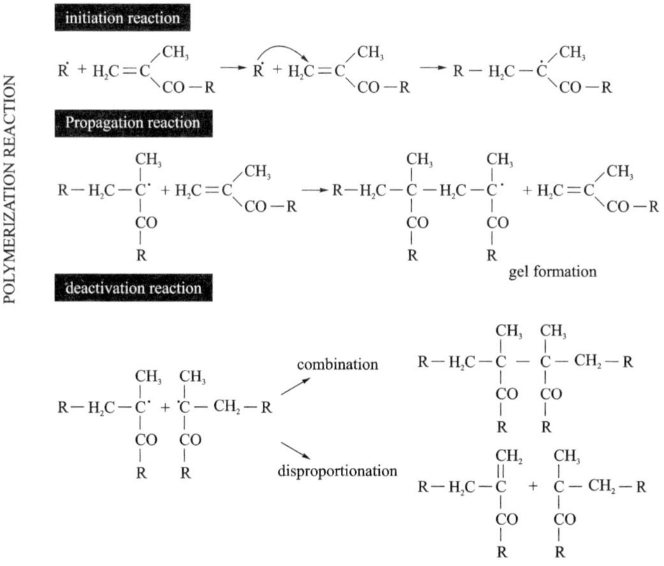

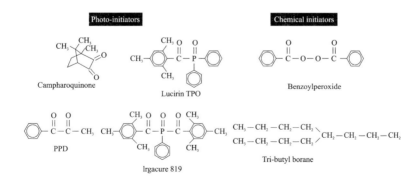

图 7-6　粘接剂中树脂单体的自由基聚合反应

　　自由基可以通过各种热、光化学和氧化还原方法产生。在复合树脂材料及其粘接剂中，通常采用氧化还原和光敏引发剂（图 7-7）。光引发剂吸收电磁能量（光固化），而氧化还原引发剂需要混合另一种组分（化学固化或自固化）。光引发和自固化之间的选择取决于粘接剂体系设计的目的。通过光照开始聚合的主要优点是易于控制反应的开始。但是，当光照射受到阻碍时，自固化系统是更好的选择。通常，用于粘接复合树脂的粘接剂利用光引发剂，而树脂基的水门汀通常依赖于化学引发。当光引发剂和化学固化引发剂都被添加时，粘接剂的固化方式被称为"双重固化"。双重固化的设计主要是在远离或隐藏光源的区域，达到促进聚合反应，实现更高程度的转化目的。

图 7-7　商业树脂粘接剂中的化学引发和光引发剂的化学结构

加入到粘接剂体系中的引发剂的量取决于引发剂的类型和粘接剂体系,但通常都非常小,范围为 0.1wt%～1wt%。粘接剂中的最佳引发剂/共引发剂浓度取决于许多因素,例如这些化合物在单体—溶剂混合物中的溶解度,吸收特性和与使用的单体间的相容性,光反应性,颜色和生物相容性。与复合树脂充填材料相反,当添加到亲水性粘接剂体系时,必须考虑引发剂/共引发剂体系的极性,以获得均匀的聚合。添加引发剂也会降低粘接剂的生物相容性。这主要与细胞毒性有关,同时也与它们产生自由基的能力有关。

1. 光引发剂

许多化合物在吸收光能后可以解离成自由基。虽然它们可以通过多种机制产生自由基,但它们通常含有酮($C=O$),它们的电子可通过吸收所需波长(激发)的光而进入更高轨道。随后,它们经历分解产生自由基(Ⅰ型或光裂解光引发剂如苯偶姻酯,二苯甲酮,酰基膦氧化物,1-苯基-1,2-丙二酮等),或者光引发剂的激发态与第二个分子(共引发剂)产生自由基(Ⅱ型或电子转移光引发剂如樟脑醌(CQ),1-苯基-1,2-丙二酮(PPD))(图 7-7)。在后面的反应中,将共引发剂加入到光引发剂中,脂肪胺和芳香胺化合物是有效的供氢共引发剂。然而由于胺具有亲核性,因此酸性树脂粘接剂中不能排除胺类共引发剂与酸性单体之间的酸碱反应。酸—碱反应的平衡会导致部分胺类引发剂的质子化,从而导致用于形成自由基的可用胺的减少。因此粘接剂中的胺浓度需要根据酸性单体的浓度进行精确调整。在酸性粘接剂中推荐不会失活的共引发剂,如向酸性粘接树脂剂中添加阴离子树脂也许有助于克服材料不兼容的问题。

由于叔胺的降解副产物随着时间的推移会产生很多问题,特别是在高浓度添加时会引起变色,所以胺的添加量的精确性是不可缺少的。此外,用作共引发剂的胺已被证明是有毒并致突变的。能使用各种各样的胺中,有一些可以与甲基丙烯酸酯共聚合,被认为可以减少毒性。

光引发剂的主要特征之一是吸收峰的波长和吸收光谱。通常吸收可见光谱的光引发剂是优选的。光引发剂的吸收波谱应该与牙科治疗用光固化灯的发射波谱相关,而且最大吸收波长根据其中溶解光引发剂的溶剂而变化。通常随着溶剂极性的增加,最大吸收波长向较低的波长移动。对于含有大量溶剂如自酸蚀粘接剂体系,当使用窄光谱发射光源(如 LED)时,它们的吸光度变化可能会影响聚合。LED 光固化装置正变得越来越流行,LED 单元具有窄的发射光谱,并且其发射通常针对在牙科树脂中使用 CQ 而优化。LED 使用量的增加促使许多制造商选择 CQ。

(1)樟脑醌(CQ)/共引发剂体系:树脂粘接剂(以及复合树脂材料)中最受欢

迎的光引发剂是 CQ 与其共引发剂。在被蓝光激发之后,将会形成激发的复合物,通过"氢抽取"产生自由基(图 7-6)。胺是高效的氢供体,并被广泛使用。CQ 是一种优异的光引发剂,可吸收 360～510 nm 的各种波长,峰值吸收率约为 468 nm(蓝光)。当溶解在水中时,吸收峰转移到 457 nm 的较低波长,而在极性较低的环境如 TEGDMA 中溶解导致吸收光谱的红移,吸收峰位于 474 nm。因此其广域的吸收光谱是一个优势。在室温下,CQ 是一种结晶性粉末,这种分子只能有限地溶解在水中。CQ 的主要缺点之一是其固有的黄棕色,尽管这种涂料通常以微量使用(0.03%～0.1%),但它会显着影响粘接剂树脂的颜色。尽管黄色在固化后会稍微变淡,但余留的黄色可能会引起配色问题,这个问题限制了在复合材料材料和粘接树脂中樟脑醌的使用量。该引发剂也显示出一定的细胞毒性。

(2) 1-苯基-1,2-丙二酮(PPD):近来,二酮 PPD(图 7-7)作为牙科树脂的光引发剂被引入,并通过裂解和通过胺共引发剂质子的转移产生自由基。与 CQ 相比,PPD 主要吸收能量较高的光谱,但其吸收曲线可延伸至可见光范围。因此 PPD 同样可以被 LED 和卤素灯光源激活。其峰值吸光度在 400 nm 左右。与 CQ 不同,PPD 在室温下为微黄色黏稠液体。这种物理状态允许 PPD 与树脂有良好的相容性。其较不强烈的黄色也是相比于 CQ 具有一定的优势。PPD 具有相似甚至比 CQ 更好的聚合效率,而且与 CQ 结合使用时,PPD 可起到协同作用。

2. 化学引发剂

化学聚合反应适用于不能使用光固化的树脂水门汀或粘接剂,化学固化的材料一般都需要将引发剂和共引发剂混合之后,才能起始反应。最常用的引发剂是过氧化苯甲酰(BPO)(图 7-7),同时使用叔胺作为共引发剂,他们分别安放在两个单独的瓶子,在使用前需要混合。BPO 会与叔胺反应,产生自由基。BPO 是一种无色的晶体,在水中难溶,但可溶于乙醇和丙酮。BPO 在光照下会经历缓慢的光解,因此化学固化的材料应储存在避光环境下。温度的升高也会促进自由基的形成,建议放在冰箱里,在 pH 的影响下,BPO 会经历迅速的水解,因此,BPO 不能在含水的粘接剂中,除非放置在不同的瓶子里。

3. 阻聚剂

所谓阻聚剂实际上是一些抗氧化剂,可以消除自由基,有些引发剂分子可以分解,自发地产生自由基。而阻聚剂与缓冲剂会阻止它们自发地聚合,同时消除自发产生的自由基。因此阻聚剂可以延长储存时间,阻聚剂的适宜浓度取决于树脂单体固有的稳定性。阻聚剂对聚合的影响是可以忽视的,因为阻聚剂很短的时间内就会用完。当聚合反应由于光固化或者化学固化激活时,会产生很多的自由基,超过抑制剂的量,最先形成的自由基还是会被阻聚剂中和,而在这之后,聚合反应才会在产生多余的自由基作用下发生,过多的阻聚剂会减慢材料的固化速度。因此,在储存时间和聚合速度两方面必须取得良好的平衡。粘接剂中最常用的阻聚剂是丁基羟基甲苯(BHT)与单甲醚对苯二酚(MEHQ),然而 BHT 多用在复合树脂与疏水树脂粘接剂中,MEHQ 更多的用在亲水的环境中。由于疏水的特点,BHT 经常被用作食物尤其是脂肪的防腐剂。这两种阻聚剂都会从树脂中渗出,其生物相容性需要进一步证实。

三、溶剂

将溶剂加入到树脂中是必不可少的,因为粘接剂的成分需要与牙本质结合。牙本质的湿性只允许亲水性的粘接剂使用时,才能很好地被润湿。一方面加入亲水单体,另一方面加入溶剂,才能使粘接剂的润湿性得到极大的改善。底涂剂和粘接树脂的低粘度在一定程度上是由于单体在溶剂中地溶解,提高了其在牙齿微凹陷表面的扩散能力。在 Etch & Rinse 粘接系统中,溶剂的主要功能是促进单体在胶原纤维网中的浸润。为了防止单体粘接到塌陷的牙本质纤维网上,溶剂也有使其重新展开的性能。在自酸蚀粘接剂中,为了使功能性单体离子化,用水作为溶剂是不可缺少的。

在粘接剂中,水、乙醇和丙酮是最常用的溶剂(表 7 - 1)。MMA 和 HEMA 这两种分子量小地单体也被做为其他单体的稀释剂,因此也可以称为溶剂。此外,HEMA 的羟基也可以提供氢键,但它的氢键能力是有限的。溶剂最重要的特性是偶极矩、介电常数、沸点、蒸汽压和氢键能(表 7 - 1)。将粘接剂涂布到牙齿组织上后,溶剂的蒸汽压对于确保能够很好地将溶剂蒸发很重要。涂布后的空气干燥也有利于从粘接剂中去除剩余的溶剂。此外,风干会减少粘接剂层的厚度,这已被证明有助于进一步去除溶剂。然而溶剂完全蒸发很难实现,临床吹风时间短暂是主要原因。由于单体的稀释,粘接剂中溶剂的残余会危害聚合,并可能产生空隙,从而增加粘接层的渗透性。溶剂形成氢键的能力对脱水后收缩的胶原纤维的重新膨胀非常重要。

表 7 - 1　粘接剂中溶剂的主要特性

	Dipolemonent in gaseous state in Debye at 25℃	Diclectric constant at 293K (20℃)	Boiling tempcrature(℃)	Vapor pressure in mmHg at 25℃	H—bonding capacity
Water H_2O	1.85	80	100.0	23.8	+++
Ethanol	1.69	24.3	78.5	54.1	+

续表

	Dipolemonent in gaseous state in Debye at 25℃	Diclectric constant at 293K（20℃）	Boiling tempcrature(℃)	Vapor pressure in mmHg at 25℃	H—bonding capacity
CH₃— CH₂—OH ACCTONE O ‖ CH₃—C—CH₃	2.88	20.7	56.2	200	—

注：Van Landuyt K L，Snauwaert J，De Munck J，et al. Systematic review of the chemical composition of contemporary dental adhesives[J]. Biomaterials，2007，28：3757-3785.

1. 水

水是具有高介电常数的强极性溶剂，能够溶解离子晶体和极性化合物。它的溶解能力很大程度上取决于其形成强氢键的能力。然而，水对于有机化合物（如单体）来说是一种不良溶剂，单体通常相当疏水，因此需要加入辅助溶剂如乙醇或丙酮来克服。

如前所述，为了电解酸性单体，水是 Self-Etch 粘接系统不可缺少的化合物。然而共溶剂的浓度越高，所形成的质子就越少。在 Etch&Rinse 中，水能够将塌陷和缩小的胶原纤维网络重新膨胀，因为水有高的介电常数，所以只有水能够破坏胶原纤维之间的氢键。但是水的高沸点和低蒸汽压，使得其作用于牙齿之后，很难从粘接剂溶液中被除去。此外，流体和气体之间的水平衡也有利于口腔潮湿环境中的流体状态，这进一步降低了水的蒸发速率。此外研究显示 HEMA 会降低水的蒸汽压，阻碍水的去除。而粘接剂中水分的过量残余会损害粘接剂的粘接强度。

2. 乙醇

像水一样，乙醇是一种极性溶剂，会与其溶质形成氢键。然而，由于其介电常数要低很多，乙醇也是低极性溶质更适宜的溶剂。与水相比，其较高的蒸汽压允许其通过风干更好地蒸发。通常乙醇与水一起用作共溶剂。此外水-醇混合物是"共沸的"，这意味着水和乙醇分子之间形成氢键，导致水—乙醇聚集体比纯水能够更好地蒸发，这会使得更多的水从粘接剂中去除，增加牙齿表面的脱水。研究还表明乙醇对脱矿的胶原纤维具有硬化作用。这一特性也可以解释为什么乙醇溶剂蒸发后，胶原纤维可以维持较宽的间隙。乙醇不适用于具有羧酸基团的单体，因为羧酸与醇会发生酯化反应（图 7-5），导致单体的酸性功能丧失。

3. 丙酮

丙酮的高偶极矩与其相对低的介电常数相结合，可以使极性和非极性化合物相互溶解。出于这个原因,在疏水和亲水组分相结合的粘接剂中,丙酮是其溶剂的良好选择。它的蒸汽压很高,大约是乙醇的四倍,是一个主要优势。然而,由于溶剂的快速蒸发,其高挥发性也可能缩短含丙酮粘接剂的储存期限。丙酮常常单独用作溶剂,但在 Self-Etch 粘接体系中,它与水一起用作共溶剂。与乙醇类似,丙酮和水形成共沸物。虽然酮(C=O)与醇(—OH)形成氢键的能力要低得多,但丙酮具有很好的除水能力,因为它具有高偶极矩和优异的蒸发能力。这通常被称为丙酮的"追水"能力。湿粘接的 Etch&Rinse 粘接系统通常含有丙酮以促进水分的去除。这些系统被应用于保持湿润状态的脱矿牙本质上,以防止胶原坍塌,该技术定义为"湿粘接技术"。遵循该策略的粘接剂中,丙酮必须加强牙本质中余留水的蒸发。考虑到丙酮低的氢键结合能力,它不能使坍塌的胶原纤维重新膨胀。

四、填料

按照定义,复合树脂总是含有填料颗粒的。但树脂粘接剂并非总是如此,用于将充填型复合树脂粘接到牙齿组织上的粘接系统传统上是不含有填料颗粒。

将填料添加到粘接剂中有几个原因,位于复合树脂和牙齿间的粘接树脂层由于其低的拉伸强度和弹性模量而被认为是薄弱环节。一些研究者建议在粘接剂中添加填料来增强粘接层。然而,填料在树脂粘接剂中的强化作用存在争议,因为填料只有微小比例的添加量可以被添加到粘接剂中。但厂家也通过添加填料颗粒来改变粘接剂的黏度,而它们的增稠效果可防止粘接剂层过薄。由于氧气的抑制作用,粘接剂层过薄可能会导致树脂不完全聚合。研究也显示含有填料的粘接剂在空气吹干后会产生较厚的粘接剂层。而较厚的粘接剂层自身拥有更高的弹性,可以缓解复合树脂材料产生的收缩应力。根据它们的化学组成,填料还可以释放氟化物,获得阻射性,这将有助于对继发龋的鉴别诊断。

关于填料含量和尺寸,树脂粘接剂在两个方面与复合树脂材料不同。首先,在粘接剂中只需要少量填料,从而不会因为黏度高而损害其润湿性。通常单独树脂成分构成的粘接体系(三步法 Etch&Rinse 和二步法 Self-Etch)比疏水性树脂单体与引发剂和/或酸性单体混合的粘接体系(二步法 Etch&Rinse 和一步法 Self-Etch)的填料量大(图 7-1)。一些树脂粘接剂可以添加高达 50% 的填料。其次,填料颗粒的大小要满足树脂能够渗入牙本质小管以及胶原纤维网状结构中的要求。酸蚀脱矿的胶原纤维网格间隙在 20 nm 的范围内,因此填料的适当尺寸应小于 20 nm。因此,最常见的填料是纯二氧化硅的纳米颗粒,这也意味着由于纳米填料不利的表面积与重量比,只能加入微量。尽管纳米填料的尺寸很小(7 nm 或更小），但关于这些颗粒能否渗入脱矿的胶原网格中仍存在争议。因为有报道显示暴露的胶原纤维网甚至可以起到过滤器的作用。

大多数用于粘接复合树脂的含填料的粘接剂仅含有纯二氧化硅（胶体二氧化硅或热解二氧化硅），其不具有阻射性。另外，粘接剂中的填料添加量还不足以达到在临床上产生有效阻射性。含氟反应性硅酸盐玻璃有时会添加用来释放氟化物。传统的氟铝硅酸盐玻璃和预反应的玻璃聚链烯酸酯填料也可以作为氟源。假定酸性单体在水中起到质子供体的作用，与氟铝硅酸盐玻璃相互作用，发生典型的玻璃离子酸碱反应。Clearfil Protect Bond（Kuraray）含有聚硅氧烷包封的氟化钠颗粒，也用于同样的目的。但是粘接系统释放氟的临床意义及其对继发龋的影响仍需要确定。

填料颗粒的表面化学决定了它们的亲水行为。与复合树脂材料和低黏度树脂粘接剂相反，亲水性树脂粘接剂如二步法 Etch&Rinse 和一步法 Self-Etch 可以用亲水性填料颗粒来填充。亲水和疏水的二氧化硅颗粒都可以获得。未经处理的二氧化硅表面的硅醇基团（—Si—OH）可以解释填料颗粒的亲水性行为。疏水二氧化硅表面具有二甲基甲硅烷基[—Si—$(CH_3)_2$—]和三甲基甲硅烷基[—Si—$(CH_3)_3$]。大多数粘接剂体系含有疏水性填料。在湿粘接研究方案中，用于实验的粘接剂中，添加 3wt% 亲水性填料就已经使填料趋于聚集，降低了粘接强度。通常粘接剂中的填料表面被硅烷化以允许填料和树脂基质间产生化学键合。硅烷偶联可以防止粘接树脂过早降解，并改善树脂基质和填料颗粒之间的应力传递。

五、特殊成分

一种特殊成分是戊二醛。这种化合物经常用作几种医疗领域的固定剂或消毒剂。在牙科领域，它被引入作为治疗超敏感根部的脱敏剂。其脱敏作用是使牙本质中的胶原变性和封闭牙本质小管。其用于口腔树脂粘接剂的基本原理是预防术后疼痛和稳定混合层中的胶原纤维以提高耐久性。贺利-拜耳公司的 Gluma 粘接系统是第一批含有戊二醛的粘接剂。戊二醛一般不超过 5%。戊二醛具有很强的抗菌活性。但该化合物在粘接系统中的实际效果仍有待证实。另外戊二醛的生物相容性也值得关注。考虑到戊二醛的亲水性，其在粘接剂中的稳定性也不能忽略。

目前粘接剂中含有抗菌剂已经变得流行。这些抗菌成分的主要目的是防止复合树脂粘接界面出现继发龋。此外，也推荐用于临床龋齿治疗。除了释放氟化物的玻璃填料外，一些制造商还在其粘接剂中添加了简单的氟化合物，如十六烷基氢氟酸（$C_{16}H_{35}NHF$），或牙膏中的氟化物辅助剂。也有与粘接剂树脂基质共聚合的抗菌树脂单体相比,这些抗菌材料都是能够释放的。目前还没有临床试验可以确定在粘接剂中添加抗菌成分的临床效果。但抗菌剂除了抗菌作用外,还可能造成生物相容性问题。

六、结论

口腔树脂粘接剂的成分复杂,深入了解这些成分可以更好地了解粘接剂在研究和临床应用中的表现。每种成分在一定程度上对粘接剂体系的粘接强度、粘接效率、粘接耐久性、保存期限和生物相容性都具有特定的影响。在复杂的相互影响因素中,配料可能会相互影响。不平衡的配料混合物可能会导致粘接效果、耐久性、保质期降低和液相分离,而经过严格实验的配方将是长期临床成功的关键。

由于许多成分具有细胞毒性,甚至怀疑会干扰激素的作用,因此需要对口腔树脂粘接剂的生物相容性进行更多的研究。迄今尚未排除系统性影响。由于这些原因,直接将粘接剂施加到暴露的活性牙髓上进行盖髓似乎是不明智的。

总而言之,当代粘接剂的化学成分决定了其临床成功。通过两种不同的方法可以改善他们的临床行为。第一种方法需要调整现有粘接剂中的成分比例,第二种方法是设计新的配方。很明显后者是一种耗时且昂贵的方法,而第一种方法已经被广泛应用,但新成分和定制单体的开发似乎对粘接剂的进一步显著改进是最有前景的。

参考文献

[1] Van Landuyt K L, Snauwaert J, De Munck J, et al. Systematic review of the chemical composition of contemporary dental adhesives[J]. Biomaterials, 2007, 28: 3757-3785.

[2] Van Meerbeek B, De Munck J, Yoshida Y, et al. Buonocore memorial lecture. Adhesion to enamel and dentin: current status and future challenges[J]. Oper Dent, 2003, 28(3): 215-235.

[3] Peumans M, Kanumilli P, De Munck J, et al. Clinical effectiveness of contemporary adhesives: a systematic review of current clinical trials[J]. Dent Mater, 2005, 21(9): 864-881.

[4] Yoshida Y, Nagakane K, Fukuda R, et al. Comparative study on adhesive performance of functional monomers[J]. J Dent Res, 2004, 83(6): 454-458.

[5] Paul S J, Leach M, Rueggeberg F A, et al. Effect of water content on the physical properties of model dentine primer and bonding resins[J]. J Dent, 1999, 27(3): 209-214.

[6] Venz S, Dickens B. Modified surface-active monomers for adhesive bonding to dentin

［J］. J Dent Res,1993,72(3):582-586.

[7] Van Meerbeek B,Perdigao J,Lambrechts P,et al. The clinical performance of adhesives ［J］. J Dent 1998;26(1):1-20.

[8] Peutzfeldt A. Resin composites in dentistry:the monomer systems［J］. Eur J Oral Sci, 1997,105(2):97-116.

[9] Salz U,Zimmermann J,Salzer T. Self-curing,Self‐Etching adhesive cement systems ［J］. J Adhes Dent,2005,7(1):7-17.

[10] Tay F R,Pashley D H. Aggressiveness of contemporary Self‐Etching systems. Idepth of penetration beyond dentin smear layers［J］. Dent Mater,2001,17(4):296-308.

[11] De Munck J,Van Landuyt K,Peumans M,et al. A critical review of the durability of adhesion to tooth tissue:methods and results［J］. J Dent Res,2005,84(2):118-132.

[12] Lewis J B,Rueggeberg F A,Lapp C A,et al. Identification and characterization of estrogen-like components in commercial resin-based dental restorative materials［J］. Clin Oral Invest,1999,3(3):107-113.

[13] Pashley E L,Zhang Y,Lockwood P E,et al. Effects of HEMA on water evaporation from water-HEMA mixtures［J］. Dent Mater,1998,14(1):6-10.

[14] Nakaoki Y,Nikaido T,Pereira PN,et al. Dimensional changes of demineralized dentin treated with HEMA primers［J］. Dent Mater,2000,16(6):441-446.

[15] Van Landuyt K,De Munck J,Snauwaert J,et al. Monomer-solvent phase separation in one-step Self‐Etch adhesives［J］. J Dent Res,2005,84(2):183-188.

[16] Spencer P,Wang Y,Walker M P,et al. Interfacial chemistry of the dentin/adhesive bond［J］. J Dent Res,2000,79(7):1458-1463.

[17] Asmussen E,Peutzfeldt A. Influence of UEDMA BisGMA and TEGDMA on selected mechanical properties of experimental resin composites［J］. Dent Mater,1998,14(1): 51-56.

[18] Soderholm K J,Mariotti A. BIS—GMA—based resins in dentistry:are they safe? ［J］. J Am Dent Assoc,1999,130(2):201-209.

[19] Matyjaszewski K,Davis T P. Handbook of radical polymerization［M］. New York: Wiley Interscience,2002.

[20] Imai Y,Kadoma Y,Kojima K,et al. Importance of polymerization initiator systems and interfacial initiation of polymerization in adhesive bonding of resin to dentin［J］. J Dent Res,1991,70(7):1088-1091.

[21] Park Y J,Chae K H,Rawls H R. Development of a new photoinitiation system for dental light-cure composite resins. Dent Mater,1999,15(2):120-127.

[22] Tay F R,Pashley D H. Have dentin adhesives become too hydrophilic? ［J］. J Can Dent Assoc,2003,69(11):726-731.

[23] Frankenberger R,Kramer N,Petschelt A. Technique sensitivity of dentin bonding:

effect of application mistakes on bond strength and marginal adaptation[J]. Oper Dent,2000,25(4):324-330.

[24] Carvalho R M, Mendonca J S, Santiago S L, et al. Effects of HEMA/solvent combinations on bond strength to dentin[J]. J Dent Res,2003,82(8):597-601.

[25] Maciel K T,Carvalho RM,Ringle RD,et al. The effects of acetone,ethanol,HEMA,air on the stiffness of human decalcified dentin matrix[J]. J Dent Res,1996,75(11):1851-1858.

[26] Van Meerbeek B, Dhem A, Goret-Nicaise M, et al. Comparative SEM and TEM examination of the ultrastructure of the resin-dentin interdiffusion zone[J]. J Dent Res,1993,72(2):495-501.

[27] Felton D, Bergenholtz G, Cox C F. Inhibition of bacterial growth under composite restorations following Gluma pretreatment[J]. J Dent Res,1989,68(3):491-495.

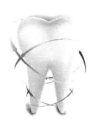

应用篇

第八章

牙种植体表面特征

　　牙科种植体被用作人造牙根有五六十年的时间,支持的上部修复结构从单冠扩展到固定桥和可摘义齿。自从 Brönemark, Zarb, Albrektsson, Schulte, Schroeder 等人在骨结合领域的开创性工作以来,尽管最近备选材料的范围不断增加,但所选择的材料仍然是钛或钛合金。而氧化锆作为备选材料,由于它们的白色表面,与灰色钛相比,氧化锆种植体和基台在美学上被认为是优越的。尽管如此,钛螺纹形种植体仍然是口腔种植体应用的黄金标准,首先是由于它们卓越的生物相容性及其获得骨整合的能力,即通过光学显微镜下与骨骼紧密接触获得骨结合。

　　考虑到牙科种植体的穿龈性质,其与宿主生物系统同时形成多个界面,我们将这种植入类型称为"混合种植体",其包括:① 骨内种植体的龈下硬组织界面;② 种植体颈部和平台处的软组织穿龈界面;③ 龈缘处和龈上区域与唾液环境的口腔界面,后者肉眼可见,包含基台或修复结构如冠修复体。应该优化牙科种植体的任何表面,以满足相应界面的不同需求:在硬组织界面处,需要成骨特性以优化骨结合;在软组织界面处,需要细胞黏附功能的角质形成细胞和成纤维细胞来形成牙龈附着,确保紧密的上皮密封,以防止细菌浸润。对于这两种界面而言,细菌定植被认为是严重感染如种植体周围炎的主要风险。这种炎症伴随着种植体表面的细菌污染,随后因免疫宿主反应导致骨结合丧失,称为"骨质流失"。最后,广泛的骨质流失导致种植体脱落。

　　因此,穿龈和龈上种植体/唾液界面应具有抗细菌黏附或抗菌功能,以阻止生物膜形成。穿龈和龈上植入区域的高级表面修饰所面临的挑战是所谓的"表面竞争",即植入后细菌定植与生理组织整合之间的竞争。

一、生物材料/骨界面形式的变化

　　在牙科种植学的第一个十年内,种植体的表面在骨结合方面被认为是不重要的。从 20 世纪 80 年代初以来，种植体表面特征的作用越来越重要。Albrektsson 等将种植体表面特性与其生物反应相结合，开创了骨结合的概念。他们的研究列出了确保种植体骨性结合以及长期承载的必要条件，包括种植体材料、种植体设计、骨质状态、外科技术、种植体加载方案和种植修复的最终完成，并进一步提出粗糙的表面比平滑的表面更有利于骨整合。同时研究者也谨慎地指出，细胞接触在理论上可能取决于种植体表面特性，但这个参数的重要性很难评估。

在过去的四十年中，种植体表面的研究集中在形貌特征上，与骨接触的种植体表面形貌和粗糙度被优化，使得其长期成功率不断得到提高。不同的可以对种植体表面进行改性的特殊技术被开发和市场应用，包括喷砂、无机酸酸蚀、电化学阳极氧化、磷酸钙涂层以及这些方法的各种组合如砂粒磨光/酸蚀处理等。体内、外研究得到的一项重要成果显示钛种植体表面平均粗糙度 Sa 在 $1\sim 2~\mu m$，其骨整合性能超过更平滑或更粗糙的表面，这种中等粗糙的表面对成骨细胞分化和迁移是有益的。但与此同时，人们显然未注意到，钛种植体表面的微米级粗糙并没有使种植体表面润湿性得到改善，有些微米级粗糙度种植体表面的水接触角高达 $120°$，甚至有些比含氟聚合物 Teflon 表面更疏水。因此除了种植体表面形貌之外，必须考虑种植体表面的润湿特性对界面生物学反应的作用。而最近的研究主要集中在发现表面纳米结构的作用和纳米结构与亲水性的协同效应。

1. 种植体表面粗糙度的测量

相比于平坦表面，牙科种植体具有复杂的形貌如曲率、螺纹、台阶，因此种植体表面形貌的测量是比较困难的。用于种植体表面的微形貌定量评估的方法包括触针轮廓测量、干涉测量、立体扫描电子显微镜或共聚焦激光扫描显微镜。经过几十年的种植体研究，Sa 值被认为是唯一有效的形貌数据，可以对骨结合的成功进行某种预测。然而不同的拓扑结构可以具有相同的 Sa 值，因此 Sa 值是一个非特异性参数，在改善种植体界面行为的设计时不是很有帮助。此外，与生物学相关的形貌特征如亚微米及纳米结构不能通过粗糙度来进行分析检测。目前，牙科种植体表面的微米、亚微米和纳米粗糙度的评估远未达到标准化，且对生物性能的预测是有限的。

2. 种植体表面润湿性的测量

螺纹种植体的润湿性测量一样存在挑战。平坦表面的润湿性使用滴液法就很容易进行测量，对于牙科种植体表面的不规则形态以及微小空隙，传统的滴液法是无法测量的。种植体表面特征尺寸一般是微米级和纳米级叠加的微米级，近期可用的液滴生成系统可以测量纳米刻度的微米级种植体粗糙表面的微润湿和纳米润湿，该系统允许使用更小的液滴在非常小的测量范围内评估其相应的润湿性。也有研究使用环境扫描电子显微镜来观察钛表面微米级结构上的小液滴浓缩来判断喷射/酸蚀表面的亲水性,结果显示在微观水平上所测量的水接触角,即使是低于90°的亲水状态,但在常规宏观液滴技术下,在大气环境下的测量结果仍显示具有强疏水性。这也验证了假设:疏水性是水滴沉积过程中,表面的微孔内滞留的空气引起的。与水接触后,这种夹带空气的表面可以占到整个表面积的 3/4。因此,临床上种植体植入时,种植体微结构化表面的疏水性使得只有小部分表面在与血液的初始接触过程中可被润湿。

另一种方法是通过张力测量来分析润湿行为。这项技术将几何设定的试件浸入已知表面张力的液体中,通过张力的计算测量出试件的接触角。张力测量能够在浸入浸出循环中能够直接获得动态前进和后退接触角。尽管技术简单明了,但试件的湿润长度(周长)必须是已知的。然而,牙科种植体外形的螺纹和锥形设计,使得种植体每个位置处的确切周长很难测量。与生物液体接触的生物材料通常是动态润湿的,即在固体相和液体相间存在相对的运动。例如临床上将牙科种植体插入充满血液的植入窝中,在种植体和体液之间会产生剪切力,因此与静态测量相比,动态润湿分析能够模拟更接近临床实际情况的润湿过程。此外除了润湿性外,扩散也是描述表面和界面面积动力学变化的重要参数。

3. 清洁对种植体表面的作用

一般而言,完全清洁的表面具有不饱和的化学键,具有高表面能状态,但在与环境大气接触的情况下,会强烈结合污染物,导致表面能降低。在大气环境中钛表面由于碳的污染会降低生物活性,并伴随着表面能和润湿性的变化,这称为"老化"。拜尔等观察到种植体的初始表面状态所具有的清洁度和表面能对愈合过程和邻近宿主组织细胞的生成会产生强烈的影响,因此种植体表面的碳氢化合物污染物可以通过化学清洗过程来有效地去除。使用射频辉光放电(RFGD)处理技术来实现表面的去污染,来获得高表面能。RFGD 已被用于消毒种植体表面。RFGD 处理过的新鲜试件单纯浸泡在煮沸、除气、无菌的三蒸水中,就可以保持其表面性能,而且可以保持很长时间。还有几种可能的椅旁方法如等离子体处理或光催化来即刻提高使用前的钛表面亲水性。

而 SLActive 工艺是在保护气体下对种植体螺纹进行加工、酸蚀后,储存在盐水中来防止周围大气的污染并保持其活化的表面状态。钛种植体表面获得预期的不饱和表面状态,这种高能表面状态储存在盐水中可以保持非常低的 15at％的碳含量(未处理表面含有 35at％的碳含量),以及水接触角为 0°的超亲水性。储存在含水液体中的活性钛会产生羟基、水合、组装水等,从而提高其润湿性,改善与周围生物分子及水壳的作用。

缺乏对种植体表面能和清洁度的关注可能会影响其植入后组织愈合的初始阶段。严格地说,由种植体在制造过程中产生的任何表面杂质都是不利于细胞或分子反应的可能触发因素,从而导致早期的种植体边缘性骨质丧失。此类表面杂质普遍存在于市场上的许多种植体系统中。

二、种植体表面净化和增加亲水性的理念

牙种植体微米级粗糙表面存在一定的功能缺陷,一方面由微米级粗糙导致的疏水性,另一方面由于污染减少了生物学上可利用的洁净表面。图 8-1 中的,几种方法可使种植体表面去污和亲水化,其中一些可以作为椅旁预处理。

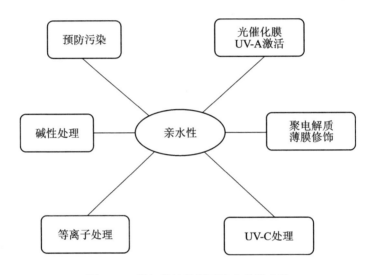

图 8-1　增加种植体表面亲水性的方法

1. 预防污染

SLActive 与清洁策略相反,其在生产过程中就避免了污染,并在存储过程中保留了羟基化状态和超亲水性。这种种植体可以从原包装中取出后,直至插入骨内的过程中一直保持高亲水性。最近的一项研究也应用了液体储存的基本思路,发现喷射和酸蚀的钛表面在甲醇中储存 28 天后,仍能保持其超亲水性。目前SLActive 是研究最多的超亲水种植体表面之一,这种表面类型改善了愈合的初始反应,加速了骨整合。

2. 光催化功能

光催化是紫外线 C(UV-C)和紫外线 A(UV-A)引起的表面状态变化。与UV-A 辐照下的光催化诱导产生去污和亲水化不同,UV-C 可以直接产生光解而不需要使用光催化剂。研究显示与未经处理的疏水性种植体相比,经 UV-C 处理

的亲水性种植体的愈合时间缩短了一半,并且成功率没有显著差异,这提示UV-C辐射在早期愈合期间有能够改善种植体与骨接触和提高骨生长量的潜力。紫外线处理也能够使二氧化锆产生超亲水表面,并增强成骨细胞样细胞在二氧化锆上的初始附着。

基于结晶二氧化钛特别是锐钛矿的光催化作用,通过使用UV-A照射具有富集锐钛矿表面的种植体,可以获得超亲水性。锐钛矿具有半导体特性,带隙为3.2 eV。因此,低于400 nm波长的紫外线能够激发电子并产生出氧化能力极强的自由羟基和活性氧,具有很强的光氧化还原功能,引起有机分子的分解。光催化作用可以去除烃或其他含碳物质,增加表面羟基,产生超亲水表面。

除了亲水化作用之外,光催化还提供了一种机智的方法来解决由附着生物膜引起的种植体周围炎症(种植体周围炎),即在生物材料表面和细菌层之间的界面形成一层可以光催化分解蛋白质的调理膜。研究证明由光催化攻击细菌生物膜导致其界面破裂,这样可能通过冲洗或软机械处理来促进它们的去除。这对临床有很大的意义。目前种植体周围炎治疗的机械性清洁过程(图8-2),会使种植体表面结构受到严重损伤,而原始表面特性的丧失可能会增加细菌再次定植的风险,阻碍骨结合。在种植体周围炎治疗过程中,光催化表面如锐钛矿涂层的另一个优点是在照射后获得超亲水表面,可能会支持暴露的种植体表面的骨再整合。

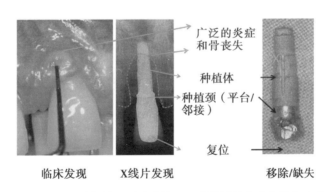

广泛的炎症和骨丧失

种植体

种植颈(平台/邻接)

复位

临床发现　　X线片发现　　　　移除/缺失

图8-2　由炎症引起的牙科种植体周围大量骨结合丧失的临床实例

种植体周围炎的主要临床表现为软组织的肿胀、化脓和出血。在这种情况下,使用牙周探针可以检测到裂隙,允许种植体两侧无痛穿透达6 mm。X线片显示这是一颗上颌中切牙种植体,种植体周围出现郁金香形的骨损失,但在二维投影中,仍然有约1/3的种植体长度是骨整合的。目前这种情况不允许进行足够的临床/手术治疗(对暴露的种植体表面进行有效的去污染)。因此,去除种植体是消除炎症的唯一适当措施。如右图所示,在种植体去除过程中,种植体表面被手术挡板损伤。

注:内容引自 Rupp F,Liang L,Geis-Gerstorfer J,et al. Surface characteristics of dental implants:A review[J]. Dent Mater,2018,34:40-57.

目前光催化对生物膜的攻击和表面亲水化都是种植学领域的研究热点。而在口腔光固化灯波长在 390～500 nm,强度约 600～2 000 mW/cm²,通常用于光固化树脂基复合材料的聚合,而较短波长的光源必须要考虑对组织细胞损害的高风险,将光催化层的激发波长红移,在较长的波段被激活,对提高光催化的临床接受度意义重大。

3. 等离子处理

通过等离子体处理也可以实现钛种植体表面的超纯化和去污染。最近的研究比较了氧等离子体和 UV-C 处理后钛表面亲水化的动力学(图 8-3),喷砂/酸蚀(SLA)、喷砂(SL)、酸蚀(A)和光滑钛表面(P)的亲水化动力学是不同的,这提示发展椅旁方法来清洁种植体表面也可以使它们同样亲水,但表面微观结构和粗糙度是必须考虑的重要因素。在这项研究中,SLA 在暴露于等离子体处理 2 分钟或 UV-C 照射 8 分钟被观察就具有超亲水性,它们的亲水化动力学是最快的,相反,SL 需要等离子体处理 10 分钟或 UV-C 照射 26 分钟才能达到相似的低接触角。与 UV-C 相比,等离子体处理允许更快和更广泛的亲水化。

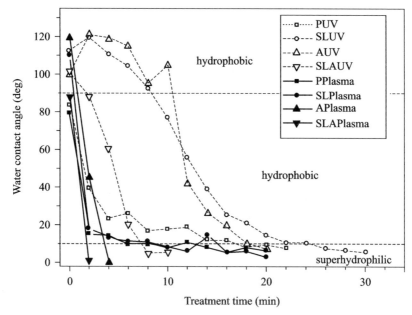

图 8-3 抛光(P)、喷砂(SL)、酸蚀(A)和喷砂/酸蚀(SLA)钛样品的亲水化动力学

试件以 2 分钟的间隔进行 UV-C 或氧等离子体处理,间断式接触角测量,然后氮气干燥。超亲水性定义为接触角<10°。

注:内容引自 Giljean S, Bigerelle M, Anselme R, et al. New insights on contact angle/ roughness dependence on high surface energy materials[J]. Appl surf Sci,2011,257:9631-9638.

光催化剂在材料与组织界面攻击生物膜,而等离子方法则从顶部进行攻击。通过氩/氧等离子体与机械刷牙相结合,能够比单纯地施加等离子体或机械刷牙更好地清洁粗糙的钛表面,从而使成骨细胞的反应得到改善。在大气压下进行氩/氧冷(非热)等离子体处理后,成骨细胞的扩散显著增加。5 年临床研究结果显示如果在种植体植入前,使用氩等离子体清洁种植体基台部,能够更好地维持种植体周围骨和软组织,减少骨吸收。Choi 等研究显示微米级粗糙钛表面在大气压下的空气等离子和 UV-C 处理后都能减少碳氢化合物的污染,增加亲水性,减少表面负电荷,改善白蛋白吸附以及成骨细胞附着。

4. 进一步的亲水化处理

碱性处理将微米级粗糙钛表面从强疏水性转变为超亲水性,类似于 SLActive 的化学处理,通过化学处理可以克服粗糙度诱导的疏水性。通过在钛材料上使用聚电解质薄膜可将不同微相结构的疏水性材料转变为亲水性材料。

三、商业牙科种植体的粗糙度与润湿性

商业牙科种植体表面特性因处理方法存在很大差别。表面处理方法除了喷砂/酸蚀表面之外,还有仅喷砂的,仅酸蚀的,阳极氧化的或在氟化物溶液中的改性。除了改变喷砂介质或酸蚀条件之外,这些表面还可以进一步的生物活性处理如磷酸钙的纳米涂层技术。

经典的喷砂/酸蚀钛表面呈现出不同层次的表面结构,具有不同程度的粗糙度,包括由酸蚀工艺产生的 $0.5\sim3\ \mu m$ 的空隙和间隔,再迭加喷砂处理获得 $20\sim40\ \mu m$ 尺寸的宏观结构。在喷砂/酸蚀的 SLActive 种植体表面,纳米结构的存在已被证明。在阳极氧化表面,各种尺寸的火山口状微孔散布在相对平坦的表面上,其孔径为 $1\sim2\ \mu m$,甚至可以检测到更小的纳米孔。

与种植体表面结构的研究相比,牙种植体表面的润湿性报道的很少。最近的一项研究通过张力测量比较了 8 个不同制造商的 9 个种植体系统的润湿性,发现在初始湿润阶段,接触角低于 90°的种植系统只有三个,其中一个是超亲水的,而疏水性种植体的接触角范围在 100°~138°。该研究表明疏水特性不仅局限于喷砂/酸蚀表面,疏水性似乎是具有微观结构钛表面的普遍现象。这种原始的疏水性被认为对血液接触后的初期生物反应不利。因此,目前的许多种植体可能会从椅旁亲水化的概念中受益。

四、种植体表面的生物反应性调节

种植体表面与血液成分、骨、上皮和结缔组织界面的细胞反应是主要的。不同

的伤口愈合过程与大分子吸附,以及细胞黏附、增殖和分化有关。

1. 种植体/生物系统最初的交互作用—血液接触

圆柱形或圆锥形牙科种植体的植入洞由于骨中的血管损伤而立即充满血液。伤口愈合是种植体在充满血液的环境中成功完成骨整合的先决条件,它包含一系列分子和细胞活动。大多数伤口愈合过程都以纤维蛋白凝块的形成开始,这似乎也与最初的骨结合反应有关。血凝块通过纤溶酶转变成桥接支架,为间充质干细胞在受伤组织中的植入提供基础。根据 Davies 的说法,干细胞通过临时结缔组织支架的迁移被称为骨诱导,是骨整合过程的第一阶段。他将骨整合细分为三个不同的阶段:在骨诱导后,隐藏在表面的高度矿化非胶原钙化线中的成骨细胞启动新生骨形成;接着新生骨的形成导致在最初形成的钙化线上的胶原基质聚集,随后使胶原基质矿化;第三阶段,骨重塑,类似于骨界面成骨过程,在种植体界面非连续的形成永久性新骨。

在伤口愈合的早期反应过程中,有两种因素可能对体内观察到的种植体表面亲水性和疏水性之间的组织学及组织计量学差异起作用。第一个因素与吸附血浆蛋白的不同模式有关,它对相邻干细胞基因表达特异性的上调或下调起到作用。第二个因素是亲水性表面能够形成更稳定的血凝块,而疏水性表面能够观察到血凝块的崩解。此外,Schwarz 等提示在骨结合的早期阶段,亲水性表面的血管生成是增强的,而快速血管形成对骨形成是有益的,因为已经观察到成骨细胞能够来自邻近小血管的外膜细胞。

种植体亲水表面对蛋白调理的改变可以影响不同的蛋白酶联反应,促进炎症级联反应和创面愈合。这触发的一系列过程包括凝血、补体系统、纤维溶解和激肽释放酶-激肽系统,还包括血细胞的黏附和活化。研究显示与疏水性的 SLA 表面相比,亲水性 SLActive 表面的血小板活化(以 β 血小板球蛋白的释放量和补体复合物 iC3b 的活化)显著降低。此外,通过纤维连接蛋白结合到表面的细胞黏附在亲水性种植体表面上更显著。

血液/种植体间的亲水效应越显著,最终会对不同的细胞/种植体间的相互作用有影响,但其影响程度尚不清楚。例如炎症对于伤口愈合以及随后种植体的骨结合是一个理想的积极作用。研究表明纳米结构和亲水性的结合改善了钛表面的血液蛋白质吸附,二者的结合比单一的改性方法能够更好地改善血液凝固。

2. 细胞和组织反应

表面特性如微米级粗糙度,表面能和润湿特性或特定形貌和润湿性的结合会影响细胞扩散、分化和局部因子的生成。

　　由于成骨细胞和间充质干细胞可以直接与表面相互作用,微米级的粗糙度有助于细胞附着、扩散和分化。接近亚微米的粗糙度可以产生蛋白质超级附着,增强了局部因子的产生。在这个尺寸上,细胞膜受体可以识别表面吸附的蛋白质,反过来这些蛋白质又可以被表面上的纳米结构所调控。通常细胞通过跨膜受体如整联蛋白与周边环境相接触,如结合到天然细胞外基质结构或者处理过的种植体表面。通过引入微米级和亚微米尺度的结构特征,可以增强种植体表面形态和表面能所引发的骨反应。

　　钛表面纳米结构的制备有多种方法如在硫酸和过氧化氢的混合物中酸蚀,在流动合成气体中暴露钛试件,电化学阳极氧化,在保护性气体中酸蚀试件并储存在盐水中,等离子体酸蚀,物理气相沉积技术等。对于多孔、管状或坑状的纳米结构来说,其在生物材料表面上的尺寸、长宽比或分布是否优化种植体表面的生物界面尚不清楚。研究表明蛋白质和细胞对纳米表面特征具有敏感性如成纤维细胞能够区分平均高度为 3.2～6 nm 的类似于虫状结构的纳米结构,成纤维细胞的早期黏附和增殖表现更倾向于选择 3.2 nm 结构。在蛋白质水平上,Garcia 等研究了纤连蛋白在纳米结构聚合物上的吸附和分布,其上的纳米结构孔深分别为 14 nm、29 nm 和 45 nm,结果显示纤连蛋白在 14 nm 孔中的吸附比更深的孔多 50%,而且更容易接受低浓度蛋白。在同一研究中,成骨细胞的黏着点的分布受到纳米凹坑尺寸大小的影响,黏着群落的大小随着纳米凹坑大小的增加而增加。

　　研究显示与未改性的喷砂/酸蚀表面(图 8-4、图 8-5)相比,钛表面的锐钛薄膜产生的亲水性能够显著增强成骨细胞的覆盖率,紫外线诱导的光催化效果可以进一步提高增值率(图 8-6)。

　　研究也显示纳米结构的产生也可能影响成骨细胞的谱系细胞,有利于促进其再生。纳米结构和亲水性具有协同作用。如果没有亲水性,SLActive 表面上的纳米结构会延迟细胞的分化过程,这提示钛表面纳米结构的有益效果取决于亲水性。种植体表面纳米形貌也对细菌黏附起这重要作用,微米/纳米结构组合表面的润湿性差异会部分调节细胞反应。通过设计牙科种植体表面新型的纳米形貌可以更有效地控制生物膜,进一步提高它们的长期性能和存活率。

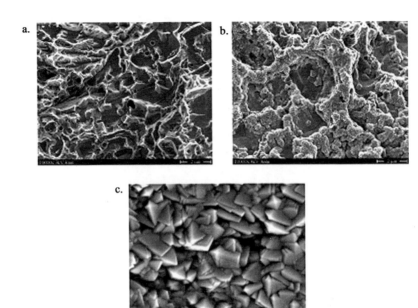

图 8 - 4 种植体表面微结构的扫描电镜图

a. 喷砂/酸蚀的种植体(Promote)的表面;b. 掺杂部分纳米结构锐钛矿的喷砂/酸蚀种植体表面(10 000 倍);c. 掺杂部分纳米结构锐钛矿的喷砂/酸蚀种植体表面(1 000 000 倍)。

注:内容引自 Rupp F,Scheideler L,Rehbein D,et al. Roughness induced dynamic changes of wettability of acid etched titanium implant modifications[J]. Biomaterials,2004,25:1429-1438.

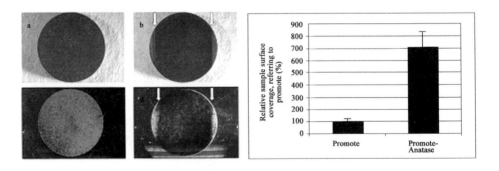

图 8 - 5 紫外光激活的锐钛矿涂层种植体表面对人成骨细胞的影响

a. 喷砂/酸蚀表面;b. 掺杂部分纳米结构锐钛矿的喷砂/酸蚀种植体表面通过UV-A辐射(382 nm,25 mW/cm² ,3 分钟)活化;(c,d.) 培养 4 天后,人成骨细胞(SAOS-2)的细胞覆盖喷砂/酸蚀表面(左)和掺杂部分纳米结构锐钛矿的喷砂/酸蚀种植体表面(右)。

注:内容引自 Rupp F,Liang L,Geis-Gerstorfer J,et al. Surface characteristics of dental implants:A review[J]. Dent Mater,2018,34:40-57.

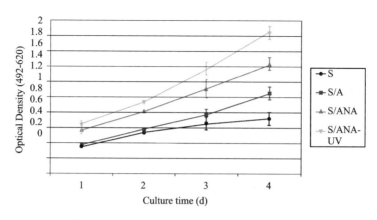

图 8 - 6 在不同微观的结构下,紫外光激活锐钛矿涂层种植体表面对人成骨细胞的影响

注:内容引自 Rupp F, Liang L, Geis-Gerstorfer J, et al. Surface characteristics of dental implants:A review[J]. Dent Mater,2018,34:40-57.

3. 种植学领域的仿生学

目前种植学领域的研究也一直致力于如何遵循仿生学方法来创建具有纳米结构特征的新型生物材料。在微米级粗糙的钛表面观察到的成骨反应,是模拟天然骨表面的仿真结构所驱动。种植体形貌的纳米(亚微米),微米和宏观(粗微米)刻度范围分别与骨骼的自然重塑部位发现的尺寸范围有关:亚微米尺度特征<1 μm,具有允许骨基质的沉积,微米级表面特征<10 μm 能够仿真一个破骨细胞吸收坑,并且大规模空腔>10 μm 是由一种或多种破骨细胞的吸收活动所自然形成的。在自然的骨重建部位发现的各种尺寸,在种植体表面可以分别通过喷砂、酸蚀和不同的纳米技术来模拟。但要模拟骨重塑位点上的纳米结构特征是很有挑战性的,特别还要考虑到化学反应方面的问题。但无论如何,对先进生物材料表面的研究应该考虑到形貌和表面化学对湿润性的影响,从而控制生物反应。

五、如何优化牙科种植体的混合界面

种植体表面的润湿性和纳米结构能够影响蛋白质调节,细胞/表面相互作用和骨整合。尽管纳米医学尚处于起步阶段,但它正在为医学带来革命性的变化。在未来几十年,纳米医学研究的急剧增长将在诸如诊断、药物开发和传输、组织工程、显影剂和植入式设备等医疗领域得到应用。而对种植体表面纳米结构和润湿行为的最新见解可以产生用于改善组织再生的先进表面设计。此外,仿生学也将推动表面设计的发展。但是体外结果与个体患者的种植体表现之间存在明显差距,这种差距必须通过更复杂的实验室研究设计来克服。

如何保持种植体表面状态在手术操作时间点的稳定也是需要考虑的重要问题。种植体的储存可能会导致工业处理后的再次污染。但储存装置也可以防止这种污染，并能将表面预先激活至更高能状态。而椅旁处理方法可用于确保种植体表面所需的清洁度或亲水性。

尽管如此，种植体表面只是种植体成功中的一个主要因素。早期和晚期种植体失败，就骨质丧失而言也可以归因于手术方法（手术技能、器械、骨替代物），患者因素（骨质条件、全身健康状况、磨牙症、口腔卫生和健康维护），物理冲击（加载、应力、修复体类型、颌骨部位）等等。但种植体表面特性的改善可以弥补上述因素的影响，积极的界面反应有助于产生平衡稳健的骨整合。而临床长期观察对于新表面性能的最终判断是必要的。

针对穿龈和龈上种植体或基台区域的唾液和细菌，其界面需要特定的表面改性。成纤维细胞和成骨细胞有不同的黏附反应，因此需要不同的纳米形貌特征。此外，植入材料的表面能和润湿性是改变材料界面细胞行为的关键参数。目前研究所能触及的是改善润湿性而不能够定制润湿性，因此产生了超亲水性的高能态。但是现在并不能确定这种高能态对于生物相互作用是最佳的。实际表明 $30°\sim60°$ 范围内的中等水接触角的物质表面有利于血清蛋白吸收，优先通过细胞黏附血清蛋白如纤连蛋白或玻连蛋白进行蛋白交换，最终使细胞黏附。

同样，研究也显示种植体表面纳米形貌和润湿性对细菌定质存在影响。目前集中于生物材料/细菌相互作用的研究，除了前述的光催化方法外，还有针对牙科种植体穿龈部分和龈上部分的抗菌表面改性。

六、未来展望

随着下一个十年的发展，人们可以期望获得智能的、定制的表面，这些表面将以高度特定的方式根据其功能要求优化种植体不同区域的相应界面。

参考文献

［1］Rupp F, Liang L, Geis-Gerstorfer J, et al. Surface characteristics of dental implants: A review[J]. Dent Mater, 2018, 34: 40-57.

［2］Albrektsson T, Wennerberg A. The impact of oral implants-past and future, 1966-2042 [J]. J Can Dent Assoc, 2005, 71: 327-327d.

［3］Al-Radha A S, Dymock D, Younes C, et al. Surface properties of titanium and zirconia dental implant materials and their effect on bacterial adhesion[J]. J Dent, 2012, 40: 146-153.

[4] Geckeler K E, Rupp F, GeisGerstorfer J. Interfaces and interphases of(Bio)materials: definitions, structures, and dynamics[J]. Adv Mater, 1997, 9:513.

[5] Wennerberg A, Albrektsson T. Effects of titanium surface topography on bone integration: a systematic review[J]. Clin Oral Implants Res, 2009, 20 (Suppl. 4): 172-184.

[6] Kasemo B, Lausmaa J. Biomaterial and implant surfaces: a surface science approach[J]. Int J Oral Maxillofac Implants, 1988, 3:247-259.

[7] Rupp F, Scheideler L, Rehbein D, et al. Roughness induced dynamic changes of wettability of acid etched titanium implant modifications[J]. Biomaterials, 2004, 25: 1429-1438.

[8] Rupp F, Gittens R A, Scheideler L, et al. A review on the wettability of dental implant surfaces I: theoretical and experimental aspects[J]. Acta Biomater, 2014, 10:2894-2906.

[9] Arvidsson A, Sater B A, Wennerberg A. The role of functional parameters for topographical characterization of bone-anchored implants[J]. Clin Implant Dent Relat Res, 2006, 8:70-76.

[10] Valverde G B, Jimbo R, Teixeira H S, et al. Evaluation of surface roughness as a function of multiple blasting processing variables[J]. Clin Oral Implants Res, 2013, 24: 238-242.

[11] Wennerberg A, Albrektsson T. Suggested guidelines for the topographic evaluation of implant surfaces[J]. Int J Oral Maxillofac Implants, 2000, 15:331-344.

[12] Davies J E, Ajami E, Moineddin R, et al. The roles of different scale ranges of surface implant topography on the stability of the bone/implant interface[J]. Biomaterials, 2013, 34:3535-3546.

[13] Rupp F, Scheideler L, Eichler M, et al. Wetting behavior of dental implants[J]. Int J Oral Maxillofac Implants, 2011, 26:1256-1266.

[14] Kaplan W D, Chatain D, Wynblatt P, et al. A review of wetting versus adsorption, complexions, and related phenomena: the rosetta stone of wetting[J]. J Mater Sci, 2013, 48:5681-56717.

[15] Att W, Hori N, Iwasa F, et al. The effect of UV-photofunctionalization on the time-related bioactivity of titanium and chromium-cobalt alloys[J]. Biomaterials, 2009, 30: 4268-4276.

[16] Buser D, Broggini N, Wieland M, et al. Enhanced bone apposition to a chemically modified SLA titanium surface[J]. J Dent Res, 2004, 83:529-533.

[17] Albrektsson T, Dahlin C, Jemt T, et al. Is marginal bone loss around oral implants the result of a provoked foreign body reaction? [J]. Clin Implant Dent Relat Res, 2014, 16: 155-165.

[18] Wennerberg A, Galli S, Albrektsson T. Current knowledge about the hydrophilic and nanostructured SLActive surface[J]. Clin Cosmet Investig Dent, 2011, 3:59-67.

[19] Funato A,Yamada M,Ogawa T. Success rate,healing time,and implant stability of photofunctionalized dental implants[J]. Int J Oral Maxillofac Implants,2013,28:1261-1271.

[20] Rupp F,Haupt M,Klostermann H,et al. Multifunctional nature of UV-irradiated nanocrystalline anatase thin films for biomedical applications[J]. Acta Biomater,2010, 6:4566-4577.

[21] Duske K,Jablonowski L,Koban I,et al. Cold atmospheric plasma in combination with mechanical treatment improves osteoblast growth on biofilm covered titanium discs[J]. Biomaterials,2015,52:327-334.

[22] Duske K,Koban I,Kindel E,et al. Atmospheric plasma enhances wettability and cell spreading on dental implant metals[J]. J Clin Periodontol,2012,39:400-407.

[23] Gan K,Liu H,Jiang L,et al. Bioactivity and antibacterial effect of nitrogen plasma immersion ion implantation on polyetheretherketone [J]. Dent Mater, 2016, 32: e263-274.

[24] Park J H,Olivares-Navarrete R,Wasilewski C E,et al. Use of polyelectrolyte thin films to modulate Osteoblast response to microstructured titanium surfaces[J]. Biomaterials, 2012,33:5267-277.

[25] Petrovic L,Pohle D,Munstedt H,et al. Effect of betaTCP filled polyetheretherketone on osteoblast cell proliferation in vitro[J]. J Biomed Sci,2006,13:41-46.

[26] Giljean S,Bigerelle M, Anselme R, et al. New insights on contact angle/ roughness dependence on high surface energy materials[J]. Appl surf Sci,2011,257:9631-9638.

第九章

牙种植体表面抗菌功能化

口腔黏膜下种植体具有非常高的感染风险,因为上皮屏障如果破坏,会将种植体永久暴露给口腔微生物群落。报道显示 90％种植体中有炎症迹象,50％的种植体存在不可逆的组织破坏迹象。尽管如此,骨内种植体的十年存活率为 90％～96％。种植体失败的最常见原因是种植体周围炎性疾病如种植体周围炎。由于种植体周围炎通常由致病性生物膜引起的,发展抗菌型种植体表面是令人期待的。

一个生长成熟、多层的附着生物膜形成之初是单菌种细胞最先附着,然后开始多菌种的附着过程。黏附的细菌伴随着其基因表达的修饰可能转变成更致病的常驻表型。这些驻留细菌被封装在保护性水合细胞外聚合物基质中,形成塔状或蘑菇状微型菌落。与它们的游离菌群相比,定植细菌能够抵抗抗生素、消毒剂、天然或获得性免疫系统的吞噬作用和其他作用的攻击。抗破坏能力强的生物膜使得大多数种植体周围感染都难以或根本无法根除。因此对抗种植体周围炎最有效的策略是预防种植体表面生物膜的形成。牙科种植体抗菌性表面也许可以通过破坏附着细菌细胞来展现出抗菌能力,也可以在开始阶段通过抑制细菌黏附来展现其抗黏着特性。

钛是目前牙科植入材料的黄金标准。大多数牙科种植体都是由商业纯钛及其合金制成。虽然钛符合种植体生物材料的基本要求,但它不具有任何明显的抗菌作用,因此开发具有抗微生物能力的钛表面是至关重要的。

一、目前钛表面抗菌改性的方法

1. 带药表面

采用局部药物输送系统是防止种植体表面细菌定植的一种方法。将药物递送到局部植入部位来减少早期细菌黏附,并同时减少肠胃及其全身副作用。基于这些优点,将不同的抗菌剂结合到钛中来测试其抗微生物效果。这种方法的潜在缺点是细菌具有耐药性的风险,另一缺点是突释性。此外,药物代谢产物是否能影响骨整合尚不清楚。

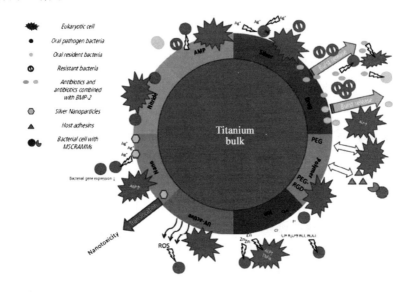

图 9 - 1 种植体表面的抗菌改性方法

　　(1)载药表面含有释放到种植体周围的抗微生物质。一些药物对真核细胞和口腔常驻细菌显示出细胞毒性。双药物输送系统可以克服这个缺点。(2)镀银表面释放银离子,与细菌细胞壁相互作用,干扰其渗透性并引起细胞死亡。(3)聚合物(PEG)表面对细菌细胞和真核生物具有非特异性的驱避作用,其通过降低宿主黏附素的黏附力来抑制细菌和真核生物,这种效应阻碍了微生物表面成分识别黏性基质分子(MSCRAMMs)。肽功能化聚合物(PEG—RGD)通过固定生物活性蛋白质,从而促进特异性黏附,提高真核细胞的黏附率。(4)不同的离子可以植入钛中。氯、氟和锌可以抵抗细菌的附着。(5)UV—活化表面具有活性氧(ROS)可以杀死细菌并显示出明显的生物相容性。(6)纳米结构表面能够模拟骨生长的生理环境,并表现出真核细胞的高度黏附性和纳米颗粒(NP)抗微生物组合的效果,银纳米颗粒可以减少细菌基因表达。(7)氮化的种植体表面具有生物相容性。但抗菌作用存在争议。(8)固定在钛上的抗菌肽可以减少口腔病原体、残余细菌并诱导低的耐药率,生物相容性好。

　　注:内容引自 Grischke J,Eberhard J,Stiesch M. Antimicrobial dental implant functionalization strategies-A systematic review[J]. Dent Mater J,2016,35(4):545-558.

　　被纳入控释装置的研究药物包括常规抗生素如阿莫西林、万古霉素、庆大霉素、四环素、米诺环素或头孢匹林。使用这些抗生素面临的一个严重问题是最初的爆发释放,随后在低于最小抑制浓度(MIC)的水平下持续释放,在这个持续阶段很可能引起细菌抗药性。持续有效的抗微生物活性表面要求产生具有高于最小抑制浓度(MIC)的可靠释放的缓释表面或仅在与生物膜接触时释放药物的表面。但所有载有抗生素表面的杀菌效果在几天内就下降至低于 MIC。具有 pH 依赖性或感染依赖性抗生素释放的交互式种植体表面可避免该缺点,但尚未被引入到牙科种植体的研究中。抗生素能够减少变异链球菌、金黄色葡萄球菌、牙龈卟啉单胞菌、放线菌伴放线菌、中间疟原虫、铜绿假单胞菌和大肠杆菌等细菌在钛表面的定植。与未处理的钛表面相比，氯己定(CHX)负载的钛表面减少了链球菌和金黄色葡萄球菌的定植。将抗生素与骨传导药物相结合的双重给药系统可减少生物膜的形成。钛表面使用Ca植入离子修饰的负载双膦酸盐进行涂层能够抑制体外牙龈卟啉单胞菌的黏附，而对成骨细胞没有毒性作用。

抗生素表面的活性释放有一个担忧，它会产生细胞毒性，可能会损害成骨细胞的活性。1.4%和0.7%CHX的负载浓度能够导致真核细胞形态的有害变化如收缩，细胞变小和固缩，以及细胞突的丧失，这表明CHX存在细胞毒性作用。相反，含有0.35%CHX的分析没有显示出这样的效果，而且在6小时和48小时后表现出生物膜的减少。但是，药物释放表面会产生剂量依赖性的细胞毒副作用，但只要药物能够高于MIC，并且是可控的、持续释放的，将会使这些局部副作用最小化，同时降低细菌耐药性的风险(图9-1)。其他研究显示与无药物释放的钛相比，释放抗生素的表面对成骨细胞无毒性，并且显示出良好的细胞相容性。

2. 镀银表面

银是一种无机抗菌剂，其抗菌作用早已为人所知，但银的使用随着抗生素的广泛使用而下降。但最近迫切需要有效的策略来对抗越来越多的多耐药细菌，这重新引起了人们对银的兴趣，许多研究报道使用镀银材料来减少与种植体相关的细菌感染。与传统有机试剂相比，无机抗生素材料具有几个优点，包括化学稳定性、耐热性和持久性。银具有广谱抗菌性，能有效地杀灭耐药性细菌，抑制多菌体定植的能力。

银的主要抗菌作用是通过释放Ag^+，Ag^+与细菌细胞壁相互作用并干扰其渗透性，灭活必需的蛋白质，产生DNA凝聚。银显示出相当广泛的抗微生物活性，并且还没有增加细菌耐药性的风险。在感染的口腔植入位点发现的病原体包括变异链球菌、金黄色葡萄球菌、牙龈卟啉单胞菌和放线菌在接触银涂层(羟基磷灰石-银、离子喷涂镀银等)表面时都可以被杀死或显著减少。

体外研究显示尽管镀银表面具有强大的抗菌功效，但并不影响牙龈成纤维细胞或胚胎细胞的生长。镀银表面表现出非特异性的抗微生物活性，在设定浓度下对哺乳动物细胞没有毒性。尽管如此，Ag^+还是能够进入人体细胞，促进一系列的炎症反应，并显著增加TNF-α的表达，报道显示Ag^+的毒性影响所有专门哺乳动物细胞(红细胞、脑组织、肝细胞)常见的基本代谢细胞功能。

3. 高分子涂层表面

浮游细菌通过其细胞膜的轻度变形识别固体表面。这些激活了识别黏附基质分子(MSCRAMMs)的微生物表面复合物的表达，并在细菌转化为其固有表型时启动粘附过程。因此,高分子涂层表面的黏附性可以通过静电相互作用而降低,因为高分子涂层表面可以通过静电排斥带有类似电荷的细菌表面糖蛋白。高分子涂层表面可能是超级疏水的,如荷叶效应,超级疏水性能够阻碍 MSCRAMM 与种植体表面的结合。一些高分子涂层表面表现为亲水性,是非带电荷表面,减少了任何表面的相互作用。

研究显示右旋糖酐和聚乙二烯(PEG)表面可以有效地抑制口腔相关病原体如金黄色葡萄球菌、血链球菌、唾液乳杆菌、变异链球菌,以及口腔相关病原体的蛋白质黏附、血小板黏附、细菌黏附和生物膜形成。木质素是植物组织中发现的一种复杂的无定形有机聚合物,对金黄色葡萄球菌、铜绿假单胞菌具有抗菌活性。聚吡咯涂层,4-乙烯基-N-己基吡啶鎓溴化物和(2-甲基丙烯酰氧基乙基)膦酸二甲酯的共聚物涂层,透明质酸与壳聚糖结合形成聚电解质多层膜、以及六甲基二硅氧烷都对金黄葡萄菌、大肠杆菌有杀菌及抑菌作用。

理论上,抗黏附高分子涂层表面阻碍了细菌的黏附能力,为骨整合开辟了道路,但其抗黏附性也对人类成骨细胞的黏附产生了同样的削弱或降低。例如 PEG 表面不仅阻碍了非特异性蛋白质吸附和细菌附着,而且也阻碍了哺乳动物细胞的黏附。肽官能化聚合物表现出选择性的生物相互作用模式,可用于牙科种植体,因为它们可以增强成纤维细胞和成骨细胞的附着,同时可以减少非特异性蛋白质吸附,从而导致细菌的黏附减少。木质素、聚乙二醇和掺杂硅的表面也能够改善骨的传导特性,对上皮细胞和成骨细胞具有高的黏附率,但是聚吡咯表面会减少细胞增殖和真核细胞的黏附。

4. 阳极氧化/离子植入表面

通过相应离子的阳极氧化进行涂层可将诸如氟、锌、钙、氯、碘、铜、铈或硒等元素掺入钛或羟基磷灰石中。从种植体表面逐渐释放到周围环境中的这些离子获得杀菌活性。一种抑菌机制是水解成高度活性产物如 HCl、HOCl、TiOH、H_2O_2 或 O^{2-},这些活性产物能够引起细菌细胞膜的氧化,导致细胞渗透性增加并最终导致细胞死亡。另外,这些离子也能抑制细菌代谢。与纯钛相比,植入离子的钛表面上的细菌计数可以减少至 $55\%\sim80\%$。目前植入离子的阳极氧化如何影响细菌与钛的黏附机制尚不清楚。

阳极氧化和离子植入表面减少细菌黏附,可能有利于平衡成骨细胞的细胞活性和抑菌作用。离子植入表面能够表现出剂量依赖性的体外抗菌活性,和更强的大鼠骨髓干细胞和小鼠成纤维细胞的粘附、增殖和分化。然而 Zn 对骨结合和生物相容性的影响存在争议。一方面,Zn 的离子植入表面能够增加真核细胞的初始黏附力、扩散活性、碱性磷酸酶活性,以及胶原蛋白分泌和细胞外基质矿化作用。另一方面,真核细胞的细胞增殖、细胞形态、成骨基因表达和细胞存活力对它们具有剂量上的依赖性,这是不利的。氧化锌可能对人体细胞具有细胞毒性,因为它减少了巨噬细胞的存活数量,并刺激巨噬细胞产生促炎细胞因子。

5. 紫外线活性表面

紫外线 A(UVA)是波长在 315～380 nm 的电磁辐射,通过与有机分子相互作用引起化学反应和生物效应。二氧化钛(TiO_2)光触媒在紫外光照射下可以去除碳氢化合物污染,通过氧化分解吸附的有机杂质,并产生超亲水表面。由活性氧(ROS)引发的二次氧化是实现抗微生物活性的必要步骤。ROS 是含有氧的化学反应性分子如超氧化物或过氧化氢。这种有机化合物的光解可用于杀死细菌,因为已证实这些活性氧可破坏细菌细胞的外膜。

与商业纯钛对照表面相比,光催化 TiO_2 表面经 UVA 照射 120 分钟后,其表面上的放线菌及其伴生菌的存活率降低到 1% 以下。研究显示紫外光照射的 TiO_2 表面的亲水性暂时增加,提高了 Zn 的结合能力,这导致三种口腔链球菌菌株的显著减少。体外研究显示在细菌定植之前的UV-A照射可以降低黏附率以及表皮葡萄球菌和金黄色葡萄球菌的黏附强度,而对生物相容性没有改变。

如果生物材料表面的物理化学性质被紫外照射改变,为了减少微生物的黏附,这不应该损害骨形成细胞黏附。研究发现 Ti6Al4V 的紫外线处理减少了细菌的黏附而不改变合金的生物相容性。在 UVA 处理的钛合金表面培养人类Saos-2细胞、成骨细胞和间充质干细胞发现该表面具有优异的生物相容性。二氧化钛表面的紫外光照射降低了细菌的附着和生长,但不影响成骨细胞活性和体外初始细胞粘附。

6. 纳米结构表面

纳米颗粒被定义为大小范围为 1～100 nm 的原子簇,具有非常大的表面积与体积比。铜、锌、镁、特别是银和金纳米颗粒显示出抗菌活性,因此可以作为抗菌种植体表面改性的材料。成骨细胞的自然环境由纳米结构组成。纳米结构表面旨在复制骨骼生长的生理环境。

由于金属银的主要作用是释放银离子,因此可以使用银纳米颗粒来扩大可用的银比表面积,会放大银离子的释放,从而增强表面的抗菌效果。然而,纳米材料的总体抗微生物效率是有争议的。与未经处理的钛相比,纳米结构改性的钛表面没有出现令人信服的抗菌效果。但有的研究显示纳米结构改性的钛表面相比于商业纯钛,可以降低细菌计数达 90%。纳米管改性的钛表面表现出抗菌特性,并下调变形链球菌的糖基转移酶基因的表达。

纳米结构改性的表面能够积极影响骨-种植体界面处的细胞应答并保持细胞增殖的能力。种植体表面纳米结构的工程设计常用于增加成骨细胞功能,即活细胞黏附、增殖、分化和钙沉积,其原因是羟基磷灰石纳米纤维与骨中的 HA 晶体和胶原纤维的形状非常接近。此外,纳米结构表面的多孔形态有助于整合素受体蛋白锚定细胞,因此使它们成为成骨细胞黏附和增殖使用的信号机制的极好模型。

一个主要的毒理学问题是纳米颗粒很容易被人体摄取。纳米颗粒在人体内的移位尚未完全了解,应加以深入研究。人们担心银纳米颗粒进入人体细胞并释放银离子,会干扰细胞内功能。已有研究显示银纳米颗粒在体外引起细胞死亡,包括巨噬细胞、肝细胞和神经元细胞。但研究发现纳米银颗粒对种植体周围的软组织和硬组织都具有出色的生物相容性。

7. 氮化物表面

氮化钛(TiN)是用于改善金属工具表面性能和美观性的材料。据记载,TiN具有优异的化学稳定性,并且耐高温和耐腐蚀。而且,它的生物相容性已被证实。由于其特有的金色,它可能有助于在具有较薄的牙龈组织的区域伪装种植体,这比使用灰色的普通钛表面更容易获得。

TiN表面的特点是具有非常高的化学惰性和硬度,低的摩擦系数和耐腐蚀性。这些降低表面相互作用的特性可能是TiN抵抗微生物作用的一个原因,因此氮化物表面的整体抗菌效果是值得期待的,但研究结果是有争议的。一些研究者发现氮化钛表面没有改变细菌附着,但其他研究发现生物膜的形成减少。而最新的研究显示TiN对变形链球菌有抑制作用,但对牙龈卟啉单胞菌没有抑菌作用。氮化物表面的生物相容性始终被认为是良好的。

8. 抗菌肽表面

在20世纪60年代,Zeya和Spitznagel发现多形核白细胞中的碱性蛋白质和多肽显示出抗菌特性,这开启了一个新的研究领域。抗菌肽(AMP)近来已被用于改善种植体表面性能,因为它们具有针对细菌、真菌和病毒的广谱活性。将AMP共价锚定到种植体表面是创建被动抗菌表面的可行方法,并且最近已被证明可有效抑制体外细菌黏附和生物膜形成。与抗生素不同,天然AMP可以避开正常菌群而仅杀灭致病细菌。

体外研究发现GL13K肽涂层是可以杀菌的,并且能够抑制与种植体周围炎有关的病原体如在静态生长条件下的生物膜中的牙龈卟啉单胞菌、格氏链球菌和铜绿假单胞菌生长。这种被动抗菌涂层可抵抗水解和机械方面的挑战,并且不会从修饰钛表面显著释放肽。多功能链球菌胶原模拟蛋白涂层减少了金黄色葡萄球菌和表皮葡萄球菌的细菌黏附。制备固定有活性AMPs的生物活性涂层,其设计是非常昂贵的。AMPs对宿主具有低的细胞毒性,并且诱导细菌耐药性的倾向比较低,因此有希望成为常规抗生素的替代物。

二、进一步的研究发展

生物材料的相关感染是牙科种植体最具破坏性的并发症之一,并且与商业纯钛及其合金的表面特征缺陷密切相关,因此研究人员一直致力于开发种植体表面的抗黏附或抗菌改性。

克服合成材料和细菌之间不充分相互作用的最常见策略是用生物功能分子化学修饰种植体表面。种植体表面的这种官能化包括无机或有机化合物的共价或非共价沉积,其目的是通过抑制非特异性相互作用并同时改善骨与种植体的接触来减少细菌生长。候选化合物应该具有低的水解敏感性并具有化学和热稳定性。改性的表面一方面要能导致黏附细菌的细胞损害,达到抗微生物能力;另一方面是抑制生物膜形成,抵抗微生物黏附。一些表面修饰在抗微生物效果和生物相容性方面显示出令人信服的结果,因此继续研究是合理的。

理想的种植体表面不仅应该表现出最高效的抗微生物性能,而且同时显示优良的骨整合和优异的生物相容性。不幸的是,抗菌效果有时伴随着高的细胞毒性。另外,表面的机械加工、热处理、喷砂、酸蚀、涂覆或消毒都可能在表面留下痕迹,产生异物。根据选择的表面处理类型,痕量化合物(如金属、金属离子、润滑剂、清洁剂或其他特定化合物)可能会改变表面特性并引发未知类型的异物反应。种植体表面上的这些污染物可能会影响种植体/机体界面处的组织反应。由于缺乏体内研究,对这些副作用知之甚少。由于人体的不受控制的吸收与积累的后遗症,新的表面改性应该严格考察,包括其抗菌能力和生物相容性。

种植体周围炎的易感性取决于种植体材料的表面特性。对表面形貌的研究已经证明粗糙表面的细菌附着率较高,因为表面不规则处会附着细菌免受剪切力的影响。但很少有研究证实种植体表面形貌对种植体周围炎的影响。也有研究发现良好的生物相容性,也会增加真核细胞的黏附、增殖和分化。

目前种植体表面的抗菌改性研究主要集中在体外研究,只有少许体内研究涉及到了植入离子、硅、银和纳米银颗粒,而载药、氮化、AMP、高分子涂层表面(硅除外)和紫外激活的种植体表面还没有得到体内研究的验证。为了将创新设计的表面进行临床转化,候选化合物应进行低水解易感性测试,并在动物测试前要具有化学、机械和热稳定性。为了进行人体内研究,表面的生物相容性需要在动物中率先获得通过。

研究的主要限制是抗菌实验方法。大部分纳入的研究是在体外和静态生长条件下进行的单一菌种培养实验。事实上,牙科种植体与生理液体(包括人体内的血浆和口腔中的唾液)的接触是持续的。同时生物材料表面上的体内微生物黏附和斑块形成受诸如多种口腔病原体，"宿主黏附素"（例如纤维蛋白原、纤连蛋白、胶原蛋白和血浆白蛋白），宿主细胞（先天细胞和适应性免疫系统）影响的。体外研究的另一个重要限制是人造体液中的蛋白质浓度。这是因为简单地使用单一宿主蛋白质或其中小部分并不能反映人体内高度复杂的口腔疾病。

一些研究仅通过"扩散平板法"评估了测试表面的抗菌性能。该测试方法基于通过细胞培养物中菌落的视觉外观来对样品中活细菌数量进行计数。这个系统最主要的缺点是不确定菌落是由一个细菌细胞还是一群细菌细胞产生的。为了克服这一缺点，许多研究将"扩散平板法"与其他细菌检测方法相结合，如SEM评估、荧光显微镜、活/死染色或基因表达测定，并证实这种结合是有效的。

本章概述了牙科种植体功能化策略的最新技术，并总结了创新性种植体表面开发和制备的最新进展。虽然这些方法是有前途的，但还没有确切地证明任何测试表面都降低了细菌水平并且在人体中可以生物相容。因此，应进行更多的体外和体内研究以进一步阐明种植体表面抗菌改性对生物膜形成和种植体周围炎性疾病的影响。

参考文献

［1］Grischke J, Eberhard J, Stiesch M. Antimicrobial dental implant functionalization strategies-A systematic review[J]. Dent Mater J,2016,35(4):545-558.

［2］Mombelli A, Muller N, Cionca N. The epidemiology of periimplantitis[J]. Clin Oral Implants,Res 2012,23(6):67-76.

［3］Busscher H J, Rinastiti M, Siswomihardjo W, et al. Bioflm formation on dental restorative and implant materials[J]. J Dent Res,2010,89:657-665.

［4］Campoccia D,Montanaro L, Arciola C R. A review of the biomaterials technologies for infection-resistant surfaces[J]. Biomaterials,2013,34:8533-8554.

［5］Campoccia D,Montanaro L, Arciola C R. A review of the clinical implications of anti-infective biomaterials and infection-resistant surfaces [J]. Biomaterials, 2013, 34: 8018-8029.

［6］Norowski Jr P A, Bumgardner J D. Biomaterial and antibiotic strategies for peri-implantitis[J]. J Biomed Mater Res B Appl Biomater,2009,88:530-543.

［7］Subramani K,Jung R E,Molenberg A, et al. Bioflm on dental implants:a review of the literature[J]. Int J Oral Maxillofac Implants,2009,24:616-626.

［8］Yeo I S,Kim H Y, Lim K S, et al. Implant surface factors and bacterial adhesion:A review of the literature[J]. Int J Artif Organs,2012,35:762-772.

［9］Lee J H,Moon S K,Kim K M,et al. Modifcation of TiO_2 nanotube surfaces by electro-spray deposition of amoxicillin combined with PLGA for bactericidal effects at surgical implantation sites[J]. Acta Odontol Scand,2013,71:168-174.

[10] Lee D W, Yun Y P, Park K, et al. Gentamicin and bone morphogenic protein－2 (BMP-2)－delivering heparinizedtitanium implant with enhanced antibacterial activity and osteointegration[J]. Bone,2012,50:974-982.

[11] Yoshinari M, Oda Y, Ueki H, et al. Immobilization of bisphosphonates on surface modifed titanium[J]. Biomaterials,2001,22:709-715.

[12] Holmberg K V,Abdolhosseini M,Li Y,et al. Bio-inspired stable antimicrobial peptide coatings for dental applications[J]. Acta Biomaterialia,2013,9:8224-8231.

[13] Chen W, Oh S, Ong A P, et al. Antibacterial and osteogenic properties of silvercontaining hydroxyapatite coatings produced using a sol gel process[J]. J Biomed Mater Res A,2007,82:899-906.

[14] Jelínek M,Weiserová M,Kocourek T,et al. Biomedical properties of laser prepared silver-doped hydroxyapatite[J]. Laser Phys,2011,21:1265-1269.

[15] Wang Z,Sun Y,Wang D,et al. In situ fabrication of silver nanoparticleflled hydrogen titanate nanotube layer on metallic titanium surface for bacteriostatic and biocompatible implantation[J]. Int J Nanomed,2013,8:2903-2916.

[16] Della Valle C,Visai L,Santin M,et al. A novel antibacterial modifcation treatment of titanium capable to improve osseointegration[J]. Int J Artif Organs,2012,35:864-875.

[17] Flores C Y,Diaz C,Rubert A,et al. Spontaneous adsorption of silver nanoparticles on Ti/TiO_2 surfaces. Antibacterial effect on Pseudomonas aeruginosa[J]. J Colloid Interface Sci,2010,350:402-408.

[18] Huang H L,Chang Y Y,Weng J C,et al. Anti-bacterial performance of zirconia coatings on titanium implants[J]. Thin Solid Films,2013,528:151-156.

[19] Li J,Qiao Y,Ding Z,et al. Microstructure and properties of Ag/N dual ions implanted titanium[J]. Surf Coat Technol,2011,205:5430-5436.

[20] Vargas-Reus M A, Memarzadeh K, Huang J, et al. Antimicrobial activity of nanoparticulate metal oxides against peri-implantitis pathogens[J]. Int J Antimicrob Agents,2012,40:135-139.

[21] Noda I,Miyaji F,Ando Y,et al. Development of novel thermal sprayed antibacterial coating and evaluation of release properties of silver ions[J]. J Biomed Mater Res B Appl Biomater,2009,89:456-465.

[22] Yoshinari M,Oda Y,Kato T,et al. Influence of surface modifcations to titanium on antibacterial activity in vitro[J]. Biomaterials,2001,22:2043-2048.

[23] Mocanu A,Furtos G,Rapuntean S,et al. Synthesis;Characterization and antimicrobial effects of composites based on multi-substituted hydroxyapatite and silver nanoparticles [J]. Appl Surf Sci,2014,298:225-235.

[24] Chua P H,Neoh K G,Kang E T,et al. Surface functionalization of titanium with hyaluronic acid/chitosan polyelectrolyte multilayers and RGD for promoting osteoblast

functions and inhibiting bacterial adhesion[J]. Biomaterials,2008,29:1412-1421.

[25] Eichler M,Katzur V,Scheideler L,et al. The impact of dendrimer-grafted modifcations to model silicon surfaces on protein adsorption and bacterial adhesion[J]. Biomaterials, 2011,32:9168-9179.

[26] Harris L G,Tosatti S,Wieland M,et al. Staphylococcus aureus adhesion to titanium oxide surfaces coated with non-functionalized and peptide-functionalized poly(L-lysine)-grafted-poly(ethylene glycol) copolymers[J]. Biomaterials,2004,25:4135-4148.

[27] Deng J Y,Arimoto T,Shibata Y,et al. Role of chloride formed on anodized titanium surfaces against an oral microorganism[J]. J Biomater Appl,2010,25:179-189.

[28] Ge X,Leng Y,Bao C,et al. Antibacterial coatings of fluoridated hydroxyapatite for percutaneous implants[J]. J Biomed Mater Res A,2010,95:588-599.

[29] Shibata Y,Suzuki D,Omori S,et al. The characteristics of in vitro biological activity of titanium surfaces anodically oxidized in chloride solutions[J]. Biomaterials,2010,31: 8546-8555.

[30] Yue C, Yang B, Zhang X. Bioactive titanium metal surfaces with antimicrobial properties prepared by anodic oxidation treatment[J]. Science in China, Series E: Technol Sci,2009,52:2269-2274.

[31] Kang M K,Moon S K,Kim K M,et al. Antibacterial effect and cytocompatibility of nano-structured TiO_2 flm containing Cl[J]. Dent Mater J,2011,30:790-798.

[32] Suketa N,Sawase T,Kitaura H,et al. An antibacterial surface on dental implants, based on the photocatalytic bactericidal effect[J]. Clin Implant Dent Relat Res,2005, 7:105-111.

[33] Elizabeth E, Baranwal G, Krishnan A G, et al. ZnO nanoparticle incorporated nanostructured metallic titanium for increased mesenchymal stem cell response and antibacterial activity[J]. Nanotechnology,2014,25:115101.

[34] Murakami A,Arimoto T,Suzuki D,et al. Antimicrobial and osteogenic properties of a hydrophilic-modifed nanoscale hydroxyapatite coating on titanium[J]. Nanomedicine, 2012,8:374-382.

[35] Huang Y, Zha G, Luo Q, et al. The construction of hierarchical structure on Ti substrate with superior osteogenic activity and intrinsic antibacterial capability[J]. Sci Rep,2014,4:6172.

[36] Annunziata M,Oliva A,Basile M A,et al. The effects of titanium nitridecoating on the topographic and biological features of TPS implant surfaces[J]. J Dent, 2011, 39: 720-728.

[37] Bronk J K, Russell B H, Rivera J J, et al. A multifunctional streptococcal collagenmimetic protein coating prevents bacterial adhesion and promotes osteoid formation on titanium[J]. Acta Biomater,2014,10:3354-3362.

[38] Zhao X,Liu G,Zheng H,et al. Dose-dependent effects of CeO_2 on microstructure and

antibacterial property of plasma-sprayed TiO$_2$ coatings for orthopedic application[J]. J Therm Spray Technol,2015,24:401-409.

[39] Aita H, Hori N, Takeuchi M, et al. The effect of ultraviolet functionalization of titanium on integration with bone[J]. Biomaterials,2009,30:1015-1025.

[40] Liu H, Webster T J. Nanomedicine for implants:A review of studies and necessary experimental tools[J]. Biomaterials,2007,28:354-369.

[41] Zeya H I, Spitznagel J K. Antibacterial and enzymic basic proteins from leukocyte lysosomes:Separation and identifcation[J]. Science,1963,142:1085-1087.

[42] Quirynen M, De Soete M, van Steenberghe D. Infectious risks for oral implants:a review of the literature[J]. Clin Oral Implants Res,2002,13:1-19.

[43] Zhao B, van der Mei H C, Subbiahdoss G, et al. Soft tissue integration versus early bioflm formation on different dental implant materials[J]. Dent Mater, 2014, 30: 716-727.

第十章

口腔 CAD/CAM 型修复材料

在过去的几十年中,我们亲眼见证了计算机辅助设计和制造在口腔领域的飞速发展,这样的快速发展源于口内成像技术、制造技术的进步以及对于经典间接法义齿制作过程中副产物的环境考虑。研究和生产适合 CAD/CAM 加工的材料是牙科材料领域发展和变化最快的方向之一。现在有两大类材料可用于 CAD/CAM 间接美学修复体制作:玻璃陶瓷和复合树脂。陶瓷是晶体结构的非金属材料,包括金属元素和非金属元素,它们以离子键或共价键的形式连接的。复合树脂材料由无机陶瓷(玻璃陶瓷或玻璃)、有机材料或复合材料制成的填料增强的树脂基质组成。而高强度多晶陶瓷如二氧化锆,不能用传统的技工方法加工,而 CAD/CAM 将为高强度陶瓷的加工提供了可能和便利。

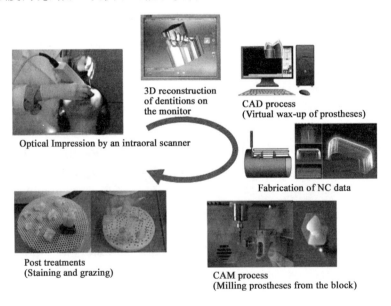

3D reconstruction
of dentitions on
the monitor

CAD process
(Virtual wax-up of prostheses)

Optical Impression by an intraoral scanner

Fabrication of NC data

Post treatments
(Staining and grazing)

CAM process
(Milling prostheses from the block)

图 10-1　口腔 CAD/CAM 技术的治疗流程

一、CAD/CAM 玻璃陶瓷

1. CAD/CAM 长石质陶瓷

1985 年,细粒长石质陶瓷 Vita™ Mark I（Vita Zahnfabrik, Bad Sackingen, Germany）制成的陶瓷块,通过 CAD/CAM 技术加工了第一个临床嵌体。该瓷块是完全烧结的用于自动化加工。一项前瞻性研究中评估了 CAD/CAM 嵌体和高嵌体的临床表现,10 年成功率达到了 90.4%。但也有报道显示 2 年后的崩坏率也高达 36%。

在 1991 年专门为 CEREC CAD/CAM 系统（Cerec™ 1-Siemens GmbH, Bensheim, Germany）开发的 Vita™ Mark Ⅱ（Vita Zahnfabrik, Bad Sackingen, Germany）表现出更好的机械性能,其挠曲强度约为 100 MPa,上釉后强度可达到 160 MPa。Vita™ Mark Ⅱ瓷块是由类似于传统长石质陶瓷制成,但是使用了不同的制作工艺,也就是挤压成型法。将塑化陶瓷混合物在压力下通过喷嘴注入模型,干燥数天后进行烧结。Vita™ Mark Ⅱ嵌体的临床研究显示 5 年后成功率为 94.7%,8 年后成功率为 90.6%,10 年后成功率为 85.7%～89%。Vita™ Mark Ⅱ 瓷块通过 Cerec™ 3 CAD/CAM 系统（Sirona Dental Systems, Bensheim, Germany）加工的下颌冠修复体,体外检测修复体边缘间隙范围可以达到 53～67 μm。

Vita™ Mark Ⅱ 瓷块是单色的,但有多种颜色可供选择。较新的 Vitablocs™ TriLuxe™,Triluxe™ Forte 和 RealLife™瓷块（Vita Zahnfabrik, Bad Sackingen, Germany）含有多色层,为颜色提供了梯度变化和半透明性。Cerec™瓷块（Sirona Dental Systems, Bensheim, Germany）在结构上与 Vita™ Mark Ⅱ类似,在美学上令人满意,但使用了不同的色系。

长石质陶瓷包含硅酸盐矿物长石、石英或高岭土。这些长石质陶瓷材料具有出色的美学性能,被推荐用于制作贴面、嵌体/高嵌体和前后牙单冠,但该材料对于后牙承重区域来说不够坚固,在磨牙区应用时,其断裂载荷与天然牙齿类似。临床报道显示 Vita™ Mark Ⅱ磨牙冠 55 个月后的累积完好率为 94.6%。长石质陶瓷可以通过喷砂（50 μm Al_2O_3）,然后用氢氟酸酸蚀和硅烷偶联剂处理后,通过树脂粘接到牙齿或其他材料上。

2. CAD/CAM 云母基陶瓷

云母矿物质是一组层状硅酸盐,由 Si、K、Na、Ca、F、O、Fe 和 Al 构成的复杂结构。Dicor™（Dentsply, York, USA）是一种既可以在技工室堆塑,也可以机械加工的云母基玻璃陶瓷。机械加工版的 Dicor™ MGC 可工业化生产,结晶度高达 70%,而 Dicor™的晶体含量为 45%,其挠曲强度可达到约 229 MPa。它的机械加工性可以通过四硅氟云母在玻璃基质中高度相互锁定来实现。Dicor™ MGC 和 Vita™ 的临床表现上非常相似,但是它在 2 年的累积断裂率高于 Vita™ Mark Ⅱ。虽然 Dicor™ 和 Dicor™ MGC 被广泛研究,但还未被应用于临床。

3. CAD/CAM 白榴石增强型陶瓷

ProCAD™(Ivoclar-Vivadent,Schaan,Liechtenstein)于 1998 年被推出,使用 CEREC™ inLAB 系统(Sirona Dental Systems,Bensheim,Germany)进行加工。它是一种白榴石增强型陶瓷,与热压铸陶瓷 Empress™(Ivoclar-Vivadent)结构相似,其修复体边缘间隙、内部密合性和断裂载荷在体外研究中与 Empress™ 不相上下。部分冠的 1～4 年临床观察研究显示其 2 年后的完好率为 100%。对磨牙部分冠的临床观察报告显示其 3 年完好率为 97%。Empress™ CAD(Ivoclar-Vivadent)于 2006 年被推出,是 Empress™ ProCAD 的后继产品。它的主要区别在于生产流程的优化,它含有 45% 左右的白榴石,拥有更细的颗粒尺寸 1～5 μm,有助于防止加工时的损伤。因此其主要成分与 IPS Empress(Ivoclar Vivadent)的相同,其粉末首先被压制成块,然后被烧结。它被开发用于制作椅旁单个修复体,其具有约 160 MPa 的挠曲强度。临床上推荐其用于制作单冠,颜色可分为高半透明性(Empress™ CAD HT)、低半透明性(Empress™ CAD LT)和多色(Empress™ CAD Multi)瓷块。切削好的修复体可以被染色和上釉。这一类别的另一个例子是 Paradigm™ C (3M ESPE,Seefeld,Germany)。

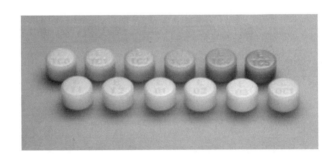

图 10 - 2　白榴石增强陶瓷与传统长石质陶瓷比较

4. CAD/CAM 二硅酸锂增强型陶瓷

二硅酸锂玻璃陶瓷的挠曲强度在 350～450 MPa,比白榴石增强型陶瓷高。CAD/CAM 二硅酸锂增强型陶瓷 IPS™ e. max CAD(Ivoclar-Vivadent)于 2006 年被推出,作为椅旁修复材料。这些瓷块是基于玻璃工业中所谓的压铸工艺制造的。它们提供 A～D 色系、遮色以及 3 种透明度(高透、低透及中等不透明度)在瓷块蓝色的预结晶状态下就可以进行选择。蓝色陶瓷含有硅酸盐和二硅酸锂核,拥有

(130±30)MPa 挠曲强度。在此预结晶状态下,瓷块可以轻松地被切削,然后将修复体在椅旁烧结炉中于 850 ℃真空下重新结晶 20~25 分钟。在该热处理过程中,硅酸盐被熔化,二硅酸锂结晶成形,这个步骤陶瓷可以同时被上釉。烧结后的瓷块从蓝色变为所选颜色和透明度。在这种状态下,陶瓷含有 70vol% 的晶体,尺寸约为 1.5 μm,强度显著增加到 360 MPa。实验室研究表明 IPS™ e. max CAD 全冠可以抵抗循环载荷疲劳,其断裂载荷明显高于 ProCAD™ 和 Empress™ CAD。该材料被推荐用于嵌体、高嵌体、贴面、前牙冠和后牙冠以及种植体支持冠的修复。到目前为止,IPS™ e. max CAD 的临床研究很少,2 项单冠修复体的临床短期报道显示其 2 年的完好率为 97.4% 和 100%。研究显示氢氟酸酸蚀后经硅烷处理可以增强 IPS™ e. max CAD 与牙齿间的微拉伸强度。

5. CAD/CAM 玻璃渗透氧化铝陶瓷和氧化锆陶瓷

Vita™ InCeram Classic 陶瓷(InCeram™ Alumina, Spinell 和 Zirconia, Vita Zahnfabrik, Bad Sackingen, Germany)是粉浆涂塑玻璃渗透氧化铝陶瓷和氧化锆陶瓷在整个材料中至少有两个相互渗透的物质相互交织形成的。1993 年开始通过 CAD/CAM 技术来加工玻璃渗透氧化铝陶瓷和氧化锆陶瓷。这些瓷块通过粉末压实模具,将陶瓷粉末压制成型并压实直到开放空隙微观结构。与粉浆涂塑技术相比,瓷块内部大孔的数量更少、更均匀。然后将材料烧结并进行玻璃渗透。据报道 Spinell, InCeram Alumina 和 InCeram Zirconia 的挠曲强度分别为 350 MPa,450~600 MPa 和 700 MPa。当内冠切削好后,再进行表面上饰面瓷。报道显示 CAD/CAM InCeram Spinell 的 5 年完好率为 91.7%~100%。它是该类型瓷块中透明度最好的材料,特别被推荐用于前牙冠。CAD/CAM InCeram™ Alumina 被推荐用于单个前牙冠和后牙冠。使用 CERECTM 2 system(Sirona, Beinsheim, Germany) 加工的前磨牙和磨牙冠的 5 年完好率为 92%。使用 GN-I system™ (GC, Tokyo, Japan)制作的 InCeram™ Alumina 后牙冠的成功率为 87.7%。另一项研究报告了 GN-I system™ 加工的前牙、前磨牙和磨牙冠的平均边缘间隙为 66.8 μm,在临床上是可以接受的。酸蚀技术对玻璃渗透氧化铝陶瓷没有明显的效果,提出使用常规水门汀粘固剂如玻璃离子固水门汀来进行粘接。使用化学摩擦法来使陶瓷表面覆盖一层二氧化硅,再使用硅烷偶联剂处理后,可对树脂水门汀起一定效果。

CAD/CAM InCeram™ Zirconia 是玻璃渗透氧化锆陶瓷,是这个类型材料中强度最高的瓷块。氧化锆的不透明性限制其临床应用,但可作为后牙冠的内冠或者固定桥支架部分。CAD/CAM InCeram™ Zirconia 的挠曲强度有利于其用于固定局部义齿,体外研究表明后牙 CAD/CAM InCeram™ Zirconia 比粉浆涂塑技术制成的 InCeram™ Zirconia 更密合,其准确性类似于传统铸造金属固定桥。体外研究表明当对陶瓷表面进行化学摩擦法二氧化硅涂层后,再使用硅烷偶联剂时,可以使 CAD/CAM InCeram™ Zirconia 获得树脂粘接效果。

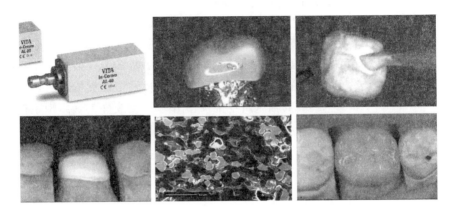

图 10 - 3 玻璃渗透氧化铝陶瓷及其制作流程

二、CAD/CAM 致密多晶氧化铝和氧化锆

多晶陶瓷如氧化铝和氧化锆,没有玻璃基质,所有的晶体都密集地排列成有规则的阵列,然后烧结。晶格的致密减少了裂纹的扩展,使得机械性能优异。然而与此同时,强度的增加意味着如果没有 CAD/CAM 系统,该材料是无法被加工的。多晶陶瓷本质上是相对不透明的,可用于制造冠桥的内冠或支架,通过在内冠上加饰面瓷以获得所需的美学效果。完全烧结的材料可以通过热压铸造。该工艺利用高压将陶瓷粉末封装进一个封闭系统。在烧结过程中维持较高的压力,并将所得到的陶瓷块切削成所需的实际尺寸。这些瓷块的切削被称为硬加工。

1. 氧化铝多晶陶瓷

Procera™ AllCeram 是 1993 年推出的首款口腔致密烧结多晶陶瓷。这种陶瓷材料含有 99.9% 以上的三氧化二铝,挠曲强度约为 600 MPa。为了补偿烧结收缩,模具被放大 0.2 倍,三氧化铝被密集填充在该模具上进行烧结,接着按照设定的厚度和尺寸进行切削,然后在兼容热膨胀系数基础上,涂布饰面瓷以获取美观。

尽管多晶陶瓷相对不透明,但比较各临床相关厚度的所有陶瓷材料时,发现 Procera™ AllCeram 的透明度介于 Empress™ 和 Empress™ 2 之间。它可以作为前牙变色患者的遮色材料。Procera™ AllCeram 前、后牙的 5 年累计完好率约为 97%,10 年后为 93.5%。研究显示后牙区失败的可能性更大,磨牙的失败率通常高于前磨牙的。但一项前瞻性临床研究报道 103 个后牙冠(占总数的 76%)中仅有

1 个由于咬合间隙不足导致牙冠折裂。Procera™ AllCeram 修复体的边缘间隙体外测试结果在 60~80 mm,是在临床可接受范围内的。

Procera™ AllCeram 可以被用于制造固定局部义齿。但关于这种用途的临床数据很少。该类型多晶陶瓷也可用于种植牙基台的制作,其 5 年累计成功率达到 93.7%。完全定制设计的内冠被切削形成全瓷冠,据报道 4 年累计成功率为 98.3%,6 年累计成功率为 91%。在这两项研究中,全瓷冠都表现出优异的美学性能和色彩稳定性,过大的咬合力被认为是全瓷冠折裂的主要原因。

与 InCeram™ 类似,陶瓷表面不能进行酸蚀,但在 551.6 kPa(80 psi)的压力下用 50 μm 的氧化铝进行喷砂时,会增强其与树脂水门汀间的剪切强度。另一项研究报道称化学摩擦法所产生的二氧化硅涂层,通过硅烷偶联剂也能够提高粘接强度。

2. 稳定氧化锆基多晶陶瓷

纯氧化锆是多晶陶瓷材料,其具有三种晶相形式:从室温到 1170℃ 的单斜晶(M),从 1170~2370℃ 的四方晶(T)和从 2370℃ 到熔点的立方晶(C)。加入氧化铈、氧化镁或氧化钇等稳定氧化物后,在室温下形成部分稳定氧化锆(PSZ),立方晶为主相,单斜晶和四方晶为次相的多相结构。也可以形成仅由四方晶组成的单相材料,然后将材料称为四方多晶氧化锆(TZP)。

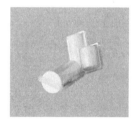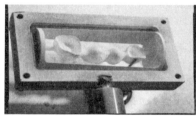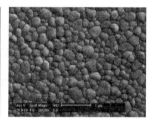

图 10-4　二氧化锆陶瓷及其内部结构电镜图

(1) 氧化锆的转变增韧:四方相是亚稳态的,当遇到机械刺激可以转变成单斜晶相如陶瓷表面的裂纹。压力最开始是在裂纹的尖端,这将触发转变。由于单斜晶体的体积较大,因此在裂纹部位发生 T—M 转变伴随着约 4% 的体积增加。这会在裂纹尖端产生抗压应力,从而填补裂纹的空间,同时能量在转化过程中耗散。这种机制被称为转变增韧,它有效地阻止裂纹扩展,导致机械性能的增加。氧化锆具有较高的断裂韧性,$9~10\ MPa \cdot m^{-1}$,挠曲强度 900~1 200 MPa,约为氧化铝的两倍。但仍需要注意的是,裂纹的扩展并不完全被避免,它只是受到阻止,并且材料在足够高的应力下仍会断裂。

(2) 氧化锆的低温老化:20 世纪 80 年代在骨科生物医学应用中,氧化锆被引入来制造髋关节置换术的髋臼球头。但在 2001 年,大约 400 个股骨头在短时间内失败,失败与特定批次的氧化锆产品加速老化有关。老化过程是在相对较低的温度下,亚稳态四方相在水环境下逐渐自发转变为单斜相的结果,这种现象被称为低温老化(LTD)。这是一种缓慢的转变,起始于氧化锆表面上的单个晶粒,导致体积增加,这会压迫邻近的晶粒,出现允许水渗透的微裂纹,最终导致强度显著下降。各种氧化锆陶瓷的强度退化是不同的,其变化与稳定剂浓度和分布、晶粒大小以及残余应力等因素有关。最近的一项研究表明,二氧化铈稳定的氧化锆(12Ce-TZP)能抵抗水、热老化,其弯曲强度在 500 MPa 的低水平下可以得到保持。尽管 20 年前二氧化锆股骨头的老化带来了一些担忧,但 LTD 与牙科中氧化锆的临床失败之间没有直接关系。

(3) 氧化钇部分稳定四方多晶氧化锆:生物医学级氧化锆(3Y-TZP)含有 3 mol% 的氧化钇,自 20 世纪 90 年代以来,它被用于口腔治疗如正畸托槽、根管桩、冠、固定桥,以及种植体和种植基台。天然氧化锆是白色的,有 X 线阻射性。氧化锆作为内冠,与金属合金相比,具有明显的优势。然而随着结晶含量的增加,半透明度降低,氧化锆的不透明度与金属相当。在这方面,氧化锆能够遮蔽变色牙、金属桩核,但它在审美区域的应用仅限于制造内冠或固定桥支架。彩色的氧化锆的推出,也许会有更多的临床颜色匹配性。

氧化锆修复体的长期临床研究很少。有报道显示单冠 3 年后的临床完好率为 92.7%～100%,4 年后 3～4 个单位的固定桥完好率为 94%～96%。尽管一些研究表明氧化锆固定桥可以承受生理咬合力,但由磨牙症和框架厚度不足引起的咬合力过大被认为是造成内冠及支架结构发生灾难性折裂的主要因素,固定桥的连接部分折断是常见失败。但最常见的失败是饰面瓷的粘接断裂。自 2010 年以来的临床数据显示二氧化锆支架在很多情况下很少受到破坏,并发症常出现于饰瓷材料。有报道显示氧化锆单冠 2～3 年后的饰面瓷断裂率高达 9%,1～5 年后固定桥饰面瓷的折裂高达 36%,种植支撑的氧化锆基修复体饰面瓷失败高达 53%。造成这种断裂的原因尚未阐明,但影响因素可能包括饰面瓷或内冠与饰面瓷间结合力薄弱,涂布饰面瓷过程中导致的应力和变形,饰面瓷下无支撑结构,热膨胀系数不匹配和热处理后的快速冷却产生的残余应力等等。

目前用于制造 3Y-TZP 氧化锆修复体的一些常用 CAD/CAM 系统中,LAVA™(3M ESPE),Cercon™(Dentsply),e. Max™ ZirCAD(Ivoclar-Vivadent),Procera™ Zirconia(NobelBiocare)和 Vita™ YZ blocks(Vita Zahnfabrik)等系统使用部分烧结毛坯瓷块进行切削,而 DCS-President™, DC Zirkon™ (Smartfit Austenal,Chicago,USA) 使用完全烧结的氧化锆瓷块进行切削。

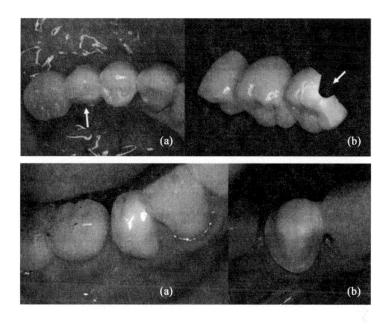

图 10-5 二氧化锆修复体折裂饰面瓷崩裂实例

注：内容引自 Miyazaki T，Hotta Y，Kunii J，et al. A review of dental CAD/CAM：current status and future perspectives from 20 years of experience[J]. Dent Mater J，2009，28：44-56.

（4）镁部分稳定氧化锆：这种类型氧化锆陶瓷缩写为 Mg-PSZ，是由立方晶体和四方晶体组成的双相陶瓷材料。这种材料由于残余孔隙的存在而具有较高的磨损率。材料通过氧化镁稳定，但获得不含杂质的 Mg-PSZ 前体比较困难，导致在湿环境下，四方相稳定性下降，并且与饰面后的 3Y-TZP 相比，机械性能较低。该材料还没有被广泛应用。

（5）氧化铈稳定氧化锆/氧化铝纳米复合材料（CE-TZP/A）：氧化铈稳定的四方二氧化锆多晶（Ce-TZP）显示出比 Y-TZP 高 19 MPa·$m^{0.5}$ 的断裂韧性，但弯曲强度和硬度相比更低。Ce-TZP 尚未应用于口腔领域。而氧化铈稳定的四方二氧化锆多晶和氧化铝纳米复合材料（Ce-TZP/A）被开发用于改善 Ce-TZP。Ce-TZP/A 由分散在 Ce-TZP 晶粒和晶界内的纳米尺寸的 Al_2O_3 颗粒和分散在氧化铝晶粒和晶界内的纳米尺寸的 Ce-TZP 颗粒组成。Ce-TZP 基质中，氧化铝均匀分散抑制了晶粒生长，并增加四方晶系二氧化锆的硬度、弯曲强度和水热稳定性，同时保持其韧性。初步结果显示 Ce-TZP/A（Nanozir，Hint-Els，Griesheim，Germany）是可靠的后牙固定桥的支架材料。

（6）稳定氧化锆多晶陶瓷的边缘密合性：二氧化锆修复体的边缘密合取决于基牙预备的形状和设计、扫描系统的准确性，加工类型和饰面过程，但老化似乎不影响长期的边缘完整性。报道显示二氧化锆固定桥的绝对边缘适合度在 $9\sim206.3\ \mu m$，大多数 CAD/CAM 系统都可以提供临床可接受的边缘密合度。

三、CAD/CAM 复合树脂

玻璃陶瓷的光学性能(半透明性、荧光、乳光等)优于复合树脂材料。但复合树脂的优势在于制造的便捷性和更方便、更隐蔽地修复口内功能引起的微小缺陷的可能性(图 10-6)。据估算,一套 CAD/CAM 车针(每根车针售价约 20 美元)仅能够切削 5~10 个玻璃陶瓷/陶瓷冠,却能切削超过 100 个的复合树脂冠。用于口内修复的玻璃陶瓷,其粘接需要首先使用高腐蚀性和有毒氢氟酸(HF)进行酸蚀预处理,随后涂布复合树脂水门汀,而这一类复合树脂水门汀与陶瓷相比,机械及光学性能均有很大差别。相反,复合树脂冠的临床预处理可以通过喷砂或粗化来完成,随后涂布机械和光学性能均非常接近的复合树脂水门汀材料。另外,在切削过程中,复合树脂材料发生碎裂的可能性更低(图 10-7)。

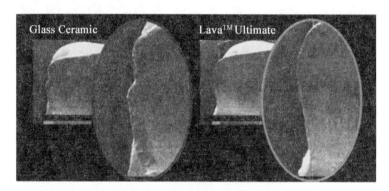

图 10-6 玻璃陶瓷和复合树脂切削后的边缘延续性及缺陷比较

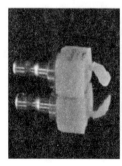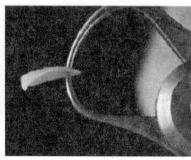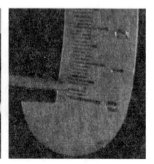

图 10-7 复合树脂切削可以达到 0.2 mm 厚度而不折裂

第一个商用 CAD/CAM 复合树脂材料是 Paradigm MZ100(通过将已研制成

功的 Z100 在工厂中完成聚合而得到)。在工厂中聚合使得 Paradigm 比 Z100
[σ_f—130MPa 和 K_{IC}—0.8 MPa·$m^{0.5}$]的材料性能得到优化。Paradigm MZ100 后
来被 Lava Ultimate 所取代,Lava Ultimate[σ_f—155 MPa 和 K_{IC}—0.9 MPa·$m^{0.5}$]
与 Paradigm 相比,采用了不同的聚合温度和压力条件,改善了机械性能。早在
2013 年,VITA 公司推出了 Enamic,它是一种通过树脂单体混合物渗入预烧结陶
瓷网状结构中而获得的复合树脂材料。通过这样的方法,填料的体积分数更高(约
70%),其机械性能优于 Lava Ultimate。研究测量了干燥条件下和水中储存 30 天
后的 Lava Ultimate 和 Enamic 挠曲强度、弹性模量和断裂韧度,并与 IPS e.max
CAD 进行对照,结果显示玻璃陶瓷具有比复合树脂更高的挠曲强度、弹性模量和
断裂韧度,复合树脂的材料性能在水储存之后明显下降,Enami 材料性能优于
Lava Ultimate,而且受水储存的影响更小。

为了显著改善 CAD/CAM 复合树脂材料的性能,Michale Sadoun 团队进行了
高温(180~200℃)和高压(300 MPa)下的工业和实验性直接修复复合树脂材料的
聚合反应,高温/高压(HT/HP)能够使树脂聚合物获得更高的聚合度,从而提高了
其挠曲强度、韦布尔模数、硬度和密度。其高温高压下聚合反应物的挠曲强度超过
200 MPa,显著高于之前的任何牙科复合材料,甚至高于一些玻璃陶瓷材料。在
HP/HT 条件下得到的未填充聚氨酯聚合物的挠曲强度约 190 MPa 和断裂韧度约
1.35 MPa·$m^{0.5}$,优于商业化的复合树脂块,所得聚合物具有更高的交联密度。
HP/HT 聚合物开辟了牙科复合树脂研究的一个全新领域,如果将其规模扩大至
工业水平,可以引导高性能复合树脂材料应用于 CAD/CAM 市场。需要强调的
是,作为复合树脂材料,它们的预期性能不会超过玻璃陶瓷。并且作为可利用的材
料必须在一个个的临床病例中考虑其优点和缺点。只有长期的临床试验才能够证
明其体内成功。

显然,CAD/CAM 技术已经成熟,牙科治疗在材料和技术上都在发生着重大
转变,这一转变仍处于起步阶段,它们还不具备广泛应用的理想临床特性,但现在
正在对其进行大力研究,以促进强度、美学、密合性和粘接强度的完美结合。

参考文献

[1] Christensen R P,Galan A D,Mosher T A. Clinical status of eleven CAD/CAM materials after one to twelve years of service[M]. // Mormann WH,editor. State of the art of CAD/CAM restorations:20 years of CEREC. Surrey:Quintessence Publishing,2006.

[2] Liu P R,Essig M E. Panorama of dental CAD/CAM restorative systems[J]. Compend Contin Educ Dent,2008,29:482-488.

[3] Takaba M,Tanaka S,Ishiura I,et al. Implant-supported fixed dental prostheses with

CAD/CAM-fabricated porcelain crown and zirconia-based framework[J]. J Prosthodont, 2013,22:402-407.

[4] Kelly J R, Benetti P. Ceramic materials in dentistry: historical evolution and current practice[J]. Aust Dent J,2011,56(1):84-96.

[5] Wittneben J G, Wright R F, Weber H P, et al. A systematic review of the clinical performance of CAD/CAM single-tooth restorations[J]. Int J Prosthodont, 2009, 22: 466-471.

[6] Sjogren G, Molin M, van Dijken J W. A 10—year prospective evaluation of CAD/CAM-manufactured(Cerec) ceramic inlays cemented with a chemically cured or dual-cured resin composite[J]. Int J Prosthodont,2004,17:241-246.

[7] Wiedhahn K. CEREC veneers:esthetics and longevity[M]. In:Mormann W H,editor. State of the art of CAD/CAM restorations:20 years of CEREC. Surrey:Quintessence Publishing,2006.

[8] Bindl A, Richter B, Mörmann WH. Survival of ceramic computer-aided design/manufacturing crowns bonded to preparations with reduced macroretention geometry [J]. Int J Prosthodont,2005,18:219-224.

[9] Matinlinna J P, Vallittu P K. Bonding of resin composites to etchable ceramic surfaces-an insight review of the chemical aspects on surface conditioning[J]. J Oral Rehabil, 2007,34:622-6230.

[10] Keshvad A, Hooshmand T, Asefzadeh F, et al. Marginal gap, internal fit, and fracture load of leucite-reinforced ceramic inlays fabricated by CEREC inLab and hot-pressed techniques[J]. J Prosthodont,2011,20:535-540.

[11] Giordano R, McLaren E A. Ceramics overview:classification by microstructure and processing methods[J]. Compend Contin Educ Dent,2010,31:682-688.

[12] Tysowsky G W. The science behind lithium disilicate:a metal-free alternative[J]. Dent Today,2009,28:112-113.

[13] Brunton P A, Smith P, McCord J F, et al. Procera allceramic crowns:a new approach to an old problem? [J]. Br Dent J,1999,186:430-434.

[14] Limkangwalmongkol P, Kee E, Chiche G J, et al. Comparison of marginal fit between all-porcelain margin versus alumina-supported margin on Procera Alumina crowns[J]. J Prosthodont,2009,18:162-166.

[15] Chai J, Chu F C, Chow T W, et al. Chemical solubility and flexural strength of zirconia-based ceramics[J]. Int J Prosthodont,2007,20:587-595.

[16] Chevalier J. What future for zirconia as a biomaterial? [J]. Biomaterials, 2006, 27: 535-543.

[17] Meyenberg K H, Lüthy H, Schärer P. Zirconia posts:a new all-ceramic concept for nonvital abutment teeth[J]. J Esthet Dent,1995,7:73-80.

[18] Kohal R J, Klaus G, Strub J R. Zirconia-implant-supported all-ceramic crowns

withstand long-term load: a pilot investigation[J]. Clin Oral Implants Res, 2006, 17: 565-571.

[19] Tinschert J, Natt G, Mautsch W, et al. Fracture resistance of lithium disilicate-, alumina-, and zirconia-based three-unit fixed partial dentures: a laboratory study[J]. Int J Prosthodont, 2001, 14: 231-238.

[20] Beuer F, Schweiger J, Edelhoff D. Digital dentistry: an overview of recent developments for CAD/CAM generated restorations[J]. Br Dent J, 2008, 204: 505-511.

[21] Coldea A, Swain M V, Thiel N. Mechanical properties of polymerinfiltrated-ceramic-network materials[J]. Dent Mater, 2013, 29: 419-426.

[22] Ferracane J L. Resin composite—state of the art[J]. Dent Mater, 2011, 27: 29-38.

[23] Kassem A S, Atta O, El-Mowafy O. Fatigue resistance and microleakage of CAD/CAM ceramic and composite molar crowns[J]. J Prosthodont, 2012, 21: 28-32.

[24] Miyazaki T, Hotta Y, Kunii J, et al. A review of dental CAD/CAM: current status and future perspectives from 20 years of experience[J]. Dent Mater J, 2009, 28: 44-56.

[25] Nguyen J F, Migonney V, Ruse ND, et al. Properties of experimental urethane dimethacrylate-based dental resin composite blocks obtained via thermo-polymerization under high pressure[J]. Dent Mater, 2013, 29: 535-541.

[26] Tsitrou E A, Helvatjoglu-Antoniades M, van Noort R. A preliminary evaluation of the structural integrity and fracture mode of minimally prepared resin bonded CAD/CAM crowns[J]. J Dent, 2010, 38: 16-22.

第十一章

口腔陶瓷材料对牙釉质的磨损及其预防

术语"磨损"是指材料在操作条件下其表面的净损失。在口腔中,许多因素会产生牙釉质和牙本质的磨损如用咬合接触的性质(磨耗)、咀嚼食物、牙刷、牙膏、某些酸性水果饮料、工业酸的吸入、暴食症和神经性厌食症导致的胃液的呕吐和反流(腐蚀)等。虽然高咬合力和异常功能如磨牙症会加速牙体磨损,但磨牙釉质每年的非磨耗性磨损很少(约 29 μm)。

与牙釉质或牙本质一样,修复材料也会受到磨损,磨损模式取决于修复材料的类型。牙科材料可分为四类:金属合金、陶瓷、复合树脂和无填料树脂。临床研究表明金属合金和陶瓷材料通常是非常耐磨的,而复合树脂,特别是无填料树脂在很短的时间内就会出现磨损。另一方面,陶瓷材料可能会对牙釉质产生磨损。

一、硅酸盐基陶瓷对牙釉质的磨损研究

磨损是一个复杂的过程,是材料和加载头直接接触的结果,主要涉及相对材料间的相互损失,这主要取决于材料的表面硬度、表面质量以及抗疲劳和断裂的能力。许多体外研究已经评价了复合材料的磨损。然而,目前还没有太多研究对陶瓷材料的磨损进行评价。体内研究表明天然牙的磨损取决于所使用的陶瓷材料性质。材料本身的硬度对材料及其对颌牙齿的磨损没有明显的影响。但陶瓷的断裂韧性、内部孔隙率和表面缺陷等材料因素可能会加速牙釉质的磨损,而陶瓷表面的污染物如金属氧化物也会对牙釉质产生磨损。此外,与病人相关的因素如饮食习惯、咬合功能失调、紧咬牙和磨牙症等疾病因素也会加速牙釉质的磨损。陶瓷表面的处理,无论是上釉还是抛光,只影响了磨损过程的早期阶段。但上述影响因素很多是来自实验室研究的结果,主要是利用磨损或咀嚼模拟装置来完成比较,这些研究的结果往往存在很大的差异。很少有前瞻性的临床试验数据来验证磨损的定量方法。

遵循 FDA 的指导方针,只有昂贵的 MTS 磨损模拟器是一种合格的体外磨损实验机。液压致动器产生的加载头的所有运动都能自主控制和调节,而其他模拟器在动态加载过程中缺乏力的控制和调节,因此复合树脂在这些磨损模拟器的结果存在很大的差异(同种材料的差异率在 22%~72%),而且磨损结果的重复性比较差。在对陶瓷材料的实验室测试中,差异性也很高,加载头的磨损从 22% 到接近 100%,材料磨损从 30%~50%。有研究使用五种磨损模拟方法(ACTA,Munich,OHSU,Zurich,Ivoclar)评价 10 种牙科材料(8 种复合树脂、1 种陶瓷和1 种银汞合金)的磨损,实验结果不具有可比性,因为所有的方法遵循不同的磨损测试理念,但就整体性能而言,陶瓷材料 Empress 产生的磨损相对较少。

动态加载的力量测试显示加载头与试件接触的开始阶段,其冲击力要比静态加载时高 3~4 倍,当质量为 5kg 的加载头撞击平板试件时,在第 25~30 ms 内产生 150~200 N 的力;随后的 100 ms,力在 40~60 N 之间波动;然后约 50 ms,力在20~100 N 之间变化,全接触时间大约是 200 ms。50 N 加载被视为非磨牙症患者生理咬合力的平均值。而体外模拟更高的力会导致更高的磨损率。滑动是磨损试验方法的一个重要组成部分,因为只有当加载头划过试件时,材料受到的应力才会产生微疲劳。在 Ivoclar 磨损方法中,0.7 mm 的横向运动可以将特定复合树脂磨损增加到约 8 倍。磨损颗粒的清除是实验的另一个重要组成部分,一般通过水的恒定交换来完成。Ivoclar 磨损方法对复合树脂进行 10 000 次循环加载后,其磨损量就达到其最终磨损量的 40%。其他研究也显示磨损随着循环次数的增加而增加。大多数体外磨损试验方法显示磨损在初始阶段急剧增加,此后曲线变平。

在这一些磨损公式中,下列参数被认为会提高磨损率:低断裂韧性、高弹性模量和低维氏硬度、高粒径和高体积无机填料含量。陶瓷材料尚没有这样的研究。在 20 世纪七八十年代,人们认为陶瓷材料表面硬度决定了对牙釉质的磨损。然而20 世纪90 年代的研究显示表面硬度不能预测牙釉质的磨损。在模拟过程中产生的粗糙陶瓷表面会进一步加速牙釉质加载头的磨损,而当牙釉质的断裂韧性明显低于陶瓷材料时,可能会出现更明显的牙釉质加载头磨损。在大多数实验设置中,平面试样的材料磨损明显高于冠状试件的。Zurich 磨损方法比较了抛光的Empress 平面试件与嵌体的磨损量,发现平面试件的磨损量高于嵌体试件的磨损量,相对应的平面牙釉质加载头的磨损量也明显更高。一种可能的解释是,平板试件中的应变分布高于解剖学外形的试件如冠或嵌体,从而在平板试件中引起更多的材料磨损。大多数实验结果显示抛光的陶瓷试件要比上釉的陶瓷试件产生更少的牙釉质磨损。当陶瓷材料表面上釉时,陶瓷表面通常不会抛光,因此表现出一定的表面粗糙度。而釉料层厚度只有 30~50 μm,当釉料层磨穿后,加载头直接撞击陶瓷层的粗糙表面,从而加剧釉质磨损。抛光的陶瓷表面由于摩擦系数低,对牙釉质的磨损较小。而 CAD/CAM 瓷块直接将修复体切削出来并上釉,但其表面粗糙会对牙釉质磨损产生影响。

临床研究的磨损通常会产生高变异性,特别是由于"病人"的因素。所有的磨损方法都缺乏临床相关性证据。牙釉质磨损的临床评估是非常不准确的,X 射线的分辨率在 $100 \sim 200 \ \mu m$ 范围,其测量的牙釉质厚度是不可靠的,容易低估真实的磨损值。只有三个临床研究对牙釉质的磨损进行了报道,但其中两个仅发表在 IADR 会议的摘要上。一项研究中对 21 名受试者使用 E. max Press 行后牙冠和桥修复 1 年后进行评价,结果显示平均垂直磨损量约为 $90 \ \mu m$,,但测量数据在 $29 \sim 255 \ \mu m$ 的较大范围内,磨损量与个体的咬合力无关。另一项研究分析了与 8 个 E. max Press 相对的牙釉质磨损,桥体表面由 Eris 饰面制成,其 1 年后的磨损量为 $125 \ \mu m$。一项研究对 Procera(致密烧结氧化铝)、E. max Press(二硅酸锂陶瓷)和金属烤瓷 IPS Classic(长石质陶瓷)三种不同陶瓷材料的 2 年磨损量进行了测量,发现 Procera 的平均磨损量为 $261 \ \mu m$,E. max Press 的为 $215 \ \mu m$,金属烤瓷的为 $156 \ \mu m$,其差异具有统计学意义。

二、二氧化锆陶瓷对牙釉质磨损的研究

二氧化锆在 21 世纪的前 10 年开始传播到牙科领域,并在 21 世纪初期进入成熟阶段。随着二氧化锆及其相关技术的发展,关于二氧化锆冠修复体对牙釉质磨损的研究越来越多。

在 IADR 2003,Tambra 等报道虽然抛光过的二氧化锆比加工的二氧化锆产生的磨损更少,但二氧化锆造成的釉质磨损要高于Ⅳ型金合金,该研究的二氧化锆表面抛光是使用金刚石抛光膏抛光成镜面。在 AADR 2008,Culver 等使用一种改良的 Leinfelder 磨损实验机对前磨牙釉质与五种材料(Cercon,Lava,Empress,MZ100 和 Z100)间的磨损进行了比较,他们发现二氧化锆(Cercon 和 Lava)比复合树脂(MZ100 和 Z100)和白榴石加强玻璃陶瓷(Empress)造成的牙釉质损失量更大。在 AADR 2010 上,Shar 等使用改良的 Leinfelder 磨损实验机比较了抛光和上釉的二氧化锆对前磨牙牙釉质的磨损,发现抛光处理比上釉处理会造成更大的牙釉质损失,但缺少对抛光条件的具体描述。从 2010 年开始,各种二氧化锆抛光材料和器械被引入,该结论开始发生变化。

2010 年 Jung 等比较了三种表面处理过的二氧化锆(Zirkonzahn Prettau)对牙釉质的磨损,结果显示镜面抛光处理对牙釉质的磨损量要明显小于上釉处理和上瓷饰处理。Albashaireh 等使用双轴咀嚼模拟器测量五种牙科陶瓷(e. max

ZirCAD,e. max Press,Empress Esthetic,e. max ZirPress,e. max Ceram)对牙釉质的磨损情况,结果如图 11-1,提示二氧化锆造成的牙釉质磨损程度要比长石质陶瓷小,这提示二氧化锆在阻止牙齿磨损的方面更有利。

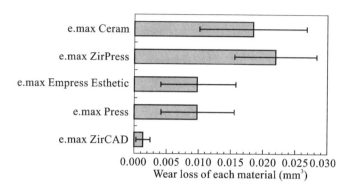

图 11-1   300 000 次咀嚼周期后,5 种牙科陶瓷对牙釉质磨损量($\phi=6$ mm)

注:内容引自 Albashaireh Z S M, Ghazal M, Kern M. Two-body wear of different ceramic materials opposed to zirconia ceramic[J]. J Prosthet Dent,2010,104:105-113.

在 IADR 2011 上,Sorensen 等使用俄勒冈健康与科学大学(OHSU)口腔磨损模拟器测量了七种类型的材料(Omega 900,Empress,Bovine enamel,d. sign,Lava,Aquarius,and Empress 2)产生的牙釉质磨损,结果显示抛光过的 Lava 表现出与金合金(Aquarius)相似的牙釉质损失量。在同一会议上,Basunbul 等报道抛光过的 Wieland 二氧化锆比上釉的 Wieland 二氧化锆、Ceramco 瓷和 Cerec Mark II 对牙釉质造成的磨损要少得多,而且抛光的二氧化锆表面始终保持不变,而上釉的二氧化锆出现了显著的釉层丧失。在 IADR 2012,Yang 等使用阿拉巴马大学磨损测试装置测量了 Zirkonzahn Y-TZP(抛光,染色,染色然后上釉)、Acura Y-TZP、Wieland Y-TZP、和一种长石质陶瓷对牙釉质的磨损,发现三种 Y-TZP 产品产生的牙釉质磨损明显小于长石质陶瓷,因为 Y-TZP 的表面特性相对均匀,而染色和上釉的 Zirkonzahn Y-TZP 比没有上釉的其他 Y-TZP 更粗糙。

2013 年 Janyavula 等测量了四种表面处理的二氧化锆(Lava)与磨牙牙釉质的磨损量,结果显示高度抛光处理比上釉处理产生了更少的磨损量(图 11-2)。Stawarczyk 等使用咀嚼模拟器测量三种表面处理的二氧化锆(ZENOTEC Zr Bridge Translucent)和基底合金(Denta NEM,CoCr 合金)对牙釉质的磨损量,发现抛光处理的二氧化锆对牙釉质以及自身材料的磨损量比较低(图 11-3)。

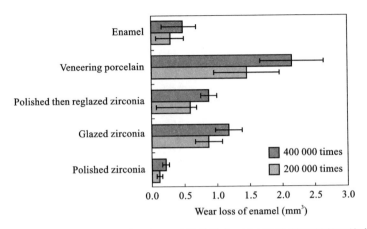

图 11 - 2　二氧化锆 4 种不同表面处理对牙釉质在 400 000 次咀嚼周期下的磨损量

注:内容引自 Janyavula S, Lawson N, Caker D, et al. The wear of polished and glazed zirconia against enamel[J]. J Prosthet Dent,2013,109:22-29.

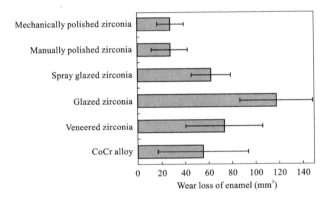

图 11 - 3　5 种表面处理的二氧化锆和 CoCr 合金对牙釉质
在 1 200 000 次咀嚼周期下的磨损量

注:内容引自 Stawarezyk B, Özcan M, Scmutz F, et al. Two - boby water of monolithic, vencered and glazed zirconia and their corresponding enained antagnosis[J]. Acta Odontol Scand, 2013,71:482-487.

　　由于测量值和条件的较大变化,二氧化锆对牙釉质的影响没有可靠的临床数据。作为人类牙釉质的替代品,滑石($MgO_2 \cdot SiO_2$)与人类牙釉质有相似的磨损行为,经常被用作牙釉质的替代材料。2011 年,Preis 等使用咀嚼模拟器测量五种二氧化锆和四种饰瓷对滑石的磨损量,结果显示二氧化锆对滑石的磨损低于饰瓷(图 11 - 4)。Kuretzky 等使用纵向移动装置测量了四种表面处理的二氧化锆(粗糙、抛光、上釉和上 Lava 饰瓷)和 e. max CAD 对滑石的磨损量,结果显示抛光的二氧化锆产生了最小的滑石球磨损。2013 年 Kontos 等使用咀嚼模拟器测量了五种表面处理的二氧化锆对滑石产生的磨损量,结果显示与喷砂、研磨和上釉表面处理相比,抛光的二氧化锆产生的磨损量最低。

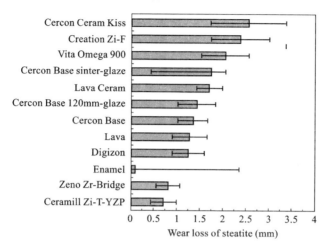

图 11 - 4　5 个二氧化锆和 4 个饰面瓷在 1 200 000 次咀嚼循环后,
对滑石球($\phi=3\ mm$)的磨损量

注:内容引自 Preis V,Behr M,Kolbeck C,et al. Wear performance of substructure ceramics and veneering porcelains[J]. Dent Mater,2011,27:796-804.

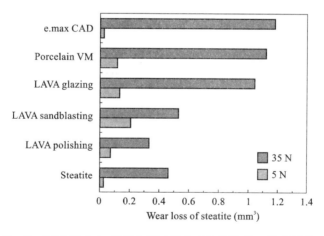

图 11 - 5　在 72 次/min 的纵向循环移动 120 分钟后,4 种表面处理的
二氧化锆和 e. max CAD 对滑石的磨损量($\phi=6\ mm$)

注:内容引自 Kuretzky T,Urban M,Dittmann R,et al. Wear behaviour of zirconia compared to state-of-the-art ceramics[J]. IADR,2011.

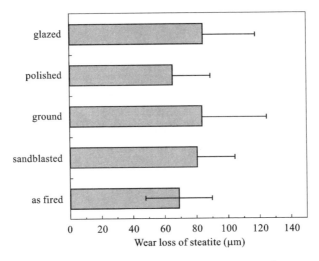

图 11-6　5 种表面处理的二氧化锆在 5 000 次循环后对滑石($\phi=6$ mm)的磨损量

注:内容引自 Kontos L,Schille C,Schweizer E,et al. Influence of surface treatment on the wear of solid zirconia[J]. Acta Odontol Scand,2013,71:102-112.

二氧化锆陶瓷磨损研究结果的总结如下:

由于二氧化锆的显微结构细小均匀,可以通过充分的抛光获得光滑的二氧化锆表面。高度抛光的二氧化锆在各种牙科材料中表现出最少的牙釉质磨损量。二氧化锆的上釉表面光滑,但上釉处理比抛光处理造成的磨损量更高。由于薄釉层(约 100 μm)在使用一段时间后会消失,暴露出一个粗糙的表面,并快速地形成磨损表面,上饰瓷方式比抛光方式对牙釉质的磨损量影响更大,因为饰瓷由长石质玻璃和白榴石晶体组成(约 10 μm),其玻璃基质容易磨损,会有大的白榴石颗粒暴露,产生研磨作用,导致牙釉质磨损。

三、二氧化锆修复体对牙釉质磨损的预防

当使用口腔二氧化锆全锆冠时,由于二氧化锆非常硬,所以对牙釉质的磨损是一个问题。但这是一个误解,磨损在很大程度上取决于修复材料微观结构的同质性和粒度。由于二氧化锆具有良好的结构统一性,使用含有细小金刚石颗粒的适当抛光材料和器械可以对其进行镜面抛光,这样就没有必要担心二氧化锆修复体对牙釉质的磨损。反之,当二氧化锆修复体的表面粗糙度很大时,对牙釉质的磨损将会很大。因此,当二氧化锆修复体调整咬合后,其表面应该进行充分的镜面抛光。此外,不推荐使用上釉处理来获得二氧化锆表面光洁度。为了防止对牙釉质的磨损,在技工室和口腔中进行二氧化锆修复体咬合调整后需要进行镜面抛光。

表 11‐1　用于二氧化锆表面研磨和抛光的抛光器械和抛光粉

	Name(Manufacturer)	Composition of abrasives	Composition of binder
Grinding rotary instrument	SinterDia(Shofu)	Diamond(C)	Metal sintering
	Diamond Point(Shofu)		Metal plating(Ni,Cr)
	VitrifiedDia(Shofu)		GLASS
	Aadva point Zr(GC)	Diamond ?, Corundum(Al₂O₃)	
		Anatase(TiO₂)	
	CeramDia(Morita)	Diamond(C), Corundum(Al₂O₃)	
		Anatase(ZnO)	Artificial rubber
	Pro-tec diamond poing	Diamond(C), Corundum(Al₂O₃)	
	(kuraray Noritake Dental)	Rutile(TiO₂)	
	Porcelain Hi-glaze(Dedeco)	Diamond(C), Rutile(TiO₂)	
	Name(Manufacturer)	Composition of abrasives	Polishing instrument
Polishing paste	DirectDia Paste(Shofu)	Diamond(C), Anatase(TiO₂), Glycerin	Super-snap buff disk
	Diapolisher Paste(GC)	Diamond(C), Zinc oxide(ZnO),Glycerin	Felt, Brush, PTC cup
	DuraPolish Dia(Shofu)	Diamond(C), Pumice(SiO₂), wax	Felt
	Zircon-Brite(DVA)	Diamond(C), Corumdum(Al₂O₃), Pumice(SiO₂), wax	
	Zirkopol(Feguramed)	Diamond(C), Corundum(Al₂O₃), Pumice(SiO₂), wax	Felt, Brush
	Pearl Surface Z	Diamond(C), Silicon carbide(SiC), wax	Brush
	(Kuraray Noritake Dental)		

$$表\ 11\text{-}1$$

二氧化锆的维氏硬度较高（Hv 11 60～1 300），但低于氧化铝（Hv 1 800～2 200）和金刚石（Hv 10 200）。因此，二氧化锆很容易被涂有金刚石砂粒器械进行研磨（表 11‐1），二氧化锆的研磨器械通过金属、玻璃和人造橡胶将高密度的金刚石颗粒固定到不锈钢转动柄上。图 11‐7 展示了金刚砂的研磨器械。

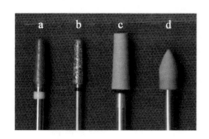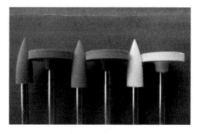

图 11‐7　左图为金刚砂旋转器械
　　a. SinterDia HP30R；b. Super Course SC106RD；c. VitrifiedDia HP20；d. CeramDia SF 和 Dodeco Hi-glaze diamond polished kit.

　　一般来说，不锈钢转动柄上先镀上镍铬合金，然后将金刚石颗粒固定在其上。Super Course 通过电镀将两倍通常粒径的金刚砂（100～300 μm）固定在转动杆上，产生了比通常研磨器械高出一倍的研磨量。另一方面，SinterDia 通过将金属烧结在不锈钢转动杆来固定金刚砂颗粒，它阻止了金刚砂颗粒从高密度填料中脱落，从而表现出较高的研磨性和耐用性。VitrifiedDia 用玻璃固定金刚砂颗粒。Aadva Point Zr，CeramDia 和 Porcelain Hi-glaze 用人造橡胶固定金刚砂和其他氧化物如刚玉（Al₂O₃）和锐钛矿或金红石（TiO₂）。CeramDia M，F 和 SF 的金刚石晶粒尺寸

分别为 $100\sim200~\mu m$、$30\sim60~\mu m$ 和 $3\sim6~\mu m$，较大的金刚石粒径对二氧化锆具有更高的研磨性，但是表面粗糙度很大。因此，研磨应该从金刚砂的大颗粒到小颗粒尺寸依次进行。这个循序渐进的研磨方式可以快速地获得均匀的光滑表面，并且能够快速地进行下一步抛光处理。

图 11-8 展示了一些用于二氧化锆的抛光膏商品。金刚砂抛光膏主要含有金刚砂颗粒（$1\sim6~\mu m$）和其他细小的氧化物（小于 $0.5~\mu m$）如金红石（TiO_2）、刚玉（Al_2O_3）、氧化锌（ZnO）和浮石（SiO_2）。这些金刚砂抛光膏通常用塑料或橡胶圆锥和软刷来完成抛光（图 11-9）。Super snap 浅黄色抛光盘由 TiO_2 和聚酯组成。PTC 抛光杯由 TiO_2、ZnO 和人造橡胶组成。罗宾逊刷由硬质纤维如马毛或柔软纤维如羊毛组成。DirectDia 糊剂和 Diapolisher 糊剂可以利用塑料或橡胶锥对咬合调整的表面进行镜面抛光。其他抛光膏主要利用 Robinson 刷应用在技工室中。

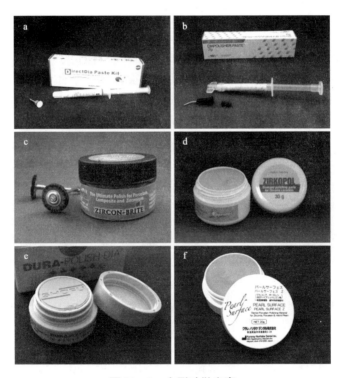

图 11-8　金刚砂抛光膏

a. DirectDia paste；b. Diapolisher paste；c. Zircon-Brite；d. Zirkopol；e. Dura-PolishDia；f. Pearl Surface Z

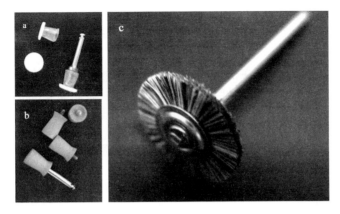

图 11-9 抛光杯和刷

a. Super snap buff disk；b. PTC cup；c. Robinson brush

有研究测量了 3 种金刚砂研磨器械和抛光膏对 7 种类型口腔陶瓷表面进行抛光的效果，获得的表面粗糙度见图 11-10）。对 7 种陶瓷表面使用 CeramDia M, F 和 SF 依次进行研磨后，再用 DirectDia 糊剂和 Zircon-Brite 等金刚砂膏进行抛光，所有牙科陶瓷的表面粗糙度均出现下降，抛光步骤使得粗糙度进一步降低，特别是 3 种二氧化锆产品（Cercon, ZENOSTAR 和 P-NANOZR）在每次研磨和抛光后都

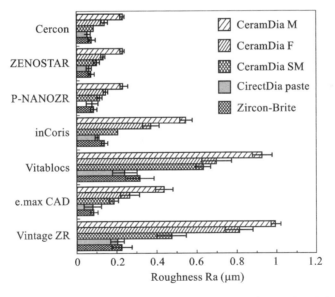

图 11-10 使用 3 种金刚砂研磨器械和 2 种抛光膏抛光 7 种类型口腔陶瓷表面的粗糙度

注：内容引自 Janyavula S, Lawson N, Caker D, et al. The wear of polished and glazed zirconia against enamel[J]. J Prosthet Dent, 2013, 109:22-29.

显示出最小的粗糙度。图 11-10 中的 7 种陶瓷材料在三次研磨和两次抛光之后的平均表面粗糙度与每种陶瓷的维氏硬度之间的关系见图 11-11(左),以及平均表面粗糙度和金刚砂粒径平均尺寸之间的关系见图 11-11(右)。研磨和抛光后的表面粗糙度与硬度无关,但在很大程度上依赖于颗粒粒径的大小。研究表明研磨和抛光后的口腔陶瓷表面粗糙度主要取决于微观结构,而抛光成光滑表面的微观结构是均匀细致的。

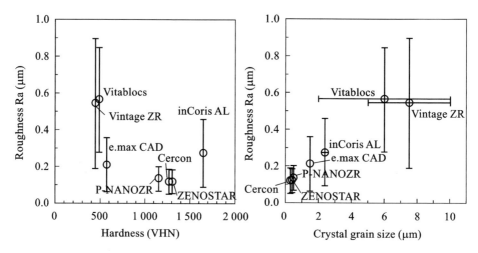

图 11-11　使用 3 种金刚砂研磨器械和 2 种抛光膏抛光 7 种类型口腔陶瓷表面的表面平均粗糙度和硬度(左)之间的关系,以及表面平均粗糙度和颗粒粒径尺寸(右)之间的关系

注:内容引自 Janyavula S, Lawson N, Caker D, et al. The wear of polished and glazed zirconia against enamel[J]. J Prosthet Dent, 2013, 109:22-29.

图 11-12 比较了 13 种研磨和抛光材料对三种类型二氧化锆的表面粗糙度。Super Course, Sinter Dia, Vitrified Dia 和 Ceram Dia MF 和 SF 都是旋转研磨器械。Super Course, Sinter Dia 和 Vitrified Dia 所产生的表面粗糙度($>1~\mu m$)。而 Ceram Dia MF 和 SF 产生的表面粗糙度较低,这可能是其使用人造橡胶来固定金刚砂颗粒。使用 Ceram Dia MF 和 SF 依次研磨后,再使用 Diapolisher 糊剂、DirectDia 糊剂、Zircon-Brite 和 Zirkopol 等金刚砂膏进行抛光,会使表面变得更加光滑,而二氧化锆类型和金刚砂膏类型对表面粗糙度没有显著影响。ConCool, Pressage 和 PTC 是牙齿刮治清洁后的常规抛光膏,DirectDia 糊剂抛光后再使用洁牙抛光膏,其表面粗糙度没有变化。

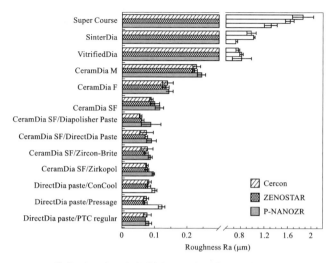

图 11 - 12　3 种类型口腔二氧化锆在 13 种研磨抛光条件下的表面粗糙度

注：内容引自 Janyavula S，Lawson N，Caker D，et al. The wear of polished and glazed zirconia against enamel[J]. J Prosthet Dent，2013，109：22-29.

　　3 种类型口腔二氧化锆在 13 种研磨抛光条件下的的光泽度随着研磨器械的金刚砂颗粒尺寸的减小而增加，并随着进一步抛光而增加（图 11 - 13）。但是，PMTC 糊剂没有对光泽度产生影响，因为 PMTC 糊剂由二氧化硅颗粒构成，而不

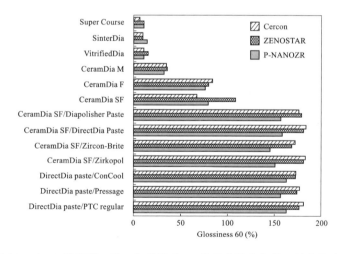

**图 11 - 13　3 种类型口腔二氧化锆在 13 种研磨抛光条件下的光泽度和
表面粗糙度之间的相关性**

注：内容引自 Janyavula S，Lawson N，Caker D，et al. The wear of polished and glazed zirconia against enamel[J]. J Prosthet Dent，2013，109：22-29.

是金刚砂颗粒,这意味着 PMTC 的操作不会影响二氧化锆表面粗糙度和的光泽度。图 11-14 显示随着粗糙度的降低,光泽度急剧增加,其粗糙度<0.3 μm,这意味着二氧化锆修复体的最终光泽度由最终抛光程度所决定。

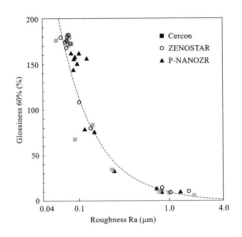

图 11-14　3 种类型口腔二氧化锆在 13 种研磨抛光条件下的光泽度

注:内容引自 Janyavula S, Lawson N, Caker D, et al. The wear of polished and glazed zirconia against enamel[J]. J Prosthet Dent,2013,109:22-29.

陶瓷的性质完全不同于金属或合金,所以牙医和技师必须改变自身行为,发展一种新的"陶瓷思维"——陶瓷是易碎的,在生理条件下,不管是共价键还是离子键,当它们被破坏时,其结构是不能"愈合"的。打磨瓷块时不使用水冷却会导致局部的陶瓷结构过热。粗糙的金刚砂或砂石损坏陶瓷表面,将导致裂纹形成,造成气孔和孔隙开放。最后水分子侵袭,特别是玻璃基质结构在潮湿的环境中,裂纹可以更容易地扩散。因此建议创造光滑、无划痕的表面是确保陶瓷(玻璃陶瓷、高强度氧化物陶瓷)修复体长久性的最佳保证。

参考文献

[1] Miyazaki T L,Nakamura T,Matsumura H,et al. Current status of zirconia restoration [J]. J Prosthodont Res,2013,57:236-261.

[2] Imai Y,Suzuki S,Fukushima S. Enamel wear of modified porcelains[J]. Am J Dent, 2000,13:315-323.

[3] Metzler K T,Woody R D,Miller III A W,et al. In vitro investigation of the wear of human enamel by dental porcelain[J]. J Prosthet Dent,1999,81:356-364.

[4] Ramp M H,Ramp L C,Suzuki S. Vertical height loss:an investigation of four restorative materials opposing enamel[J]. J Prosthodont,1999,8:252-257.

[5] Krejci I, Lutz F, Reimer M. Wear of CAD/CAM ceramic inlays: restorations, opposing cusps, and luting cements[J]. Quintessence Int, 1994, 25: 199-207.

[6] DeLong R, Sasik C, Pintado M R, et al. The wear of enamel when opposed by ceramic systems[J]. Dent Mater, 1989, 5: 266-271.

[7] Seghi R R, Rosenstiel S F, Bauer P. Abrasion of human enamel by different dental ceramics in vitro[J]. J Dent Res, 1991, 70: 221-225.

[8] Magne P, Oh W S, Pintado M R, et al. Wear of enamel and veneering ceramics after laboratory and chairside finishing procedures[J]. J Prosthet Dent, 1999, 82: 669-679.

[9] Kunzelmann K H, Jelen B, Mehl A, et al. Wear evaluation of MZ100 compared to ceramic CAD/CAM materials[J]. Int J Comput Dent, 2001, 4: 171-184.

[10] Sorenson J A, Cruz M A, Berge H-X. In vivo measurement of antagonist tooth wear opposing ceramic bridges[J]. J Dent Res, 2000, 79: 172.

[11] Jagger D C, Harrison A. An in vitro investigation into the wear effects of unglazed, glazed, and polished porcelain on human enamel [J]. J Prosthet Dent, 1994, 72: 320-323.

[12] Jagger D C, Harrison A. An in vitro investigation into the wear effects of selected restorative materials on enamel[J]. J Oral Rehabil, 1995, 22: 275-281.

[13] Ramp M H, Suzuki S, Cox C F, et al. Evaluation of wear: enamel opposing three ceramic materials and a gold alloy[J]. J Prosthet Dent, 1997, 77: 523-530 .

[14] Palmer D S, Barco M T, Pelleu Jr G B, et al. Wear of human enamel against a commercial castable ceramic restorative material [J]. J Prosthet Dent, 1991, 65: 192-195.

[15] Delong R, Pintado M R, Douglas W H. The wear of enamel opposing shaded ceramic restorative materials: an in vitro study[J]. J Prosthet Dent, 1992, 68: 42-48.

[16] Hudson J D, Goldstein G R, Georgescu M. Enamel wear caused by three different restorative materials[J]. J Prosthet Dent, 1995, 74: 647-654.

[17] Krejci I, Lutz F, Reimer M, et al. Wear of ceramic inlays, their enamel antagonists, and luting cements[J]. J Prosthet Dent, 1993, 69: 425-430.

[18] Ratledge D K, Smith B G, Wilson R F. The effect of restorative materials on the wear of human enamel[J]. J Prosthet Dent, 1994, 72: 194-203.

[19] O'Kray H P, O'Brien W J. In vitro human enamel wear by a hydrated high-alkali porcelain[J]. Quintessence Int, 2005, 36: 617-622.

[20] Clelland N L, Agarwala V, Knobloch L A, et al. Relative wear of enamel opposing low-fusing dental porcelain[J]. J Prosthodont, 2003, 12: 168-175.

[21] Clelland N L, Agarwala V, Knobloch L A, et al. Wear of enamel opposing low-fusing and conventional ceramic restorative materials[J]. J Prosthodont, 2001, 10: 8-15.

[22] Kumar P, Oka M, Ikeuchi K, et al. Low wear rate of UHMWPE against zirconia ceramic(Y-PSZ) in comparison to alumina ceramic and SUS 316L alloy[J]. J Biomed

Mater Res,1991,25:813-828.

[23] Tambra T R,Razzoog M E,Lang B R,et al. Wear of enamel opposing YPSZ zirconia core material with two surface finish[J]. In:32nd AADR,2003.

[24] Culver S,Cakir D,Burgess J,et al. Wear of the enamel antagonist and five restorative materials[J]. AADR,2008.

[25] Shar S,Mickelson C,Beck P,et al. Wear of enamel on polished and glazed zirconia[J]. AADR,2010.

[26] Jung Y-S,Lee J-W,Choi Y-J,et al. A study on the in-vitro wear of the natural tooth structure by opposing zirconia or dental porcelain[J]. J Adv Prosthodont,2010,2: 1111-1115.

[27] Albashaireh Z S M,Ghazal M,Kern M. Two-body wear of different ceramic materials opposed to zirconia ceramic[J]. J Prosthet Dent,2010,104:105-113.

[28] Kuretzky T, Urban M, Dittmann R, et al. Wear behaviour of zirconia compared to state–of–the–art ceramics[J]. IADR,2011.

[29] Preis V,Behr M,Kolbeck C,et al. Wear performance of substructure ceramics and veneering porcelains[J]. Dent Mater,2011,27:796-804.

[30] Ban S,Sakakibara T,Yoshihara K,et al. Surface properties of dental zirconia after clinical grinding and polishing[J]. Key Eng Mater,2013,24:501-506.

[31] Janyavula S, Lawson N, Caker D, et al. The wear of polished and glazed zirconia against enamel[J]. J Prosthet Dent,2013,109:22-29.

[32] Stawarezyk B, Özcan M, Scmutz F, et al. Two–boby water of monolithic, vencered and glazed zirconia and their corresponding enained antagnosis[J]. Acta Odontol Scand,2013,71:482-487.

[33] Kontos L, Schille C, Schweizer E, et al. Influence of surface treatment on the wear of solid zirconia[J]. Acta Odontol Scand,2013,71:102-112.

第十二章

口腔全瓷修复体的树脂粘接与粘固

全瓷材料因不含金属、耐磨、色泽稳定、导热率低及生物相容性好等优点已成为口腔修复材料研究的热点。近几十年，口腔玻璃陶瓷所带来的前牙美学修复效果是毋庸置疑的。而随着二氧化锆高强度陶瓷材料的出现，全瓷修复体的应用范围不断地被拓展，二氧化锆陶瓷有着更高的强度、硬度和长期稳定性，可以用来完成后牙区地冠桥修复以及种植体上部结构修复。影响全瓷修复体临床寿命的因素很多，其中牢固持久的树脂粘接是提高全瓷修复体与基牙间的固位力、抗折力和冠边缘防微渗漏能力的基础(图 12-1)。

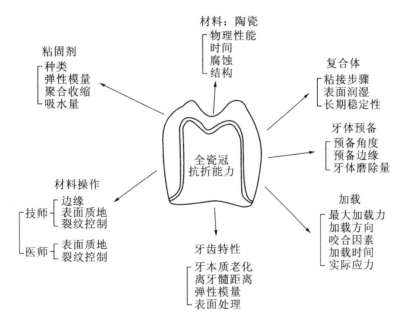

图 12-1　影响全瓷修复体临床寿命的因素

全瓷修复体和牙体组织间的粘接界面在口腔中会面临着许多压力,如咀嚼力、温度变化、唾液以及 pH 的变化等等。口腔陶瓷材料的树脂粘接需要进行表面处理,而表面处理的目的就是提高牙科材料的表面能。许多口腔陶瓷材料主要成分都是二氧化硅,根据温度不同,其可以产生许多不同的晶体和无定形相。表面处理一般有两种办法:纯化学方法和物理-化学方法。一方面,使用处理剂如氢氟酸对材料表面进行预处理也是为了使陶瓷表面获得微机械固位如对玻璃基陶瓷材料的酸蚀;另一方面,使用硅烷偶联剂使得无机的陶瓷表面和有机的树脂水门汀间产生化学结合。但是对于致密烧结高强度陶瓷如氧化铝及二氧化锆陶瓷,其不可酸蚀的特性以及无硅酸盐成分的存在,其更多是树脂水门汀的粘固作用。

对于陶瓷材料的树脂粘接来说,表面能的概念变得尤其重要,当液体的表面张力比陶瓷材料表面能低时,液体就会在陶瓷材料的表面扩散。陶瓷表面能取决于材料的粗糙程度和化学成分。在许多情况下,材料表面可能会有表面能较低的污染物,比如说油、油脂或者蛋白质等,这些污染物都必须在粘接之前去除。而要形成一个良好的粘接关系,必须满足以下几个要求:

(1)当没有形成化学粘接时,必须要有良好的微机械固位;

(2)材料必须被粘接剂充分地润湿;

(3)材料能很好地抵抗疲劳应力、压力、酸蚀和消除残余应力。

本文将对可酸蚀陶瓷(长石质陶瓷、二硅酸锂陶瓷)的树脂粘接和不可酸蚀陶瓷(二氧化锆陶瓷)的树脂粘固机制进行探讨。

一、可酸蚀玻璃陶瓷

玻璃陶瓷表面多数为氧离子,表面显示出较强的负极性(极性的强度通过表面能表现出来),能够吸附与氧离子有亲和性的分子和离子,从而有很强的趋于稳定状态的倾向(表面能变低)。因此陶瓷表面对具有极性基团的水和粘接性树脂有很强的亲和力。陶瓷表面很适合与极性分子的粘接,但是表面容易污染成为阻碍粘接的因素,因此尽可能保持表面的洁净和干燥对于粘接是非常重要的。

1. 氢氟酸酸蚀

经典的修复用玻璃陶瓷材料,比如说白榴石增强长石质陶瓷、二硅酸锂陶瓷,都可以用 5% 或 9.5% 的氢氟酸凝胶来酸蚀。酸蚀可以产生具有微机械固位力的表面,同时也会在陶瓷表面产生许多羟基基团。

氢氟酸酸蚀发生在含有硅元素或者硅酸盐的陶瓷表面。首先,会形成不稳定的四氟化硅。

$$2(HF)_2(l) + SiO_2(s) \rightarrow SiF_4(l) + 2H_2O(l)$$

四氟化硅和可溶性的 HF 分子反应可以产生可溶的六氟化硅离子。

$$(HF)_2(l)+SiF_4(l)\rightarrow[SiF_6]^{2-}(aq)+2H^+$$

它还可以进一步和氢离子反应产生六氟硅酸,可以被水冲洗掉。

$$[SiF_6]^{2-}(aq)+2H^+(aq)\rightarrow H_2SiF_6(l)$$

图 12-2 显示 37％磷酸并不能酸蚀白榴石增强型长石质陶瓷,只能对其表面进行化学清洗,5％氢氟酸能够将该类型酸蚀成蜂窝织样结构,而氧化铝颗粒喷砂造成陶瓷表面玻璃基质的过度丧失,这不利于发挥随后的硅烷偶联剂效果,氢氟酸酸蚀 10 秒和 30 秒间的表面粗糙度无显著差异(图 12-3),这对于白榴石增强型长石质陶瓷来说,氢氟酸酸蚀 10 秒也许是较好的选择。

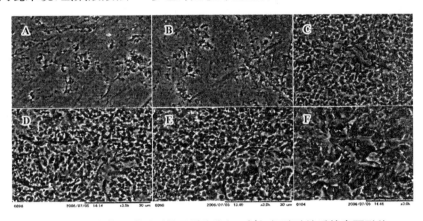

图 12-2　白榴石增强型长石质陶瓷经 5％氢氟酸酸蚀后的表面形貌
A. Control;B. 37％磷酸 30 秒;C. 5％HF 5 秒;D. 5％HF 10 秒;E. 5％HF 30 秒;F. Al$_2$O$_3$ 喷砂 10 秒

二硅酸锂玻璃陶瓷经过不同浓度氢氟酸酸蚀后,显示出不同的表面形貌,4％氢氟酸处理组陶瓷片表面可见玻璃基质部分溶解,暴露出表层的针状晶体,并形成大量的孔隙、沟裂(图 12-4B)。9.5％氢氟酸处理组的陶瓷片表面玻璃基质充分溶解,暴露出成簇的针状晶体,并形成多孔结构,且孔隙尺寸及深度较大(图12-4C)。4％和 9.5％氢氟酸处理组试件表面 Ra、Rz、Rmax 值均显著高于磷

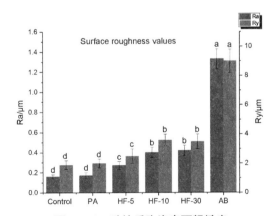

图 12-3　酸蚀后陶瓷表面粗糙度
A. Control;B. 37％磷酸 30 s;C. 5％HF 5 s;
D. 5％HF 10 s;E. 5％HF 30 s;F. Al$_2$O$_3$ 喷砂 10 s

酸组,而9.5%氢氟酸组除Ra以外的参数值均显著高于4%氢氟酸组。因此对于二硅酸锂玻璃陶瓷来说,9.5%氢氟酸浓度能获得更好的表面酸蚀效果。有研究显示随着氢氟酸酸蚀时间从0、20、40、60、120 s的延长,二硅酸锂玻璃陶瓷的弯曲强度分为(384±33),(347±43),(330±53),(327±67) and (317±41)MPa,呈逐渐降低,因此酸蚀时间过长导致的过度酸蚀会对二硅酸锂陶瓷的弯曲强度产生不良影响。

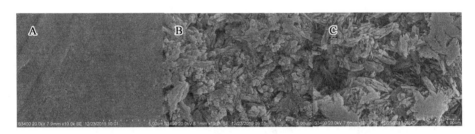

图12-4　不同酸蚀处理后的二硅酸锂玻璃陶瓷表面形貌

A. 37%磷酸;B. 4%氢氟酸;C. 9.5%氢氟酸,处理时间均为20 s

2. 硅烷偶联剂

硅烷偶联剂的作用是作为中间介质,通过双性分子的结构,促进有机成分和无机成分之间形成粘接。总的来说,用作陶瓷表面处理的硅烷偶联剂主要成分是有机官能三硅氧烷、硅烷酯,化学式可以写作 R—Y—SiX$_3$。其中R基团是非水溶性的有机基团,Y是连接体,通常是丙烯基,而X是水溶性基团。硅烷偶联剂单体通常有两个官能团,也就是说它们能发生双反应。非水溶性的官能团有 C=C 键,可以与树脂单体中的 C=C 发生聚合。水溶性的烷氧基(例如甲氧基、乙氧基)可以和陶瓷表面发生丰富的羟基反应。在这个过程中还形成了氢键和共价 —Si—O—Si— 键,这个过程称为硅烷化。

$$\equiv Si\ -O-R_{(solution)} +H_2O \longrightarrow\ \equiv Si\ -OH_{(solution)} +R-OH$$
$$\equiv Si\ -OH_{(interface)} +\ \equiv Si\ -OH_{(solution)} \longrightarrow$$
$$\equiv Si\ -O-Si-_{(siloxane\ film)} +H_2O$$

陶瓷表面硅烷化的结果是形成了一层疏水的三维结构的硅氧键网状结构。游离的水分子、离子和气体可以留在这层网中。低黏度硅烷偶联剂能有效地促进润湿,而硅烷偶联剂与具有硅元素的底物相接触,范德华力就会开始起作用。在吹干的过程中,硅烷偶联剂会与玻璃陶瓷表面的硅反应形成一层硅氧烷网(20～100 nm),硅氧烷网的厚度主要是由硅烷偶联剂的浓度决定的,而不是与底物的反应时间。固化时间和温度同样也会对其有影响。如果硅氧烷网的厚度太厚,可能会形成内聚破坏,而太薄则不能完全覆盖陶瓷表面,这样硅烷化处理后的陶瓷表面和树脂就不能形成良好的接触。因此,硅烷偶联剂可以被看作是一种能提高酸蚀后陶瓷表面能的材料,这样疏水性的树脂粘接剂和复合树脂水门汀能够更好地渗透到酸蚀后的陶瓷表面中,避免陶瓷粘接界面孔隙的产生,提高树脂和陶瓷表面的粘接力。

一般来说,疏水的硅烷偶联剂单体必须首先被活化(水解),然后它们会自然地冷凝和沉积在无机底物的表面。而在醇—水的溶剂中,加入酸性催化剂,不稳定的烷氧基就会和水反应形成活泼的、亲水性的酸性硅醇基。在硅烷水解的反应中必须有水的参与,而且硅烷可以溶于醇中。牙科中最常用的硅烷偶联剂成分是3-(甲基丙烯酰氧)丙基三甲氧基硅烷(γ-MPTS),通常要预先进行水解处理(活化)然后溶解在乙醇-水溶剂中,浓度大概是 $1\% \sim 2\%$,用乙酸调至 pH 为 $4 \sim 5$。低浓度能保证更长的贮存时间,可达 $2 \sim 3$ 年。γ-MPTS可以促进金属与树脂、陶瓷与树脂和树脂与树脂之间的粘接。在临床上硅烷偶联剂还有可迅速水解的双瓶装系统,成分主要是粘接单体——二甲基丙烯酸单体。选择γ-MPTS是因为甲基丙烯酸官能团的性质与树脂的二甲基丙烯酸单体非常相似。而且,γ-MPTS分子的排列方向趋向于与玻璃陶瓷的表面平行。当γ-MPTS浓度越来越高,γ-MPTS的排列方向就越随机。这种规律对我们理解陶瓷表面硅烷化和计算达到最佳粘接所需要的硅烷偶联剂的量都有帮助。

硅烷偶联剂的作用机制详解见图 12-5。陶瓷表面的硅烷偶联剂处理,通常在涂布γ-MPTS的乙醇溶液后,使用热风吹干乙醇。陶瓷表面附着的水分和乙醇溶

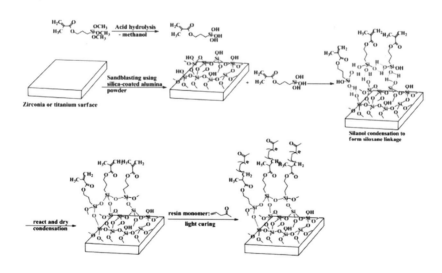

图 12-5　硅烷偶联剂的作用机制图

液含有的少量水分,可以使—OCH_3基加水分解,乙醇蒸发的过程,也是水解产生的硅醇基(Si—OH)和陶瓷表面的氢氧基缩合的反应过程。酒精的蒸发可以带走缩合反应产生的水。热风干燥对促进缩合有很大的作用。为了促进—OCH_3基的加水分解,一般使用γ-MPTS的醋酸溶液。

3. 陶瓷树脂粘接临床需要注意的问题

有研究显示硅烷偶联剂用于树脂与玻璃陶瓷粘接时,当硅烷偶联剂浓度恰当时,不需要对陶瓷进行氢氟酸酸蚀,即使在沸水中,硅氧烷键也能保持惰性。因此有学者提出在没有经过 HF 酸蚀的情况下,只使用硅烷偶联剂来实现陶瓷和树脂之间的粘接。虽然这种情况下的树脂陶瓷初期粘接强度会比较高,但是数据显示随着时间推移这种粘接强度会不断减弱。因为γ-MPTS和陶瓷表面反应形成的—Si—O—Si—结合,容易被加水分解,酸碱溶液更容易促进水解,这就削弱了陶瓷树脂的粘接耐久性。有研究显示硅烷偶联剂加树脂粘接剂对上过釉的玻璃陶瓷表面粘接效果很差,这是因为上过釉的表面缺乏微机械固位力。因此,表面粗化处理能够提高比表面积,从而为硅烷偶联剂更多的粘接面积。

临床推荐使用表面粗化+硅烷偶联剂的处理方法。在表面粗化处理后,使用γ-MPTS溶液进行硅烷化处理,总的来说,不管是体内实验还是体外实验,硅烷化处理后的粘接强度都要优于未经硅烷化处理的样本。陶瓷表面粗糙化方法包括机械研磨和氢氟酸处理,有学者建议不要对长石质玻璃陶瓷材料进行喷砂处理,因为这样造成的材料损耗是氧化铝陶瓷的 36 倍,因此对于玻璃陶瓷来说,氢氟酸酸蚀是首选。牙科所用的可酸蚀玻璃陶瓷是一种复合材料,由低熔点的玻璃基质和高熔点的填充颗粒组成。低熔点的玻璃基质在酸中的溶解度更高,这就使得玻璃基质在酸中可以溶解产生微机械孔隙,而结晶体变得粗糙,这提高了陶瓷表面的比表面积,增加了硅烷偶联剂反应面积。有两项研究表明硅烷偶联剂能提高树脂和氢氟酸酸蚀过的陶瓷表面之间的粘接强度,但硅烷偶联剂可以降低粘接界面抵抗应力腐蚀的能力。酸化硅烷偶联剂能提高硅烷偶联剂的水解程度,进而显著提高微剪切粘接强度。使用氢氟酸酸蚀长石质陶瓷表面后,再用双瓶装的硅烷偶联剂处理,其硅烷预处理剂中含有γ-MPTS和4-META/MDP,这样形成的粘接其剪切粘接强度的持久性更好。

粘接效果依靠化学处理的效果,但陶瓷的种类,特别是结晶相的种类和含量的不同会影响硅烷偶联剂的化学处理效果。二硅酸锂玻璃陶瓷比长石质陶瓷的晶体含量更高,玻璃基质相对较少,当陶瓷中玻璃基质的过多溶解,其与硅烷偶联剂的化学结合不足,会导致粘接强度的下降,同时目前的商业硅烷偶联剂与二硅酸锂陶瓷结构中的结合能力也明显低于长石质陶瓷。二硅酸锂陶瓷与白榴石加强长石质陶瓷的树脂粘接强度和耐久性间的差异在图 12-6 中得到展示,二硅酸锂无论是初期粘接强度还是粘接强度在冷热循环下的稳定性都不如白榴石加强型玻璃陶瓷,因此针对二硅酸锂玻璃陶瓷开发新型硅烷偶联剂在临床上是很迫切的。

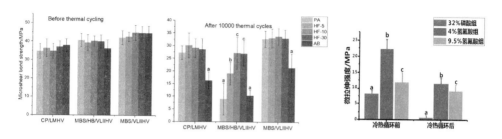

图12-6　白榴石加强玻璃陶瓷(左图)和二硅酸锂陶瓷(右图)的树脂粘接强度与耐久性

同时树脂粘接剂和树脂水门汀的吸水值较高,也会导致了硅氧烷薄膜的水解和分解。老化处理、在水中贮存和热循环试验都会破坏硅氧烷-陶瓷粘接。同时还有报道表明硅烷化处理过的表面在潮湿的环境中容易不稳定,同时硅氧键在接触到大气中的水分后也会被破坏。复合树脂水门汀可以被水渗透,因此硅烷偶联剂和树脂粘接剂之间的粘接会随着时间慢慢发生水解。结论就是潮湿的环境可能会对陶瓷产生压力并促进裂纹的产生。

体外实验研究了污染对酸蚀和硅烷化处理过的陶瓷表面和双固化复合树脂水门汀的剪切粘接强度的影响,结论是临床上唾液和医用手套造成的污染并不会明显影响剪切粘接强度,但是超硬石膏的污染会降低粘接强度,而且清理掉污染之后粘接强度也不会得到恢复。在实验条件下用丙酮清理陶瓷表面也会显著降低粘接强度。

临床上必须注意的是预活化的硅烷偶联剂的储存问题。硅烷偶联剂在长时间贮存后可以自我聚合的,会变成牛奶状,失去原来的功效。这就是为什么必须留意硅烷偶联剂的有效时间。

二、不可酸蚀陶瓷的粘固

目前二氧化锆全冠及固定桥不一定要用树脂水门汀粘固,但是从临床角度来看,树脂水门汀粘固具有一定的优势,尤其是在牙齿较短或固位力不足时,相比于传统粘固剂更适合于二氧化锆陶瓷的粘固。然而,在口腔内复杂的应力环境下,二氧化锆陶瓷和树脂水门汀之间的粘固尚存在粘接强度不足、粘接耐久能力不佳等问题,从而易造成修复体的脱落,缩短修复体的使用寿命。因此,如何改善二氧化锆陶瓷与树脂水门汀之间的粘接效果成为亟待解决的问题。

二氧化锆是一种高强度的陶瓷材料,其表面具有多晶结构,缺少玻璃相,对酸蚀十分稳定,因此临床上用于玻璃陶瓷酸蚀的氢氟酸并不能酸蚀二氧化锆。而二氧化锆常用的表面处理方法是使用 Al_2O_3 颗粒进行喷砂处理(图 12 - 7),一方面可以清洁二氧化锆表面,另一方面可以增加二氧化锆表面粗糙度,以有效增加二氧化锆表面的润湿性。

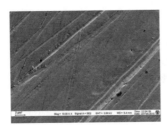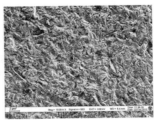

图 12 - 7　二氧化锆陶瓷表面的 Al_2O_3 颗粒喷砂处理前后的对比图

自酸蚀型树脂水门汀 Panavia F 因其含有磷酸酯类功能性单体,能够与二氧化锆陶瓷表面的金属氧化物产生一定的化学键结合如－P－O－Zr－,大量研究显示 Panavia F 能够与二氧化锆陶瓷间获得较好的初期粘接强度。Atsu S S 等研究结果显示 Panavia F 与未经任何处理的二氧化锆表面进行粘固,得到的初期粘接强度在 15 MPa 以上。Sukakoshi M 等的研究也证明了 Panavia F 与研磨处理的二氧化锆的初期粘接强度达到 10 MPa 以上。因此临床上推荐使用 Panavia F 树脂水门汀来粘固二氧化锆陶瓷修复体。但是良好的初期粘接强度并不代表粘接耐久性好。Yun J Y 等将 Panavia F 与未经任何处理的二氧化锆的粘接强度在经过 5～55℃冷热循环 5 000 次后仅为 2.8 MPa,很难达到临床的需要,但在这个研究中 Panavia F 与 90 μm 的 Al_2O_3 颗粒喷砂处理后的二氧化锆间的粘接强度经冷热循环后,粘接强度可达到 10 MPa 以上。Kim M J 等将冷热循环次数延长至 10 000 次,110 μm Al_2O_3 颗粒喷砂后的二氧化锆(Lava)与 Panavia F 间的粘接强度仍在 10 MPa 以上。孟翔峰等比较了 Panavia F 与 30 μm Al_2O_3 颗粒喷砂前后的二氧化锆(Sirona)的粘接强度,经过 10 000 次冷热循环后,喷砂组的粘接强度要显著高于未喷砂组的(图 12 - 8)。但图 12 - 9 显示目前临床上能够用于金属或玻璃陶瓷的底涂剂是无法有效提高 Panavia 与二氧化锆陶瓷间的粘接强度及耐久性。

自粘接型树脂水门汀自 2002 年起作为复合树脂水门汀一个新的分支,开始进入临床应用。自粘接型树脂水门汀省略了粘接过程中牙面预处理的步骤,同时对玷污层的保留也降低了术后的敏感性,并且还具备色泽美观、机械性能优良、体积收缩稳定等特点。自粘接树脂水门汀的结构中含有不同的酸性单体,能够与二氧化锆陶瓷表面产生一定的化学粘接。最早开发及使用的是 3M 公司生产的 Rely X Unicem,也是目前相关文献研究报道最多的自粘接型树脂水门汀。Rely X Unicem 含有多功能性磷酸基团,采用光化学双重固化聚合机制。但 Rely X

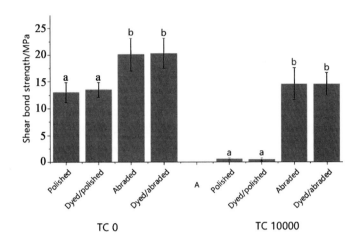

图 12 - 8　自酸蚀型复合树脂水门汀 Panavia 与喷砂前后的二氧化锆间粘接强度剂耐久性

Unicem 与不同类型的二氧化锆陶瓷之间的粘接试件在经过次数不等的冷热循环后，粘接强度都发生了不同程度的下降，喷砂处理有利于提高粘接的耐久性。近来随着越来越多品牌的自粘接型树脂水门汀的出现，如 Biscem、G-cem、Multilink Speed、Maxcem、Clearfil SA Luting 等等。研究发现自粘接型树脂水门汀 Biscem、Maxcem、G-cem 与未经任何处理的二氧化锆（Katana）间的初期剪切粘接强度均在 10 MPa 以下。孟翔峰等比较了研磨、喷砂处

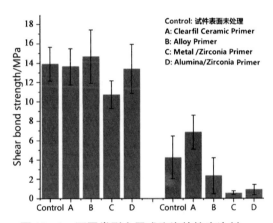

图 12 - 9　不同类型金属或陶瓷粘接底涂剂对二氧化锆陶瓷与树脂粘接耐久性的影响

理的二氧化锆陶瓷表面与 5 种自粘接树脂水门汀（Biscem、G-Cem、RelyX U100、Multilink Speed、Maxcem）的粘接耐久能力，图 12 - 10 的结果显示二氧化锆陶瓷研磨表面与 5 种自粘接树脂水门汀的粘接强度在 10 000 次冷热循环后出现了显著降低，但它们的降低程度存在着差异，Multilink Speed 和 RelyX U100 组的降低程度要明显低于 Biscem、G-Cem 和 Maxcem 组的，而 5 种自粘接树脂水门汀所含的酸性功能基团在结构上的差异可能影响其与二氧化锆陶瓷表面化学键如−P−O−Zr−的形成数量，其受到水的侵袭而劣化的程度不同导致，导致 5 种树脂水门汀与陶瓷粘接耐久性的差异。酸性功能性单体是一种亲水性的树脂单体，其所含磷酸酯基团的水解稳定性随着下列顺序而增加：二烷基磷酸酯＜三烷基磷酸酯＜单

烷基磷酸酯,同时磷酸酯类树脂单体中如果有较长的烯链也能够增加水解稳定性。而喷砂处理只是通过增加陶瓷表面粘接面积来延缓其与自粘接树脂水门汀粘接界面的老化速度。同时自粘接树脂水门汀材料自身的物理特性如热膨胀系数、吸水性、溶解性等也能够在一定程度上影响其与二氧化锆陶瓷间的粘接耐久能力。因此在选择自粘接树脂水门汀用于二氧化锆陶瓷粘接时,除了判断其是否具有较高的短期粘接强度外,还应该侧重于树脂水门汀在耐久条件下物理性能的稳定。如图 12 - 11,在不同照射时间下,自粘接型树脂水门汀的聚合能力及聚合收缩存在差异,这些微小差异是能够对二氧化锆树脂粘接及耐久性产生影响。

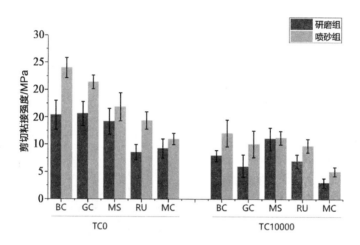

图 12 - 10　5 种自粘接型树脂水门汀与喷砂前后二氧化锆陶瓷间的粘接强度与耐久性

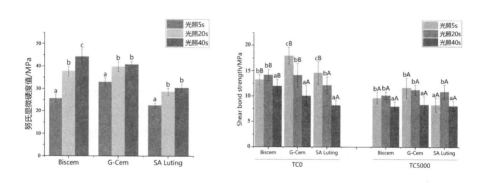

图 12 - 11　三种自粘接型树脂水门汀与二氧化锆在不同照射时间下的粘接强度与耐久性

研究证实传统的硅烷偶联剂并不适用于二氧化锆的表面处理,因为二氧化锆陶瓷表面是非极性的,比玻璃陶瓷表面更加稳定,往往不易被羟基化。因此,二氧化锆需要专用偶联剂如 Bisco 公司的 Z Primer Plus,这种偶联剂可以与二氧化锆陶瓷表面的羟基发生反应,增加树脂和二氧化锆陶瓷间的化学性结合。孟翔峰等将新型二氧化锆专用底涂剂(Z Primer Plus)应用到二氧化锆陶瓷表面,与自粘接型树脂水门汀间粘接强度及耐久性能结果显示 Z Primer Plus 显著提高了初期粘接强度,但 10 000 次冷热循环后,粘接强度仍然出现了显著下降(图 12 - 12),因此其远期效果还需进一步的研究和临床应用的证实。

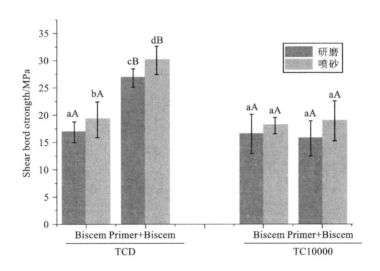

图 12 - 12　Z Primer Plus 专用偶联剂对二氧化锆树脂粘接强度及耐久性的影响

近来开发的用于二氧化锆表面处理技术还包括选择性渗透酸蚀、热化学溶液酸蚀,可以增加粘接面积,提高表面粗糙度。而摩擦化学表面处理是研究的热点。Rocatec System 是一种摩擦化学的表面处理系统,第一步是使用高压气流喷射成分主要是裹有硅涂层的氧化铝颗粒,对陶瓷表面进行粗化处理。氧化铝颗粒会撞击陶瓷表面,颗粒的动能会转化成热能,形成局部高温(可高达 1 200℃)。然后二氧化硅颗粒会穿透到材料的内部,嵌入到材料表面。这种方法提高了不可酸蚀的氧化铝和氧化锆陶瓷表面的二氧化硅含量,从而为硅烷偶联剂提供了化学基础,能很好地与树脂形成粘接,提高粘接强度。Ozcan 和 Vallittu 等证实化学摩擦法获得的二氧化硅涂层结合后续的硅烷化处理对玻璃渗透二氧化锆的粘接是有效的。后续研究进一步证实了二氧化锆的摩擦化学涂层体系的有效性。针对化学摩擦法产生的二氧化硅涂层,将硅烷和磷酸酯类树脂单体联合应用来开发新的硅烷偶联剂,也是一个新的研究方向。Blatz 等证明硅烷/磷酸盐粘接剂用于粘接二氧化锆修复材料的有效性。但是这些新的研究方向,能够带来的长期效果以及是否适用于临床都有待进一步的研究。

参考文献

［1］Matinlinna J P I,Vallittu P K. Bonding of resin composites to etchable ceramic surfaces-an insight review of the chemical aspects on surface conditioning［J］. J Oral Rehabil,2007,34(8):622-630.

［2］Blatz M B,Sadan A,Kern M. Resin-ceramic bonding:a review of the literature［J］. J Prosthet Dent,2003,89:268-274.

［3］Matinlinna J P,Lung C Y K,Tsoi J K H. Silane adhesion mechanism in dental applications and surface treatments:A review［J］. Dent Mater,2018,34:13-28.

［4］Pospiech P. All-ceramic crowns:bonding or cementing? ［J］. Clin Oral Investig, 2002, 6:189-97.

［5］Miyazaki T I,Nakamura T,Matsumura H,et al. Current status of zirconia restoration ［J］. J Prosthodont Res,2013,57:236-261.

［6］谢志刚,孟翔峰,Xu L N,et al. Effect of air abrasion and dye on the surface element ratio and resin bond of zirconia ceramic［J］. Biomedical Materials,2011,6:065004.

［7］孟翔峰,Yoshida K,Taira Y,et al. Effect of siloxane quantity and pH of silane coupling agents and contact angles of resin bonding agent on bond durability of resin cements to machinable ceramic［J］. Journal of Adhesive Dentistry,2011,13:71-78.

［8］刘清,孟翔峰,Yoshida K,et al. Bond degradation behavior of self-adhesive cement and conventional resin cements bonded to silanized ceramic ［J］. Journal of Prosthetic Dentistry,2011,105:177-184.

［9］孟翔峰,Yoshida K,Gu N. Chemical adhesion rather than mechanical retention enhances resin bond durability of a dental glass-ceramic with leucite crystallites［J］. Biomedical Materials,2010,5:044101.

［10］孟翔峰,Yoshida K,Atsuta M. Microshear bond strength of resin bonding systems to machinable ceramic with different surface treatments ［J］. Journal of Adhesive Dentistry,2008,10:189-196.

［11］孟翔峰,Yoshida K,Atsuta M. Influence of ceramic thickness on mechanical properties and polymer structure of dual-cured resin luting agents［J］. Dental Materials,2008,24:594-599.

［12］孟翔峰,Yoshida K,Atsuta M. Influence of light irradiation condition on micro-shear bond strength of dual-cured resin luting agents［J］. Dental Material Journal,2007,26:575-581.

［13］罗新宇,孟翔峰.不同核材料与二氧化锆陶瓷树脂粘接耐久性的研究［J］.华西口腔医学杂志,2017,35(1):89-92.

［14］张红,景页,聂蓉蓉,等.底涂剂的化学处理对二氧化锆陶瓷树脂粘接效果的影响［J］.

华西口腔医学杂志,2015,33(5):466-469.

[15] 洪兵,景页,孟翔峰.光照射时间对二氧化锆陶瓷树脂粘接性能的影响[J].实用口腔医学杂志,2014,30(1):57-60.

[16] 景页,孟翔峰.自粘接树脂水门汀与二氧化锆陶瓷间粘接耐久性的研究[J].国际口腔医学杂志,2013,40(3):301-304.

[17] 孟翔峰,谢志刚,陈渊华,等.喷砂处理对二氧化锆陶瓷表面性状及树脂粘接的影响[J].中华口腔医学杂志,2011,46(6):370-373.

[18] 刘清,孟翔峰,丁虹,等.两种可切削玻璃陶瓷树脂粘接强度及耐久性的比较研究[J].华西口腔医学杂志,2011,29(2):129-131.

[19] 孟翔峰,陈渊华,俞青,等.不同类型粘接底涂剂对氧化锆陶瓷树脂粘接耐久性的影响[J].实用口腔医学杂志,2011,27(4):474-477.

[20] 孟翔峰,骆小平,顾宁.玻璃渗透氧化铝陶瓷树脂粘接耐久性的研究[J].华西口腔医学杂志,2010,28(4):367-369.

[21] 孟翔峰,周小陆,骆小平.氢氟酸处理时间对玻璃陶瓷表面树脂粘接性能的影响[J].中华口腔医学杂志,2010,45(5):307-312.

[22] 孟翔峰,刘晓,骆小平.光强度对双重固化树脂陶瓷粘接耐久性的影响[J].华西口腔医学杂志,2010,28(1):13-16.

[23] 孟翔峰,刘清,骆小平.自粘接型树脂粘接剂对玻璃陶瓷粘接耐久性的研究[J].中华口腔医学杂志,2010,45(1):44-48.

第十三章

酸蚀-冲洗树脂粘接技术

Buonocore 第一个证明磷酸酸蚀牙釉质会增加树脂—釉质粘接强度。他认为酸蚀只是增加了牙釉质的微观表面积。然而,他的学生 John Gwinnett 使用扫描电子显微镜仔细观察了粘接界面,发现树脂可以渗透到脱矿后的牙釉质釉柱内,能够切实地包裹磷灰石晶体使其耐酸。这是第一次真正地发现了混合层,这也是原位牙体组织工程的第一个例子。

Nakabayashi 等第一个证明了树脂可以渗入脱矿的牙本质中形成一种由树脂基质组成的,胶原纤维增强的新结构,他命名这种新的复合物为混合层(图 13 - 1)。

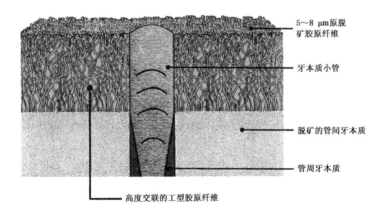

图中标注:
- 5~8 μm原脱矿胶原纤维
- 牙本质小管
- 脱矿的管间牙本质
- 管周牙本质
- 高度交联的Ⅰ型胶原纤维

图 13 - 1 酸蚀-冲洗树脂粘接系统产生的混合层结构图

混合层厚度约为牙本质小管直径的 4 倍(5~8 μm 厚)。胶原纤维束在混合层是连续的,并与矿化基底相连。

一、酸蚀-冲洗树脂粘接剂的演化

Fusayama 介绍了酸蚀-冲洗的革命性概念(即牙釉质、牙本质的同时酸蚀),但这项技术遭到了欧美牙医的抵制。他们认为 40％的磷酸酸蚀牙本质时会导致牙髓的不良反应。后来的研究工作显示酸蚀牙本质超过 0.5 mm 厚度,如果牙本质能够及时被封堵,隔绝口腔细菌,就不会产生牙髓不良反应。欧美牙髓不良反应的出现是由于细菌的微渗漏,而不是酸蚀步骤本身。在日本很少有牙髓反应是因为他们只去除牙本质龋坏组织,将这个处理步骤作为他们的微创修复的一部分,而欧美同行则是将龋洞外形延伸到正常牙本质上。

在 1978 年,可乐丽公司(东京)第一个将酸蚀-冲洗粘接剂(可乐丽菲露)推向市场。它利用 40％磷酸酸蚀牙本质后,经过冲洗、吹干,以确认釉质边缘呈现"霜冻"或有白垩色,这意味着牙釉质被正确地酸蚀。但当时人们没有意识到干燥的窝洞会造成脱矿牙本质表面胶原纤维的坍塌,这阻滞了树脂单体通过胶原纤维间的空隙向牙本质内渗透、扩散。因此牙釉质树脂粘接强度高(约 20 MPa),但牙本质树脂粘接强度非常低(约 5 MPa)。这种低的牙本质树脂粘接强度不足以抵抗Ⅰ类洞复合树脂充填所产生的聚合收缩力(约 24 MPa)。因此复合树脂聚合时会导致一个或多个粘接面脱胶,进而产生微渗漏,细菌渗入刺激了牙髓。

"干粘接"导致的较低的牙本质树脂粘接强度,同时也会引起牙本质敏感、微渗漏、继发龋以及粘接修复体的失败。Kanca 发现水是一种极好的湿润剂,他随即提出"湿粘接"概念。这种技术增加了牙本质树脂粘接强度,形成了良好的牙本质封闭,极大地减少了术后疼痛。此时,牙本质的树脂粘接强度与牙釉质树脂粘接强度接近甚至更高。

1. 牙本质粘接是组织工程的一种形式

在大多数组织工程应用中,经常使用三维支架,这是为宿主的再生组织提供替代物,通常几个星期到几个月就可以被吸收,同时被正常组织所取代。不同于经典的组织工程结构,牙釉质的混合层在粘接过程中几分钟内就能原位形成,并且还要预期它们能够持续数十年！每天,牙医们在几分钟内将相对疏水的树脂粘接到牙釉质,这个粘接过程将这些对酸敏感、潮湿、结晶、亲水的硬组织表面转变为与树脂结合的化学相容性更好、更软、更韧、疏水、干燥的表面。为了增加树脂对牙釉质的渗透性,牙釉质的粘接过程开始于酸蚀。

而对于牙本质,这是一种独特的组织工程形式。37％磷酸酸蚀能使管间牙本质表面完全脱矿 5～8 μm,残余的胶原纤维网能够产生纳米级的空隙(图 13-2),这允许溶剂化的树脂单体渗入,并团聚在胶原纤维的周围,以使牙科树脂粘接剂获得固位。更令人惊讶的是,与大多数组织工程支架的孔隙(5～20 μm)相比,树脂单体渗透的胶原纤维网格的孔隙只有 10～30 nm 宽。因此这个由牙医原位创建的牙本质混合层—生物复合材料是纳米级的。

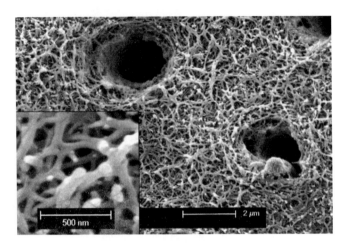

图 13-2 脱矿牙本质表面的 SEM 照片

显示两个残余的牙本质小管含有残余的管周牙本质基质。插入图：高倍率下胶原纤维纤维内部网状空隙（直径约 75 nm）被作为粘接时树脂单体渗透和扩散的通道

注：内容引自 Pashley D H，Tay F R，Breschi L，et al. State of the art etch-and-rinse adhesives [J]. Dent Mater，2011，27(1)：1-16.

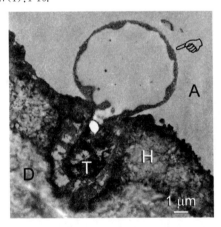

图 13-3 粘接剂在粘接时的 TEM 照片

显示从牙本质小管流出的一个充满牙本质小管液的液滴。H-混合层；T-牙本质小管；D-暴露胶原纤维网的脱矿牙本质

注：内容引自 Pashley D H, Tay F R, Yiu C, et al. Collagen degradation by host-derived enzymes during aging[J]. J Dent Res，2004，83：216-221.

2. 矿化牙本质 vs. 脱矿牙本质 vs. 混合层的成分

矿化牙本质是由约 50% 矿物相，30% 的胶原蛋白和 20% 的水组成（体积比）。在酸蚀-冲洗树脂粘接剂的酸蚀过程中，50% 的牙本质表面及其表面下的矿物完全溶解，冲洗后，其空间被水代替，这部分水与内在的 20% 水结合产生了含量 70% 的水,他们包裹着30%的胶原纤维,这些胶原纤维仍然与没有矿化的牙本质连结在一起。在随后的树脂单体渗入扩散阶段,这70%的水在理想情况下应该被70%的树脂单体完全取代,在聚合过程中原位产生混合层。然而,由于残留溶剂的存在,以及牙本质小管液的流体运动(图13-3),液体会进入单体中,使得树脂单体替换水的这种方式永远不理想。另外,额外的水可能在粘接过程中的溶剂化—蒸发阶段从牙本质小管进入脱矿牙本质中,使得树脂单体聚合产生的混合层中富含水,或者形成树脂缺乏的区域。这些区域可以使用水溶性示踪剂来鉴定。这些示踪剂在粘接界面的分布被称为纳米渗漏。这也揭示了粘接界面内存在纳米级孔隙的水分布。一般在最初的粘接界面里,富含水的区域通常较少,但随着时间的延续。一些纳米渗漏会发生在老化的混合层中。

当纳米渗漏发生在最初的树脂粘接混合层中时(图13-4A),在高倍放大的TEM图片中看到线性排列的独立银颗粒,这被认为是纤维内部的结合水渗出(图13-4B)或单个银颗粒代表吸收的水。更大的200 nm×1 000 nm网状银沉积物代表着残余水占据了牙本质小管分支末端。

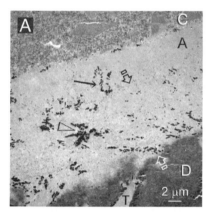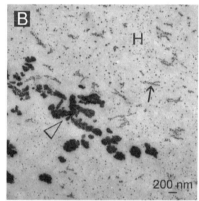

图13-4　树脂粘接界面的未染色透射电镜图

图A:牙本质树脂粘接界面的TEM图,显示粘接剂(A)层中的水树(黑色箭头)。相对的开放箭头之间的区域是混合层。混合层中较大的银颗粒是由于牙本质小管侧支末端引起的。C-复合树脂;D-未脱矿牙本质。图B:为A图的高倍放大图,在混合层(H)中显示小管末端分支中的银颗粒。黑色箭头指向被认为存在于胶原原纤维内的结合水所产生线性阵列的微小银颗粒。

注:内容引自Pashley D H,Tay F R,Breschi L,et al. State of the art etch-and-rinse adhesives[J]. Dent Mater,2011,27(1):1-16.

3. 混合层降解的直接证据

许多作者通过透射电镜检查混合层,因为目标结构如胶原纤维仅为50~100 nm

宽。通常新形成的混合层能够显示胶原纤维,会观察到胶原纤维的独特 1/4 重叠聚集,其吸收重金属会形成交替的亮暗带,周期为 67 nm(图 13 - 5)。这些胶原纤维之间还有薄(20 nm 宽)的纤维间隙,其中填充有电子透明的粘接树脂。

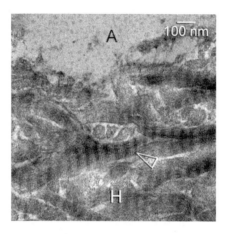

图 13 - 5　混合层(H)顶部的高倍放大 TEM 图片

A-粘接剂层。请注意胶原纤维的 67 nm 交叉条带(箭头所指)。这些胶原纤维的直径约为 75 nm,电子透明的树脂标记的纤维间隙只有 20 nm 宽。

注:内容引自 Pashley D H,Tay F R,Breschi L,et al. State of the art etch-and-rinse adhesives[J]. Dent Mater,2011,27(1):1-16.

随着时间的推移,体外和体内研究显示由酸蚀-冲洗型粘接剂产生的混合层在 6 个月至 3~5 年内都会发生降解(图 13 - 6A 和 B)。表现为胶原纤维交叉带的降解,重金属染色的丧失和吸水量的大幅增加。

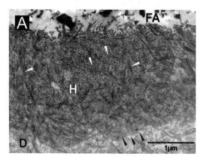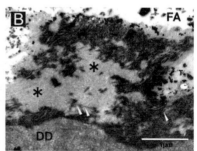

图 13 - 6　酸蚀后的牙本质树脂粘接界面的 TEM 图片

图 A:试件在水中保存 48 小时后的状态。FA-粘接剂;H-混合层;D-脱矿牙本质。黑色箭头-混合层的底部。注意:染好色的胶原纤维充满整个混合层。图 B:在水中储存 44 个月后,混合层中超过一半的胶原纤维已经失去了吸收染色剂的能力

注:内容引自 Pashley D H,Tay F R,Breschi L,et al. State of the art etch-and-rinse adhesives[J]. Dent Mater,2011,27(1):1-16.

由30%胶原蛋白所占据的混合层由于不溶性胶原蛋白的损失而被水占据（图13-7）。研究显示胶原蛋白被MMP-8（一种真正的胶原酶）分解为3/4和1/4片段，并进一步被明胶酶MMP-2和MMP-9降解。将不溶性胶原纤维转化为可溶性明胶导致混合层锚定在底层健康牙本质中的胶原纤维连接性遭到破坏，使得混合层丧失了对牙本质的固位，显著降低了微拉伸强度。

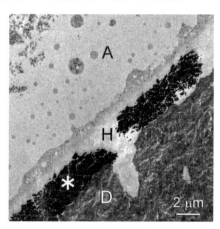

图13-7 体内使用12个月后的牙本质树脂粘接界面的未染色TEM图

大量的银被摄取以替代被水解的胶原蛋白。A-粘接剂；H-混合层；D-底层矿化牙本质。

注：内容引自Pashley D H，Tay F R，Breschi L，et al. State of the art etch-and-rinse adhesives[J]. Dent Mater，2011，27(1)：1-16.

材料学学者的任务是确定为什么牙本质树脂粘接没有像牙釉质树脂粘接那么耐久。解决了这些问题，牙本质树脂粘接才能像银汞合金修复体一样耐用。不是所有的方法在临床上是实用的，我们需要确定哪些方法是可行的，哪些方法也许将来是有用的，这将使未来的牙本质树脂粘接比现在的更耐久。

二、酸蚀-冲洗型粘接剂的稳定性

许多对牙本质树脂粘接耐久性研究是通过微拉伸实验来实现的，该设计可以加速老化。临床相关模型是在37℃的水中将完整的树脂粘接牙冠进行不同时间的储存，仅在微拉伸实验之前将其切割成棒状。DeMunck等发现酸蚀-冲洗型三步法粘接剂水储存4年后，其粘接强度无变化，不管它们是完整地被储存或者切割成条状试件被储存。但酸蚀-冲洗型二步法粘接剂储存4年后，粘接强度出现显著降低，但混合层中胶原纤维是否已经被降解尚不清楚。Armstrong和他的同事进行酸蚀-冲洗型三步法粘接剂的实验，切割成条状的试件经过5年加速老化，其微拉伸强度从 46.7 MPa 降至 17.7 MPa。这项研究最重要的发现是 TEM 观察储存 48 小时后的牙本质树脂粘接界面混合层没有出现降解(图 13 - 6A),但 44 个月后,混合层出现了广泛的降解(图 13 - 6B)。混合层约一半的体积没有被通常与胶原纤维结合的重金属染色,这可能提示混合层中的胶原纤维降解的第一个证据。这一观察结果被后面的研究者所证实。

1. 外周牙釉质密封的重要性

使用酸蚀-冲洗型三步法粘接剂时,完整牙冠试件经过 4 年储存均表现稳定,但切割成条状试件存储时,表现不稳定,这表明外周有酸蚀牙釉质的封闭,将有助于牙本质树脂粘接的长期耐久性。众所周知,牙釉质树脂粘接的稳定性优于牙本质树脂粘接。部分原因是由于牙釉质缺乏胶原,相对于牙本质来说牙釉质更为干燥,可以被气流吹干,而牙本质通常会从牙本质小管吸收额外的水分至表面。因此对树脂粘接来说,酸蚀过的牙釉质是更好的基底。

Gamgorgi 等证实了牙釉质边缘的粘接封闭对于牙本质树脂粘接的稳定具有重要作用。他们使用酸蚀-冲洗型 3 步和二步法粘接剂来粘接有或没有外周牙釉质的离体牙,并在水中浸泡 6 个月,结果显示三步法粘接试件的微拉伸强度没有受到牙釉质封闭的影响,但二步法粘接试件中,没有牙釉质封闭的微拉伸强度明显低于有牙釉质封闭的,尤其是外周牙本质的试件。后续的实验也证实了酸蚀-冲洗型和自酸蚀型粘接剂在没有牙釉质封闭的保护下,其微拉伸强度在 4 年后均出现显著下降,而所有有牙釉质保护的粘接强度均没有明显下降。

2. 功能性应力的重要性

在体外研究中,有牙釉质保护的牙本质树脂粘接相比于没有牙釉质保护的牙本质树脂粘接更加耐久,但体外实验没有模拟功能性应力,因此在体内的情况可能不是这样。研究人员在体内Ⅰ类洞中使用酸蚀-冲洗型粘接剂,粘接前外周牙釉质用 37% 的磷酸酸蚀 15 秒,经过 6～14 个月的观察,发现混合层均出现严重降解,即使这些Ⅰ类洞的边缘都被酸蚀的牙釉质粘接所保护。行使功能的牙齿很可能经历了弯曲和压缩,导致粘接剂层和混合层产生循环应变,然后以某种方式加速了牙本质树脂混合层的降解。

三、内源性牙本质蛋白酶降解胶原纤维

脱矿牙本质含有基质金属蛋白酶 MMP - 2,- 3,- 8,- 9 和- 20,以及组织蛋白酶。一旦这些酶通过酸蚀被活化,可以缓慢降解混合层中的胶原纤维。这些酶如何被灭活或抑制呢?

1. 酸蚀牙本质中钙和锌的螯合作用

基质金属蛋白酶(MMP)需要钙维持其三级结构和锌离子催化水解酶活性。因此可以通过用二价阳离子螯合剂如 EDTA 来处理脱矿牙本质,灭活这些 MMP。虽然有些人主张使用 0.5M EDTA(pH 7)来调节牙本质的表面,这也是使任何暴露的 MMP 失活的过程,EDTA 的酸蚀效果太弱,几分钟才能酸蚀 1~2 μm 牙本质。大多数临床医生宁愿使用 32%~37%磷酸凝胶酸蚀 15 秒,然后用抗 MMP 螯合剂处理酸蚀的牙本质。除了 EDTA,还有其他螯合剂如 1,10-菲咯啉或乙二胺四磷酸等可以使酸蚀牙本质中的 MMP 失活。

2. 蛋白质交联剂

灭活牙本质的内源性 MMP 的另一种方法是在酸蚀后立即交联其肽链,这会导致它们失去对其酶活性至关重要的分子移动性。戊二醛在体外被用作交联剂数十年。Gluma 脱敏剂包含 5%戊二醛、35%HEMA 和 60%水的混合物仍然作为牙本质脱敏剂在使用。但 Gluma 中的戊二醛是否可以在酸蚀的牙本质中交联 MMP 尚不清楚。较新的交联剂如原花青素已被证明可抑制 MMPs,尽管这些作者仅交联了 2 小时。较新的、无毒的交联剂如碳二亚胺可能更适合灭活牙本质的内源性蛋白酶。虽然许多作者已经证明交联剂能够增加牙本质树脂粘接强度,但是 10、30 分钟或几小时的处理时间并不具有临床意义。

3. 特异性与非特异性蛋白酶抑制剂

预处理剂也可以输送特定的 MMP-抑制剂到酸蚀的牙本质表面上,例如 SB-3CT 或 Galardin,也称为 GM6001 或 Illomastat。非特异性 MMP 抑制剂也可以加入到预处理剂中,如氯己定(CHX)加入到预处理剂中来防止混合层的降解。氯己定还可以抑制一些半胱氨酸组织蛋白酶,这是在牙本质中发现的另一类胶原水解酶。

四、蛋白聚糖水凝胶在纤维网状空间的作用

脱矿牙本质表面的纤维网状空间多于水,它们含有高度水合的带负电荷的蛋白多糖,可以在该空间内形成水凝胶。研究显示通过延长酶的处理去除这些分子可使酸蚀-冲洗型三步法粘接剂(Scotchbond Multi-Purpose 和 Prime & Bond NT)的粘接强度大幅增加(分别为 49%和 63%)。研究者使用软骨素酶 ABC 去除含有糖胺聚糖(GAGs)的纤维素硫酸软骨素,会改善树脂单体的渗透。不幸的是,去除 GAGs 需要的时间过长(24 小时),在临床上不具有应用意义。

1. 蛋白多糖水凝胶内的分子筛分

如果 GAG"水凝胶"在纤维间隙中保持水合,它们可以起到"分子筛分"的作

用,它们通过"分子筛分"将较大分子的二甲基丙烯酸酯如 BisGMA 局限在混合层的上层,而将较小分子的甲基丙烯酸甲酯(HEMA)富集在混合层的下层,这导致下层的单体聚合的交联程度较低,在行使功能时承受较大的正负应变后,造成胶原纤维的疲劳断裂。Scott 和 Thomlinson 发现有机溶剂(如乙醇、丙酮)在去除脱矿牙本质表面水分的时候,会导致结缔组织中阴离子糖胺聚糖凝胶的崩解。

酸蚀-冲洗型二步法粘接剂的制造商,将树脂单体溶于乙醇或丙酮而不是水中。这是因为可以产生交联聚合的二甲基丙烯酸酯不能与水混溶,但是可溶于乙醇。二步法酸蚀-冲洗型粘接剂将预处理剂(如 HEMA)和粘接剂(如Bis-GMA)单体混合在同一瓶含有低浓度水的溶剂中。然而这种简化的配方丧失了三步法系统中单独的无溶剂粘接剂的优势。

2. 使用乙醇作为预处理剂

当使用乙醇作为溶剂的粘接剂应用于被水润湿的牙本质时,它们通常经历纳米相变。然而如果在酸蚀和冲洗后,用乙醇预处理剂代替水,基质被乙醇饱和,树脂单体悬浮在同一溶剂(乙醇)中,不会发生相变。

乙醇湿粘接技术可以增强酸蚀-冲洗型粘接剂的耐久性。在这种技术中,乙醇用于脱矿牙本质表面的化学脱水,这会导致胶原纤维的横向收缩,增加了纤维间隙的宽度,降低了胶原纤维的亲水性。Tay 等将 BisGMA 溶解在乙醇中,并将其应用于脱矿牙本质,发现 BisGMA 和牙本质之间可以实现高强度粘接。这个实验证实了乙醇湿粘接的概念。

3. 乙醇湿粘接的临床意义

目前的酸蚀-冲洗型粘接剂在水浸润的牙本质表面进行粘接的过程中,渗透的树脂与基质的胶原纤维之间留下一层非常薄的水或水凝胶。这个薄层经过牙本质小管的整个分支一直延续到树脂突,以至整个混合层(图 13-8A)。

为了证明这个结论,研究在离体牙上准备了包含髓室顶部的树脂粘接冠(酸蚀-冲洗型粘接剂),安装在的塑料板上,其髓室与18 Gauge管相连(图 13-9)。粘接后,髓室在生理压力(20 cmH$_2$O)下填充水溶性荧光染料 3 小时。在此期间,荧光染料的水溶液慢慢渗出牙本质小管,渗透在树脂突周围,并继续通过牙本质小管的侧支向外扩散,经过更小的分支最终与混合层中胶原纤维间隙连续。实验最终的结果是水浸润的牙本质表面,除了粘接树脂外,整个混合层都显现了荧光(图13-10A)。当将相同的粘接剂应用于乙醇饱和的牙本质表面时(图 13-10B),混合层没有荧光显现。这意味着当树脂与乙醇饱和的牙本质结合时,荧光染料不能沿着树脂突周围渗透到混合层。相反,在乙醇饱和的牙本质形成的树脂突与混合层质量要好于水浸润的牙本质。

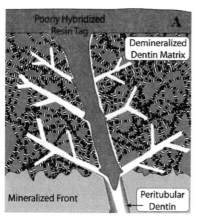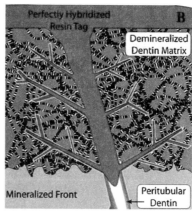

图 13-8 树脂微渗透示意图

A 图:水浸润的脱矿牙本质表面树脂突和混合层形成质量差;B 图:在乙醇饱和的脱矿牙本质表面形成的树脂突及混合层质量佳。黄色荧光示踪剂从髓室出小管渗透到混合层。A:树脂不能充分渗入水分充足的小管,这导致黄色示踪剂在整个混合层中扩散。B:溶解在乙醇中的树脂可以渗透到牙本质小管侧支中,将牙本质小管封闭,保护了混合层。

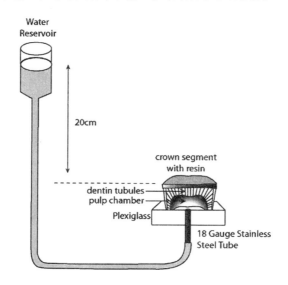

图 13-9 模拟牙齿髓腔压力的简易装置示意图

一个简单的装置将渗透荧光追踪剂在生理压力下从髓腔通过牙本质小管,沿着树脂突进入混合层。

注:内容引自 Pashley D H,Tay F R,Breschi L,et al. State of the art etch-and-rinse adhesives[J]. Dent Mater,2011,27(1):1-16.

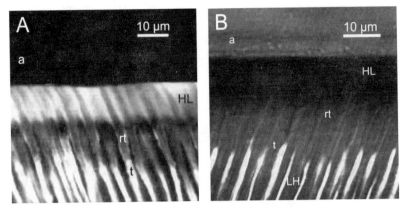

图 13 - 10　树脂粘接界面的激光扫描显微镜图片

图 A:树脂粘接剂粘接在水浸润的脱矿牙本质表面,可以观察到荧光剂连续地从牙本质小管,包绕着树脂突,进入混合层,并充满了整个混合层。图 B:树脂粘接剂粘接在乙醇饱和的脱矿牙本质表面,当遇到 10 μm 厚树脂突区域后,荧光剂的黄色就被阻隔在混合层下方的牙本质小管中,树脂突周围也没有亮黄色,整个混合层都没有荧光剂。

注:内容引自 Pashley D H,Tay F R,Breschi L,et al. State of the art etch-and-rinse adhesives[J]. Dent Mater,2011,27(1):1-16.

4. 乙醇湿粘接对现代牙科粘接剂的作用

将乙醇湿粘接技术应用于 Scotchbond Multi-Purpose,Single Bond 和 All Bond-2 等酸蚀-冲洗粘接剂的处理步骤中,经过水储存 18 个月,Scotchbond Multi-Purpose,Single Bond 和 All Bond-2在水浸润湿粘接条件下的粘接强度分别降低了 28%,52% 和 35%,同样的粘接剂在乙醇饱和条件下的粘接强度分别降低了 0,27%和 27%。

乙醇湿粘接不仅减少了纳米渗漏,而且乙醇湿粘接也能防止混合层的降解,可以长期阻止牙本质树脂粘接界面的退化。一个体内粘接耐久性研究显示 Scotchbond Multi-Purpose 粘接到水浸润的脱矿牙本质表面,经过一年加速老化后,粘接强度从(40.6±2.5)MPa 降到(27.5±3.3)MPa,而与之对照的一个实验性粘接剂含有 70%疏水性的双甲基丙烯酸缩水甘油酯和 28%二甲基丙烯酸三甘醇酯被粘接到乙醇饱和的脱矿牙本质表面,1 年老化后的粘接强度仅从 (43.7±7.4)MPa降低到 (39.8±2.7) MPa。二者粘接界面的 TEM 图显示,BisGMA/TEGDMA 树脂粘接的乙醇饱和的牙本质在 1 年以后的混合层与 24 小时后的几乎无差别。图 13-11A 中为重金属染色的胶原纤维呈现正常的超微形态。用 Scotchbond Multi-Purpose 粘接到水浸润的脱矿牙本质表面,出现 80%的混合层降解,只有极少的重金属染色胶原纤维在混合层中能够被找到(图 13-11B)。图 13-11 中 A 提示酸蚀-冲洗型粘接剂的渗透与乙醇饱和产生的胶原纤维间宽度增加有密切关系。理论上,这会允许更多的树脂覆盖每一根胶原纤维,防止它们吸水。

这类似于使用各种酶来把 GAGs 从胶原纤维之间去除,但乙醇冲洗只需 1 分钟就能完成,而酶则需 24 小时。当乙醇湿粘接的这些试件被浸于重量比重为 50% 的硝酸银中来观察它们的纳米微渗漏情况,图片显示银颗粒局限在混合层的最上方 0.5 μm 处(图 13-12A)。用 Scotchbond Multi-Purpose 粘接到水浸润的脱矿牙本质的试件中,这个混合层都出现银颗粒,这意味着整个混合层被水或水凝胶所充满(图 13-12B)。

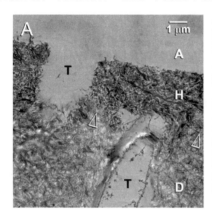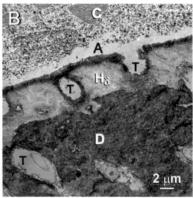

图 13-11 BisGMA/TEGDMA 树脂粘接乙醇饱和脱矿牙本质界面透射电镜图

图 A:用 BisGMA/TEGDMA 树脂粘接乙醇饱和脱矿牙本质界面在水储存 1 年后的染色 TEM 图。A=粘接树脂,H= 两个开放箭头上方是混合层占据的空间。图 B:Scotchbond Multi purpose Plus Bond 与水浸润的脱矿牙本质界面水储存 1 年后的染色 TEM 图。C-混合成分,A-粘接剂,H-混合层,D-脱矿牙本质;T= 牙本质小管中的树脂突。

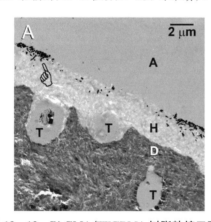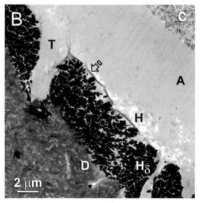

图 13-12 BisGMA/TEGDMA 树脂粘接乙醇饱和脱矿牙本质界面 1 年后的透射电镜图

图 A:用 BisGMA/TEGDMA 树脂粘接乙醇饱和脱矿牙本质界面在水储存 1 年后的试件浸入硝酸银 24 小时后,TEM 图显示混合层(H)的银颗粒较少。图 B:Scotchbond Multi purpose Plus Bond 与水浸润的脱矿牙本质界面水储存 1 年后的试件在硝酸银浸渍 24 小时后,混合层(H)发现大量的银颗粒,这意味着混合层的纤维已被内源性 MMPs 完全破坏,并被水替代。

注:内容引自 Pashley D H,Tay F R,Breschi L,et al. State of the art etch-and-rinse adhesives[J]. Dent Mater,2011,27(1):1-16.

事实上，BisGMA/TEGDMA 粘接乙醇饱和的牙本质，其粘接强度在超过一年的老化过程中没有降低，这个值得更多地讨论。一方面乙醇能使牙本质基质中的金属蛋白酶变性，另一方面乙醇可以将粘接树脂与胶原纤维（乙醇结合掉了金属蛋白酶）产生更加亲密的结合。如果树脂能够真正地渗透到乙醇饱和的胶原蛋白间，他们不仅使蛋白水解酶失去活性，也可以提供树脂与胶原蛋白间的纳米机械嵌合。

5. 树脂—胶原蛋白相互渗透的理论优势

在混合层的生成过程中，Nakabayashi 和 Pashley 推测树脂单体与胶原纤维的相互作用可能有几种方式（图 13-13）。如果在纤维间隙存在太多的水，单体就不能很好地聚合，那么树脂和胶原蛋白之间的结合性就会很差。如果胶原纤维上存在残留水分，树脂聚合物可能不会与胶原肽相互渗透。然而，如果在胶原纤维上存在一层乙醇，树脂单体可以溶解到乙醇层中，形成单体和肽链相互渗透的网络。树脂和胶原纤维间不同的结合理论在张力加载时可以导致不同的机械性能。树脂和胶原纤维之间因为水饱和而没有结合（界面模型，图 13-13A），可能导致胶原蛋白比树脂在拉伸状态下伸长地更多，将大部分的应变集中在树脂，导致其失败早于胶原纤维。树脂和胶原纤维在乙醇饱和条件下（结合模型，图 13-13B）存在密切地结合，这样树脂和胶原蛋白在拉伸时都会分担应力，从而降低局部的应力集中。但

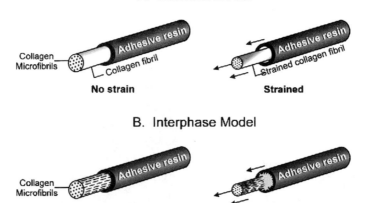

图 13-13 树脂与胶原纤维间结合的理论关系示意图

图 A：界面模型，胶原上存在一层水，将树脂和胶原纤维间的分子水平相互作用限制在一个明显的界面。当应力加载时，胶原蛋白比树脂拉伸的更多，承受大部分的应力。图 B：结合模型，存在于胶原蛋白内和胶原周围的乙醇能够溶解树脂单体，产生 3D 区间而不是 2D 界面，这样单体共聚合后能够与胶原紧密接触。当应力加载时，胶原蛋白和树脂共同分担应力，从而改善应力分布。

注：内容引自 Pashley D H，Tay F R，Breschi L，et al. State of the art etch-and-rinse adhesives[J]. Dent Mater，2011，27(1)：1-16.

这些理论都处在设想中，需要开发新的纳米技术来以检验这些概念。

五、牙本质树脂粘接是否具有治疗作用

酸蚀-冲洗型三步法将酸蚀、涂底、粘接步骤分开，在每一步骤中都可以完成多种治疗目标。例如酸蚀，$35\%\sim37\%$ 的磷酸能同时酸蚀牙釉质和牙本质。釉柱内和釉柱间的釉质都能被 pH＝0.4 的酸很好地酸蚀，而对于 pH 为 $2\sim2.8$ 的自酸蚀预处理剂是不行的。研究表明 $32\%\sim37\%$ 的磷酸能够杀死牙本质内残余的致龋菌，磷酸也能使牙本质内 $65\%\sim95\%$ 的 MMP 失活。

如果磷酸内含有 1% 的苯甲烃铵氯化物（BAC）如 Bisco 公司生产的 37% 的磷酸/BAC-ETCH37W/0AC（Schaumburg，IL，USA），它可以将 BAC 结合在酸蚀后的胶原中，而 BAC 是一种很好的基质金属蛋白酶（MMP）抑制剂。含有 BAC 的酸蚀剂也是一种有效的抗菌剂，它可以杀死在牙本质中大部分剩余细菌。因此 BAC 与脱矿的基质结合能够发挥出抗菌剂和抗 MMP 的作用。其他研究将 2% 的氯己定加到 37% 的磷酸中去以产生抗 MMP 的作用。

彻底地冲洗掉牙釉质和牙本质酸蚀后的所有反应产物是非常重要的。水可以确保脱矿牙本质表面的胶原纤维充分蓬松。如果剩余的水没有被吸去或没有在粘接之前的半分钟空气吹干，剩余的水分将会导致含有 BisGMA 的酸蚀-冲洗粘接体系的改变。

底涂剂的最初设计是为了使干燥塌陷的牙本质再膨胀，并将亲水性单体 HEMA 包裹在湿润的胶原纤维上。但是在酸蚀-冲洗粘接系统中，底涂剂还有额外的作用。如一些临床医生使用含 $0.2\%\sim2\%$ 的氯己定（CHX）的水或乙醇溶液处理脱矿牙本质。乙醇和 CHX 往往会杀死存活在脱矿牙本质表面的任何细菌，然后 CHX 结合到脱矿牙本质表面的胶原纤维，它能抑制牙本质 MMP 基质金属蛋白酶，提高牙本质树脂粘接耐久性。酸蚀和冲洗后的脱矿牙本质表面几乎是 70% 的水和 30% 的有机基质。因此，几乎所有的治疗剂如氯己定、苯扎氯铵和聚乙烯磷酸可以扩散入游离水并结合到有机基质。而氯己定泰与 BAC 带正电的分子可以结合到带负电荷脱矿牙本质表面上。

酸和底涂剂与基质 MMPs 的相互作用

Van Meerbeek 等发现 MMP - 2 可以从未酸蚀的牙本质粉末中提取，但是从 35% 磷酸处理的牙本质中可以提取更多，通过底涂剂处理可以使可溶性 MMP - 2 酶失活，但与牙本质基质结合的 MMP 更能抵抗失活。

MMP 相对分子质量在 $60\ 000\sim90\ 000$ Da 的范围，相对来说是较大的酶。在牙本质基质中，几乎所有的 MMP 都与胶原纤维结合，其结合力非常强，需要采取

非常手段来提取它们,例如使用 4 mol/L 盐酸或 4 mol/L 尿素处理 24 小时。重复提取可以提取越来越多的 MMP,这提示提取 MMP 的方法是低效的,不是一种提高牙本质树脂粘接界面稳定性的实用方法。目前的研究工作主要集中在抑制牙本质天然结合形式的内源性 MMPs,也就是必须原位抑制结合的 MMP。尽管有许多特异性 MMP 抑制剂,但这些抑制剂也可能与胶原纤维产生非特异性结合,因此胶原纤维可以作为结合抑制剂的储库,这种特性可以使结合 MMPs 抑制剂如氯己定和苯扎氯铵保持饱和。但是否所有的 MMP 抑制剂都具有这种特性仍有待确定。

六、溶剂化 vs. 纯粘接剂

1. 残留溶剂的问题

通过对粘接剂中的溶剂蒸发量进行研究发现制造商提倡的 3~5 秒吹干时间太少,该步骤甚至不能去除一半的溶剂。OptiBond FL 底涂剂和 Clearfil SE Bond 底涂剂含有 45%~47% 的水,当底涂剂进行 30 秒空气干燥后,OptiBond FL 和 Clear SE Bond 残余的水含量分别为 38.2% 和 31.8%。因此,当树脂单体加入到溶剂中以降低其黏度来增加润湿性时,一半以上的溶剂是不可能通过蒸发去除的。聚合后,残留的溶剂将被水替代,这可能导致聚合物增塑并降低其机械性能。

2. 使用无溶剂的粘接剂的目的

当正确使用三步法酸蚀-冲洗型粘接剂时,预处理的牙本质表面应富含甲基丙烯酸酯并且相对不含溶剂。根据 Raoult 定律,当底涂剂中的挥发性溶剂蒸发时,非挥发性单体的浓度迅速上升。这导致残留溶剂依数效应的变化如蒸汽压或者溶剂蒸发驱动力的降低。因此,预处理的表面存在溶剂残留倾向,可能削弱预处理的强度,并降低单体的转化率。

3. 粘接剂的治疗用途

在三步法酸蚀-冲洗型粘接剂中,溶剂在底涂剂中,而不是粘接剂中。大多数三步法酸蚀-冲洗型粘接剂(OptiBond FL,Scotchbond Multi-Purpose)使用无溶剂粘接剂。使用更疏水、更黏稠的粘接剂浸润和覆盖了富含溶剂的底涂剂,可以封闭预处理过的牙本质。它们也可用于封闭一步法粘接剂,从而增加粘接强度并减少纳米渗漏,从而增加了牙本质树脂粘接的耐久性。无溶剂的粘接剂通常只有溶剂化的粘接剂一半的吸水值和溶解值。这意味着随着时间的推移,它们吸收的水更少,其塑化效应小于溶剂化的粘接剂。与溶剂化粘接剂相比,无溶剂粘接剂层显示出非常小的纳米渗漏。

尝试向粘接剂中添加"治疗试剂"面临重重问题,因为一旦聚合,溶解在粘接剂中的试剂不能有效地扩散出聚合的树脂。已知牙科树脂单体的相对分子质量如甲基丙烯酸(86 Da),HEMA(130 Da),TEGDMA(286.3 Da)和 BisGMA(512.6 Da),牙科树脂聚合物似乎不能释放大于约 500 Da 的分子,因此它们不会渗出低聚物,同时较大分子如氯己定也难以离开聚合物,但氟化物从粘接剂中的释放被认为对治疗有用。

七、总结

虽然三步法酸蚀-冲洗粘接剂是市场上最古老的粘接剂,但它们对关键成分的分开比"更简单"的二步法粘接剂为治疗提供了更多的灵活性。每一步骤都可以完成多个任务,而相对疏水的粘接剂可以完成粘接界面的最后封闭。生产商是否能够将每一个步骤的治疗效果达到最大化,仍然值得期待。使用酸蚀、底涂、粘接的治疗理念即使到了现在也是创意非凡的想法。

参考文献

［1］Pashley D H,Tay F R,Breschi L,et al. State of the art etch-and-rinse adhesives［J］. Dent Mater,2011,27(1):1-16.

［2］Buoncore M G. A simple method of increasing the adhesion of acrylic filling materials to enamel surfaces［J］. J Dent Res,1955,34:849-853.

［3］Nakabayashi N,Kojima K,Masuhara E. The promotion of adhesion by the infiltration of monomers into tooth substrates［J］. J Biomed Mater Sci,1982,16:265-273.

［4］Fusayama T. New Concepts in Operative Dentistry［M］. Tokyo:Quitessence Publishing Co,1980,61-156.

［5］Pashley D H. The effects of acid-etching on the pulpodentin complex［J］. Buonocore Memorial Lecture,1992,17:229-242.

［6］Pashley D H,Ciucchi B,Sano H. Permeability of dentin to adhesive agents［J］. Quintessence Int,1993,24:618-631.

［7］Hashimoto M,Ito S,Tay F R,et al. Fluid movement across the resin-dentin interface during and after bonding［J］. J Dent Res,2004,11:843-848.

［8］Shono Y,Terashita M,Shimada J,et al. Durability of resin-dentin bonds［J］. J Adhes Dent,1999,1:211-218.

［9］Pashley D H,Tay F R,Yiu C,et al. Collagen degradation by host-derived enzymes during aging［J］. J Dent Res,2004,83:216-221.

［10］Brackett W W,Tay F R,Brackett M G,et al. The effect of chlorhexidine on dentin hybrid layers in vivo［J］. Oper Dent,2007,32(2):107-111.

［11］Osorio R,Erhardt M C G,Pimenta L A F,et al. EDTA treatment improves resin-dentin bonds resistance to degradation［J］. J Dent Res,2005,85:736-740.

［12］Huang L L,Cheung D T,Nimni M E. Biochemical changes and cytotoxicity associated with the degradation of polymeric glutaraldehyde derived cross-links［J］. J Biomed Mater Res,1990,24:1185-1201.

［13］DeMunck J,Vander Steen P E,Mine A,et al. Inhibition of enzymatic degradation of adhesive-dentin interfaces［J］. J Dent Res,2009,88:1101-1106.

［14］Breschi L,Cammelli F,Visiniti E,et al. Influence of chlorhexidine concentration on the durability of etch-and-rinse dentin bonds:a 12-month study［J］. J Adhes Dent,2009, 11:191-198.

［15］Spencer P,Wang Y. Adhesive phase separation at the dentin interface under wet bonding conditions［J］. J Biomed Mater Res,2002,62:447-456.

［16］Pashley D H,Tay F R,Carvalho R M,et al. From dry bonding to water-wet bonding to ethanol-wet bonding A review of the interactions between dentin matrix and solvated resins using a macromodel of the hybrid layer［J］. Am J Dent,2007,20:7-21.

［17］Carrilho M R,Tay F R,Sword J,et al. Dentine sealing provided by smear layer/smear plugs versus adhesive resins/resin tags［J］. Eur J Oral Sci,2007,115:321-329.

［18］Paul S J,Leach M,Rueggeberg F A,et al. Effect of water content on the physical properties of model dentine primer and bonding resin［J］. J Dent,1999,27:209-214.

［19］Marshall S J,Bayne S C,Baier R,et al. A review of adhesion science［J］. Dent Mater 2010;26:e11-e16.

［20］DeMunck J,Peumans M,Poitevin A,et al. A critical review of the durability of adhesion to tooth tissue:methods and results［J］. J Dent Res,2005,84:118-132.

［21］Van Landuyt K L,DeMunck J,Snauwaert J,et al. Monomer-solvent phase separation ine one-step Self-Etch adhesives［J］. J Dent Res,2005,84:183-188.

［22］Yiu C K Y,Pashley E L,Hiraishi N,et al. Solvent and water retention in dental adhesive blends after evaporation［J］. Biomater,2005,26:6863-6872.

［23］Malacarne-Zanon J,Pashley D H,Agee K A,et al. Effects of ethanol addition on water sorption/solubility and percent conversion of monomers in model dental adhesives［J］. Dent Mater,2009,25:1275-1284.

［24］Malacarne J,Carvalho R M,De Goes M F,et al. Water sorption/solubility of dental adhesive resins［J］. Dent Mater,2006,22:973-980.

［25］Ito S,Hashimoto M,Wadgaonkar B,et al. Effects of resin hydrophilicity on water sorption and changes in modulus of elasticity［J］. Biomaterials,2005,26:6449-6459.

［26］Nakajima M,Okuda M,Ogata M,et al. The durability of a fluoride-releasing resin adhesive system to dentin［J］. Oper Dent,2003,28:186-192.

［27］Shinohara M S,De Goes M F,Schneider L F J,et al. Fluoride-containing adhesive: durability on dentin bonding［J］. Dent Mater,2009,25:1383-1391.

第十四章

自酸蚀粘接技术

　　牙科树脂粘接剂的主要挑战是为不同性质的两个硬组织提供同等的有效粘接。牙釉质的树脂粘接已经被证明是耐用的。而牙本质的树脂粘接需要在复杂和耗时的步骤下来实现。现代的树脂粘接剂主要遵循"酸蚀-冲洗"或"自酸蚀"两种方法，它们在处理牙齿组织方面有着显著的不同。而本文将介绍自酸蚀粘接剂的发展及研究进展。

一、自酸蚀粘接剂的一般特性

　　不同于酸蚀-冲洗粘接剂，自酸蚀粘接剂不需要单独的酸蚀步骤，因为它们同时包含"酸蚀"和"底涂"牙齿基质的酸性单体。因此这种粘接方法具有操作步骤少、技术敏感性低的特点，临床性能较可靠。和相应的酸蚀-冲洗粘接剂相比，自酸蚀粘接剂的另一个重要临床优点是没有或至少降低了患者术后敏感的发生率。这些有利的特点使得自酸蚀粘接剂在当今牙科临床中越来越受欢迎。

　　自酸蚀粘接剂可以是"两步法"和"一步法"，二步法是将酸蚀引物和粘接树脂分别制备，而一步法是将二者组合成单一溶液。一步法自酸蚀粘接剂可以进一步细分为"双组分"和"单组分"，通过分离"活性"成分如水溶性酸性功能单体。理论上双组分自酸蚀粘接剂具有更长的保质期，但需要两个组分充分地混合。单组分一步法粘接剂被认为是真正的"一瓶"或"一体化"粘接剂，因为它们包含"酸蚀剂""底涂剂"和"粘接剂"，而不需要混合。

　　为了实现自酸蚀，所有自酸蚀粘接剂都含有水来作为电离介质。一些商业无水的自酸蚀粘接剂，则需要技术敏感性较高的"湿粘接"技术来配合。自酸蚀粘接剂如果需要足够的表面水来进行酸性解离，将再次引发"如何润湿牙本质"的问题。通常自酸蚀粘接剂具有使牙齿表面脱矿，并同时渗透到相同深度的优点，这是一种理论上确保完全渗透的粘接剂。随着酸蚀深度的增加，酸性单体被基底矿物质逐渐缓冲,丧失了进一步酸蚀牙本质的能力。自酸蚀粘接剂产生的牙齿界面形态特征在很大程度上取决于它们的酸性功能单体与牙本质相互作用的方式(图14-1)。一方面取决于自酸蚀粘接剂的 pH 值,自酸蚀粘接剂在牙本质的实际渗透深度,根据 pH 值来定,如"超弱酸型"(pH>2.5)可以产生几百纳米的深度(图14-1a),这被称为"纳米反应",b 为"弱酸型"(pH 约为 2)的反应深度约 1 μm(图14-1b),c 为"中等酸度型"(pH 约为 1~2),反应深度在 1~2 μm 之间,而 d 为"强酸型"(pH≤1)反应深度为几微米(图1c)。只有强酸型树脂粘接剂才能使玷污层的栓塞脱矿,产生树脂渗透,形成树脂突,或者最大程度溶解玷污层栓塞,完成树脂渗透,而弱酸型和超弱酸型自酸蚀粘接剂是很难形成树脂突。通过自酸蚀粘接剂实现的实际粘接性能差异很大,这不仅取决于自酸蚀粘接剂的实际类别,也取决于粘接剂中更具体的酸性功能单体。

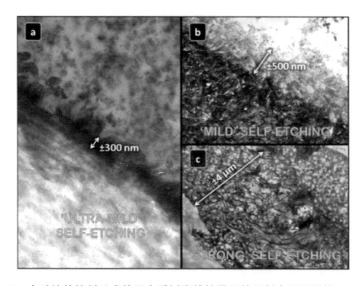

图 14-1　自酸蚀粘接剂形成的牙本质树脂粘接界面的透射电子显微镜(TEM)照片

　　(a)"超弱酸型"自酸蚀粘接剂(pH>2.5)产生非常浅的脱矿深度,混合层约为 300 nm 厚。(b)"弱酸型"自酸蚀粘接剂(pH≈2)的混合层在 0.5~1 μm 之间变化。(c)"强酸型"自酸蚀粘接剂(pH≤1)产生厚的,完全脱矿的混合层,其中胶原纤维不受羟基磷灰石保护。

　　注:内容引自 Van Meerbeek B, Yoshihara K, Yoshida Y, et al. State of the art of Self-Etch adhesives[J]. Dent Mater,2011,27(1):17-28.

二、一步法粘接剂的主要缺点

　　最新一代的一步法自酸蚀粘接剂是亲水性和疏水性成分的混合物。这些"不易相处的"混合物被证明有几个缺点(图14-2)。通常,与多步法粘接剂相比,一步粘接剂的初期粘接强度有所降低,任何一种老化实验都证实了其长期粘接效果不佳,而且其界面的纳米渗透也会增加。同时富含甲基丙烯酸羟乙酯(HEMA)的一步法粘接剂显示出高的吸水能力,而液相分离使得水分和气泡很难在更复杂的牙齿结构中被吹走。另外,将所有成分混合到一个瓶子中会造成保质期的问题。而一步法粘接剂不佳的临床表现也证实了实验室的研究结果。

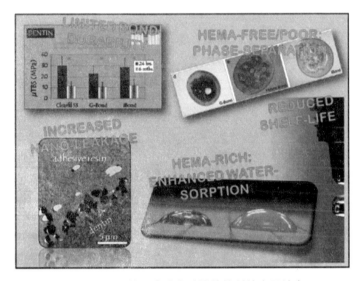

图 14‐2 目前一步法自酸蚀粘接剂的主要缺点

三、粘接耐久的基础—"AD 概念"

牙釉质和牙本质的树脂粘接机制基本上是置换过程,通过树脂单体代替牙齿硬组织脱矿后的空隙,树脂聚合后产生机械性互相锁结的结构是实现良好粘接的先决条件。最近,研究者开始注意功能性单体与牙齿基底间额外的化学结合作用,这个化学结合作用被认为提高了粘接的耐久性。

酸的 pK_a(酸度系数)值通常被认为是决定分子如何与矿化组织产生相互作用的主要参数。例如 pH 为 0.6 的 1M 草酸($pK_1=1.27, pK_2=4.28$)比 pH 为 0.9 的 10% 马来酸($pK_1=1.94, pK_2=6.23$)酸性更强。但草酸与羟基磷灰石(HAp)产生化学键结合,而马来酸使 HAp 脱钙。也就是说,pH 值越低(酸性越强)的溶液,不一定使牙釉质和牙本质产生更多的脱矿。

羟基磷灰石的分子反应形式被称为"AD 概念"或"黏附—脱钙概念"(图 14‐3)。该模型显示最初所有的酸与羟基磷灰石中的钙(离子)产生化学键合(阶段 1)。阶段 1 的键合反应伴随着磷酸盐(PO_4^{3-})和氢氧化物(OH^-)离子从羟磷灰石释放到自身溶液中,使得表面保持电中性。分子是否保持键合(阶段 2,OPTION 1 or 2.1)或将脱离键合(阶段 2,OPTION 2 or 2.2),将取决于与钙形成化学键的稳定性,或者取决于各自钙盐的稳定性。

具体来说,酸性功能单体如 10-甲基丙烯酰氧基癸基磷酸二氢盐(10-MDP),以及聚羧酸(玻璃离子中的功能聚合物)将和羟基磷灰石的钙产生化学键合(根据 AD 概念,阶段 2,OPTION 1 or 2.1),分别形成稳定的磷酸钙盐和羧酸钙盐,伴随着有限的表面脱钙效果。"弱酸型"自酸蚀粘接剂和玻璃离子确实与牙釉质和牙本质发生浅表的相互作用,几乎不溶解羟基磷灰石晶体,而保持它们在原位(如图14-1b,形成薄的亚微米混合层)。

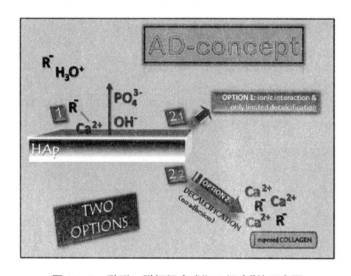

图 14-3 黏附—脱钙概念或"AD 概念"的示意图

功能单体(通常为羧基或磷酸基)离子键反应(阶段 1),有两个选择:Ca—单体盐间离子键是水解稳定的,能够与粘接剂树脂单体共聚合(阶段 2);或者离子键不稳定,导致脱钙,钙和磷酸盐从牙齿表面释放(阶段 2)。

注:内容引自 Van Meerbeek B, Yoshihara K, Yoshida Y, et al. State of the art of Self-Etch adhesives[J]. Dent Mater,2011,27(1):17-28.

相反磷酸和马来酸,还包括酸性功能单体如 2-(甲基丙烯酰氧基乙基)苯基磷酸氢盐(phenyl-P)和甲基丙烯酸羟乙酯—磷酸盐(HEMA-phosphates)等,最初键合到羟磷灰石的钙(阶段 1)会容易脱粘(根据 AD—概念,阶段 2,OPTION 2 or 2.2)。这些分子负载的磷酸盐离子或羧酸将从羟基磷灰石溶解,其溶解深度取决于施加时间。这些酸性单体可以当作"酸蚀-冲洗"粘接系统的磷酸,会产生严重脱钙或"酸蚀"效应,暴露了胶原纤维,获得了类似牙釉质的酸蚀模式或者牙本质形成的 3～5 μm 混合层中不含有任何羟基磷灰石晶体,其形成的最初磷酸钙/羧酸盐键

(阶段 1)是不稳定的,易被溶解(图 14-1c)。

1. 避免使用"强酸型"自酸蚀粘接剂

"强酸型"自酸蚀粘接剂在牙釉质和牙本质上具有相当强烈的脱矿作用(图 14-1c)。这些粘接剂产生的界面超微结构类似于酸蚀-冲洗系统,但不同之处在于溶解的磷酸钙不被冲洗掉,而这些在混合层中嵌入的磷酸钙在水性环境中是非常不稳定的,从而严重削弱了界面的完整性。实验室以及临床数据显示,尽管强酸型自酸蚀粘接剂与牙釉质具有较合理的结合潜力,但是其在牙本质上通常表现不佳,特别是在粘接耐久性方面。这些数据符合 AD 概念,主要归因于嵌入混合层的钙磷酸盐拥有较低的水解稳定性,以及对暴露的胶原纤维缺少合理的保护。

2. 保持界面的羟基磷灰石可以保护胶原蛋白和产生化学结合作用

事实上,弱酸型自酸蚀粘接剂使牙本质表面部分脱矿,留下大量包裹胶原纤维的羟基磷灰石晶体(图 14-1b)。在酸蚀-冲洗粘接系统中,暴露的牙本质胶原是很容易被水解和酶降解。Tay 和 Pashley 开发的智能仿生再矿化程序可于用来修复天然羟基磷灰石,达到保护胶原纤维的目的。但是这种耗时的操作过程是否具有临床适用性尚不清楚。作为重新矿化龋齿病变的脱矿牙本质,这个程序在技术上通过口服也许可以更快地达到功效,是一种潜在的补救措施。但弱酸型自酸蚀粘接剂的巨大优势,不仅因为它们能够保留羟基磷灰石来保持胶原纤维的封闭,而且能够提供与羟基磷灰石发生化学结合的潜力。

弱酸型自酸蚀粘接剂的双重机制(微机械固位和化学键合)非常类似于玻璃离子,后者通常与聚羧酸溶解的羟基磷灰石表面构成亚微米混合层。在这方面,玻璃离子甚至可以被认为就是一种弱酸型自酸蚀粘接剂。根据 AD 概念,聚羧酸是具有多个羧基官能基团的聚合物,官能基团作为化学"手"沿矿物基质表面捕获单个钙离子。玻璃离子独特的自粘性(即使没有任何形式的预处理)就是来自这种化学键合结合微机械锁结构成的浅表混合层。玻璃离子聚合物主链上具有多个官能基团,可以在不同的和远程的节点上"夺取"钙,因此玻璃离子的临床记录显示其在 V类洞修复中拥有最低的年失效率。而"真正的"基于树脂的自酸蚀粘接剂通常仅具有一个或两个官能基团对羟基磷灰石具有化学键合力。由玻璃离子和弱酸型自酸蚀粘接剂所提供的额外化学键合被认为对粘接耐久性是有益的。

自酸蚀粘接系统通过特定的酸性功能单体如10-MDP,4-MET(或4-META)和phenyl-P实现化学结合作用。这些酸性功能单体的羧基/磷酸基团与羟基磷灰石的 Ca 形成离子键。Yoshida 等在 2004 年首先使用 X 射线光电能谱(XPS)证实了这个离子键的存在,10-MDP产生的化学键不仅更有效,而且在水中比4-MET和phenyl-P产生的化学键更稳定。通过原子吸收光谱法(AAS)测量发现这三种单体形成的各个钙盐溶解速率与它们的化学键合电位成反比,化学键合电位越强,钙盐溶解的越少。

　　酸性功能单体10-MDP通过其磷酸基团与羟基磷灰石表面特异性地形成了有规则的层状结构(图14-4)。XRD能够检测出10-MDP与羟基磷灰石粉末的相互作用(图14-4),高分辨率TEM显示10-MDP处理的羟基磷灰石粉末显示出4 nm厚的层状结构(图14-5)。而酸性功能单体phenyl-P和4-MET没有检测到这种"纳米层"。随后通过核磁共振(NMR)证实10-MDP与羟基磷灰石具有高度的化学亲和力。随后TEM检测发现10-MDP处理的天然牙本质上也形成了纳米层结构(图14-6)。然而,在牙本质上观察到的纳米层结构在牙釉质上很少检测到,可能是由于牙釉质拥有更高的结晶度,降低了10-MDP化学相互作用的潜力。牙本质羟基磷灰石不仅具有较低的结晶度,而且具有尺寸更小的晶体棒,为十字交叉状平行面向牙釉质。

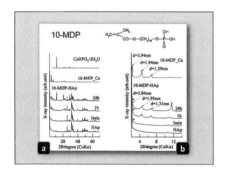

图14-4　XRD光谱示10-MDP与合成羟基磷灰石(a:广角度；b:低角度)的化学相互作用

注:内容引自 Yoshida Y, Van Meerbeek B, Nakayama Y, et al. Adhesion to and decalcification of hydroxyapatite by carboxylic acids[J]. J Dent Res,2001,80:1565-1569.

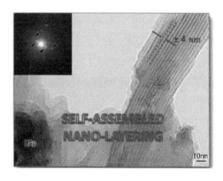

图14-5　高分辨率透射电子显微镜(TEM)图像显示10-MDP与羟基磷灰石形成的纳米层结构(4 nm)

注:内容引自 Yoshida Y, Van Meerbeek B, Nakayama Y, et al. Adhesion to and decalcification of hydroxyapatite by carboxylic acids[J]. J Dent Res,2001,80:1565-1569.

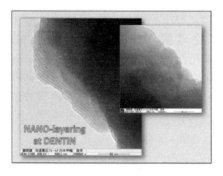

图14-6　高分辨率透射电子显微镜(TEM)图像显示10-MDP与牙本质中羟基磷灰石形成的纳米层结构,但含有杂质,这与纯羟基磷灰石的结构不同

注:内容引自 Yoshida Y, Van Meerbeek B, Nakayama Y, et al. Adhesion to and decalcification of hydroxyapatite by carboxylic acids[J]. J Dent Res,2001,80:1565-1569.

图14-7TEM图片显示phenyl-P基粘接剂（Clearfil Liner Bond 2）产生的混合层要厚于10-MDP基粘接剂（Clearfil SE Bond）。Clearfil SE Bond产生的混合层中存在大量的羟基磷灰石晶体，而Clearfil Liner Bond 2没有晶体存在，其胶原纤维完全暴露。phenyl-P酸蚀后，产生了更多实质性的 $CaHPO_4 \cdot 2H_2O$（DCPD）沉积，而10-MDP形成的是Ca-Monomer纳米层结构。相比于酸蚀-冲洗，phenyl-P酸蚀后产生的DCPD是不用冲洗的，它们被包裹在混合层中，但对胶原纤维的保护无法与天然羟基磷灰石相比，使得粘接强度容易受到生物老化，因为Ca-phenyl-P的结合是不稳定的。4-MET产生的化学结合要高于phenyl-P，但低于10-MDP。

AD概念的提出是正确的。粘接耐久性就是酸性功能单体与羟基磷灰石的化学反应程度，反应的程度利于羟基磷灰石上的Ca-Monomer化学键形成，而不需要完成DCPD的沉积，或者反应后的HAp剩余量要超过DCPD沉积。

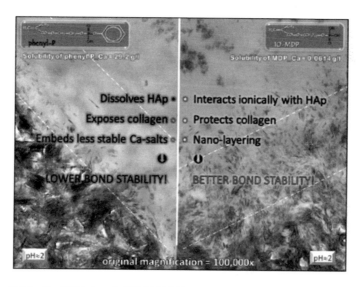

图14-7 基于phenyl-P的粘接剂（Clearfil Liner Bond 2，Kuraray）和基于10-MDP基粘接剂（Clearfil SE，Kuraray）的粘接界面TEM图片

phenyl-P使牙本质脱矿，而Ca-phenyl-P结合是不稳定的，易水解；而10-MDP脱矿程度轻，与羟基磷灰石保持结合。

注：内容引自Van Meerbeek B，Yoshihara K，Yoshida Y，et al. State of the art of Self-Etch adhesives[J]. Dent Mater，2011，27（1）：17-28.

四、玷污层对牙本质的重要性

众所周知,牙体预备时,旋转车针会在牙本质表面产生玷污层。根据不同的制备技术,玷污层在尺寸和结构上存在显著变化。不幸的是,玷污层不能牢固地附着在牙齿表面。而自酸蚀粘接剂应该能够溶解玷污层,与其下有的牙齿表面获得令人满意的粘接。但(超)弱酸型自酸蚀粘接剂的粘接效果可能会被厚的玷污层削弱。研究显示在水老化之后,弱酸型自酸蚀粘接剂的失败主要发生在混合层下方,这也可能是由于弱酸型自酸蚀粘接剂不足以全部除去玷污层。这些研究突出了牙体制备方法的重要性。

目前自酸蚀粘接剂的主要挑战是溶解玷污层,但不能使牙齿表面过度脱矿,只对玷污层下健康牙本质中的羟基磷灰石进行表浅脱矿。在界面处保留羟基磷灰石不仅保护胶原纤维免受外部化学侵袭,而且羟基磷灰石还能为功能单体的化学键合提供钙源。

五、牙釉质的自酸蚀

对于牙釉质,使用磷酸的酸蚀-冲洗方法仍然是首选。如上所述,虽然强酸型自酸蚀粘接剂通常不会在牙釉质上产生不利的粘接,但弱酸型自酸蚀粘接剂与牙釉质的粘接效果仍然无法令人满意(图14-9)。临床研究已经清楚地表明弱酸型自酸蚀粘接剂处理的牙釉质边缘与复合树脂粘接后,其边缘缺陷的发展相当迅速,但牙本质边缘的完整性似乎可以维持更长时间。

相比于牙本质,牙釉质拥有更多的羟基磷灰石,其化学键合潜力应该更大。但是XRD分析揭示10-MDP在牙本质上产生的纳米层要比牙釉质更显著。最近的研究评估了超弱酸型自酸蚀粘接剂(Clearfil S3 Bond)与三种制备方式的牙釉质进行粘接(图14-8)。其牙体制备方式包括:① 只对牙釉质表面进行浮石清洗,没有进行任何车针预备,② 使用600目碳化硅纸进行研磨,③ 使用中等粒度的金刚砂车针(100 μm)进行预备。研究结果显示未切割的牙釉质表面存在的薄的无釉柱层对酸蚀起到了阻挡作用,并阻碍了粘接剂的渗透;而硅化硅砂纸研磨去除这个无釉柱层后,使得粘接剂能够更深、更均匀地渗透,形成树脂网获得了坚固的微机械锁结;车针预备一方面造成了一个更加粗糙的表面,其众多的粗糙裂缝可以作为渗透的"高速公路",但是没有形成如碳化硅砂纸研磨形成的细小网眼结构,但其与树脂的粘接要比未切割釉质的更稳定。

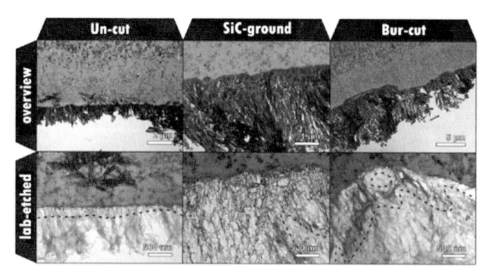

图 14-8　Clearfil S3 Bond(Kuraray)与三种不同方式制备的牙釉质粘接界面的 TEM 图

① 没有预备的,② 600 目碳化硅砂纸研磨的,③ 由粗金刚石车针制备的。标记线标注的是脱矿深度

注:内容引自 Hanning M, Bock H, Bott B, et al. Inter-crystallite nanovetention of self-etching adhesives at enamel imaged by transmission electron microscopy[J]. Eur J Oval Sci, 2002, 110: 464-470.

　　总而言之,(超)弱酸型自酸蚀粘接剂对釉质的较低粘接效果应首先归因于微机械锁结的不足,也归因于与牙釉质羟基磷灰石间较低的化学反应性。

　　因此使用磷酸选择性酸蚀牙釉质边缘,基本上将两步法自酸蚀粘接剂变成三步粘接剂(或者一步法粘接剂变成两步法粘接剂),这为牙本质的树脂粘接提供了更好的耐久性,而且这种粘接上的组合已经在临床上得到了很成功的应用。

六、结论

　　自酸蚀方法的进一步优化可以通过合成新的酸性功能单体来实现。而采用弱酸方案可以产生更好的化学结合能力。利用车针充分处理牙本质表面玷污层的碎屑后,这种方案能够保证最耐久的粘接性能。微机械锁结仍然是牙釉质粘接的基础,因此强烈推荐对牙釉质边缘进行选择性的磷酸酸蚀,然后对预酸蚀的牙釉质和未酸蚀的牙本质表面应用弱酸型自酸蚀粘接剂。这种弱酸型自酸蚀粘接剂含有的酸性功能单体应该对羟基磷灰石具有高的化学亲和力。磷酸和强酸型酸性单体对于牙本质的脱矿是过于激烈的,因为暴露的胶原纤维对于维持粘接耐久性来说是不利的。

参考文献

[1] Van Meerbeek B, Yoshihara K, Yoshida Y, et al. State of the art of Self-Etch adhesives [J]. Dent Mater, 2011, 27(1):17-28.

[2] Peumans M, Kanumilli P, De Munck J, et al. Clinical effectiveness of contemporary adhesives: a systematic review of current clinical trials [J]. Dent Mater, 2005, 21: 864-881.

[3] Unemori M, Matsuya Y, Akashi A, et al. Self-Etching adhesives and postoperative sensitivity [J]. Am J Dent, 2004, 17:191-195.

[4] Van Landuyt K L, Mine A, De Munck J, et al. Technique sensitivity of water-free one-step adhesives [J]. Dent Mater, 2008, 24:1258-1267.

[5] Carvalho R M, Chersoni S, Frankenberger R, et al. A challenge to the conventional wisdom that simultaneous etching and resin infiltration always occurs in Self-Etch adhesives [J]. Biomaterials, 2005, 26:1035-1042.

[6] Koshiro K, Sidhu S K, Inoue S, et al. New concept of resin-dentin interfacial adhesion: the nanointeraction zone [J]. J Biomed Mater Res B Appl Biomater, 2006, 77:401-408.

[7] Van Meerbeek B, Van Landuyt K, De Munck J, et al. Technique-sensitivity of contemporary adhesives [J]. Dent Mater J, 2005, 24:1-13.

[8] Suppa P, Breschi L, Ruggeri A, et al. Nanoleakage within the hybrid layer: a correlative FEISEM/TEM investigation [J]. J Biomed Mater Res B: Appl Biomater, 2005, 73:7-14.

[9] Van Landuyt K L, Snauwaert J, De Munck J, et al. Origin of interfacial droplets with one-step adhesives [J]. J Dent Res, 2007, 86:739-744.

[10] Moszner N, Salz U, Zimmermann J. Chemical aspects of Self-Etching enamel-dentin adhesives: a systematic review [J]. Dent Mater, 2005, 21:895-910.

[11] Yoshida Y, Van Meerbeek B, Nakayama Y, et al. Evidence of chemical bonding at biomaterial-hard tissue interfaces [J]. J Dent Res, 2000, 79:709-714.

[12] Yoshida Y, Van Meerbeek B, Nakayama Y, et al. Adhesion to and decalcification of hydroxyapatite by carboxylic acids [J]. J Dent Res, 2001, 80:1565-1569.

[13] Fu B, Sun X, Qian W, et al. Evidence of chemical bonding to hydroxyapatite by phosphoric acid esters [J]. Biomaterials, 2005, 26:5104-5110.

[14] Breschi L, Mazzoni A, Ruggeri A, et al. Dental adhesion review: aging and stability of the bonded interface [J]. Dent Mater, 2008, 24:90-101.

[15] Tay F R, Pashley D H. Biomimetic remineralization of resin-bonded acid-etched dentin [J]. J Dent Res, 2009, 88:719-724.

[16] Inoue S, Koshiro K, Yoshida Y, et al. Hydrolytic stability of Self-Etch adhesives bonded to dentin [J]. J Dent Res, 2005, 84:1160-1164.

[17] Van Landuyt K L, Yoshida Y, Hirata I, et al. Influence of the chemical structure of

functional monomers on their adhesive performance[J]. J Dent Res,2008,87:757-761.

[18] Yoshihara K,Yoshida Y,Nagaoka N,et al. Nano-controlled molecular interaction at adhesive interfaces for hard tissue reconstruction [J]. Acta Biomater, 2010, 6: 3573-3582.

[19] Tay F R,Carvalho R,Sano H,et al. Effect of smear layers on the bonding of a Self – Etching primer to dentin[J]. J Adhes Dent,2000,2:99-116.

[20] Ermis R B,De Munck J,Cardoso M V,et al. Bond strength of Self – Etch adhesives to dentin prepared with three different diamond burs[J]. Dent Mater,2008,24:978-985.

[21] Hanning M, Bock H, Bott B, et al. Inter – crystallite nanovetention of self – etching adhesives at enamel imaged by transmission electron microscopy[J]. Eur J Oval Sci, 2002,110:464-470.

第十五章

临床的相关变量对牙本质粘接的影响

修复的最终目的是获得修复材料与基牙之间紧密的粘接。这个任务很难实现,因为牙釉质和牙本质的粘接过程是不同的。牙釉质主要是矿物质,而牙本质含有大量的水和有机物(主要是Ⅰ型胶原蛋白),这使得牙本质的粘接更充满挑战。同时人类牙本质形态和生理的多样性使粘接剂与牙本质之间实现持久性粘接存在一定的困难。粘接机制取决于粘接剂的穿透性,其与牙本质胶原纤维形成微机械嵌合,形成混合层或树脂牙本质交互渗透区。在这里,与粘接相关的牙本质临床变量是影响粘接效果的重要因素。

一、受龋病影响的牙本质和第三期牙本质(caries-affected dentin and tertiary dentin)

牙本质最常见的病理挑战是龋坏。龋坏牙本质包括表浅的第一层和较深的第二层。第一层的特征是高度脱钙,变性的胶原蛋白纤维,可显示品红染色,在生理上是不可逆的。第二层的特征为部分脱钙,品红不染色,成牙本质细胞突起延伸,健全的胶原纤维以及磷灰石晶体与纤维的结合,生理上是可逆的。

当牙齿发生龋坏时,牙本质结构会发生变化,这一过程既发生在牙本质内部,也发生在牙髓。龋坏使牙髓产生应激反应,反应结果包括完全阻塞牙本质小管,或减少小管直径,以防止细菌和有毒物质进一步地渗透进牙髓。Stanley等发现牙髓牙本质复合体以硬化、死区或修复性牙本质的形式来应对龋坏。反应性的硬化牙本质的出现并不能阻止修复牙本质的形成,因为两者的应对都是针对同一刺激。Mendis和Darling发现透明区的管周牙本质与正常的非龋性牙本质相似,而小管腔被一种和管周牙本质不连续的沉积物所封堵,这些在牙本质小管中的沉积物质是β-三磷酸钙(β-tricalcium phosphate),它的可溶性比羟基磷灰石小。

在龋齿发展过程中,牙本质小管内会连续沉积矿物成分,最终会闭塞牙本质小管并形成硬化(图15-1)。龋坏产生的硬化物质在性质上与生理硬化产生的不同,因为它的形成是由龋坏、修复或磨损造成的,它们的形成区域是局限的。封闭牙本质小管的矿物质含量高于正常牙本质,导致了其透明的光学外观。

　　牙髓腔应对龋坏的反应是物质沉积,被称为反应性的第三期牙本质。第三期牙本质形成在受龋坏影响的对应髓腔壁上,它不同于生理性的继发性牙本质,其形成过程贯穿牙齿的整个生命周期。此外,第三期牙本质被分为反应性牙本质和修复性牙本质。反应性牙本质是由残余的成牙本质细胞形成的,而修复性牙本质是新分化的成牙本质细胞或类成牙本质细胞形成的。第三期牙本质的形成通常是与生理性的继发性牙本质存在管状延续性,而继发性牙本质是由最初的成牙本质细胞分泌的。图 15-2 显示下前牙磨损产生的反应性第三期牙本质。在这个病例中,第三期牙本质没有和继发性牙本质呈管状延续性。第三期牙本质的修复性牙本质桥与生理性继发性牙本质没有产生管状延续性。修复性的第三期牙本质是由成牙本质细胞分泌的,并替代了牙髓暴露部位的受损成牙本质细胞。

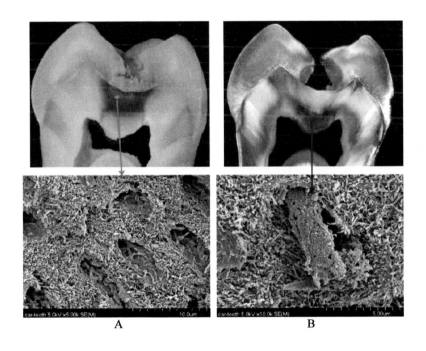

图 15-1　扫描电子显微镜下的龋坏区域

　　图 A:部分脱矿牙本质向龋坏牙本质转变;图 B:龋坏区域牙本质小管被矿化沉积物封闭

　　注:内容引自 Perdigão J. Dentin bonding-variables related to the clinical situation and the substrate treatment[J]. Dent Mater,2010,26:e24-37.

　　与第三期牙本质进行粘接只会发生在深龋预备后的窝洞中,但龋坏牙本质是临床上常见的粘接基质。我们对牙齿粘接机制的理解大部分都是在健康的牙本质

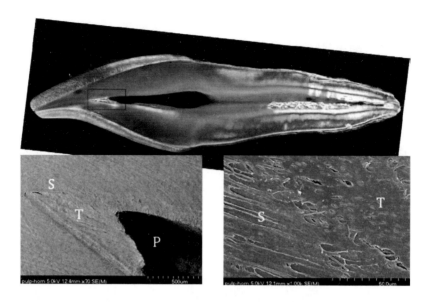

图 15-2　下颌切牙磨损区相对应的髓角处的第三期牙本质

S-继发性牙本质,T-第三期牙本质,P-髓腔,根部透明牙本质被标记

注:内容引自 Perdigão J. Dentin bonding-variables related to the clinical situation and the substrate treatment[J]. Dent Mater,2010,26:e24-37.

(实验室牙本质)上进行的,这并不是在临床实践中经常遇到的牙本质状态。龋坏牙本质的硬度比正常牙本质的低。虽然透明区是矿物质沉积的牙本质小管封闭物,通常被认为比未受影响的牙本质硬,但 Marshall 利用纳米压痕技术测量了透明区管间牙本质的平均弹性模量(18.2 GPa)和纳米硬度(0.8 GPa),其测量指标要稍微低于正常的管间牙本质(20.6 GPa 和 1.0 GPa)。在一个给定的病灶内,透明区的管间牙本质通常是没有变化的。对于透明牙本质,管周牙本质的平均弹性模量为 36.1 GPa,并没有显著高于小管内的矿物沉积物(34.5 GPa),但明显低于正常的管周牙牙本质(38.7 GPa)。牙本质硬度和粘接强度之间存在显著的相关性。然而龋坏牙本质的机械性能并不是导致其粘接强度降低的唯一因素。拉曼光谱检测发现龋坏牙本质的一些结构或化学成分发生了改变。与正常牙本质相比,龋坏过程减少了磷酸盐和碳酸盐含量,胶原蛋白的二级结构也在龋坏过程中被稍微改变。Suppa 等发现与正常牙本质相比,完整的胶原纤维和蛋白聚糖在龋坏牙本质中的分布明显减少。

龋坏牙本质的粘接强度通常比那些正常未龋坏牙本质的低,不管使用哪种类型的粘接剂。在三种不同的粘接方法(一步法自酸蚀、两步法自酸蚀、两步法酸蚀-冲洗)中,龋坏牙本质的粘接强度都低于正常牙本质,这可能是由于龋坏牙本质较低的拉伸强度和硬度。在临床上这些可能不是问题,因为这些病变区域通常会被正常牙本质或牙釉质所包围。龋坏牙本质的混合层通常比健康牙本质的厚，其渗透性更强。自酸蚀粘接剂 Clearfil Liner Bond 2V(Kuraray)的混合层在正常牙本质中不足 1 μm 厚，但在龋坏牙本质中可达到 6～8 μm 厚，并且在龋坏牙本质中发现非典型界面，在致龋菌波及的区域，树脂粘接剂将嵌在紊乱、散在胶原纤维内的细菌一并被包裹，其混合层可达 30～60 μm 厚。

树脂单体在脱矿的正常牙本质界面中的渗透过程是逐渐减弱的，其在脱矿的龋坏牙本质中也是这个趋势，但是其渗透深度是不规则的。由于矿物质在管腔内的沉积，树脂在牙本质小管内的渗透受到沉积物的阻碍。但 Spencer 等认为龋坏牙本质表面是一种矿化不良结构，其很容易被酸蚀剂穿透。龋坏牙本质的脱矿区是多孔的。渗透入其中的粘接剂(Single Bond,3M ESPE)的聚合转化程度低于正常牙本质。Tay 等在包含牙本质小管沉积物的透明龋坏牙本质上应用一步法自酸蚀粘接剂，TEM 界面发现虽然龋坏牙本质是多孔的，但牙本质小管被沉积物堵塞，银颗粒没有渗入粘接层，而正常牙本质的粘接层中出现了水树和液滴等渗漏。

龋坏牙本质的粘接也可能取决于粘接剂的特殊成分。粘接底涂剂中的聚链烯酸酯成分会影响龋坏牙本质的粘接强度，其缺如会降低龋坏牙本质的粘接强度。这提示龋坏牙本质中残留的钙可能与底涂剂中的聚链烯酸酯(polyalkenoate)形成了离子键结合。

另一项研究显示牙髓压力可以显著降低正常牙本质的粘接强度，但没有影响到龋坏牙质的粘接强度，龋坏牙本质小管中的矿物质沉积物也许阻止了水渗漏到粘接界面。此外龋坏牙本质透明区域的矿物质高含量可能会与 MDP 分子产生更强的化学性粘接，而 MDP 分子与羟基磷灰石间的化学性结合已被证实。研究比较两种含聚烯烃酸共聚物的粘接剂用于正常和龋坏牙本质，发现一步法自酸蚀粘接(3M ESPE)与健康牙本质的粘接强度显著高于龋坏牙本质的，而两步法酸蚀-冲洗粘接剂与健康和龋坏牙本质间的粘接强度无显著差异，此外，两种粘接剂在龋坏牙本质上产生了更厚的混合层。丙酮基和乙醇基的酸蚀-冲洗粘接剂与龋坏牙本质的粘接强度总是比正常牙本质的低。

除牙本质粘接剂的特殊成分外，牙本质龋坏组织的不同去除方法也对粘接效果有影响。慢速球钻、激光或 600 目碳化硅砂纸研磨去除龋坏组织后，其粘接强度存在一定程度的差异，慢速球钻处理牙本质表面与自酸蚀粘接剂的粘接强度显著低于与酸蚀-冲洗粘接剂的，然而 600 目碳化硅砂纸处理的结果与之相反，而激光处理的两组之间没有显著差异。

二、非龋坏牙颈部缺损的硬化牙本质(non-carious cervical lesions, NCCL)

研究显示 NCCL 的病因是多因素的，咬合应力在 NCCL 的发病机制中可能起到一定的作用。NCCL 和磨损区域的牙本质是硬化的,其超微结构层比正常牙本质更复杂。扫描电镜显示 NCCL 的牙本质小管堵塞是均质的,在堵塞之下,牙本质小管是空的。

NCCL 最常见的临床症状之一是牙齿敏感。敏感性通常与牙本质小管开放度有关。大多数透明硬化牙本质区域的牙本质小管内都被矿化沉积物阻塞,因此是非敏感性的。Gwnnett 和 Jendresen 观察到颈部缺损硬化牙本质是光滑的,其小管内有沉积物。浓度 50% 的磷酸酸蚀 60 秒,可以打开被矿化沉积物阻塞的硬化牙本质小管。即使在酸蚀下,树脂在这些牙本质小管内渗透也受到了沉积物的限制,小管内的矿化结晶沉积物的酸蚀速度比其他牙本质要慢,树脂能够渗透的深度约 $30 \mu m$,而在正常牙本质中,树脂渗透深度可以超过 $100 \mu m$。

NCCL 的硬化牙本质表面有一个 $10\sim20 \mu m$ 厚的超级矿化层,其上也有变性的胶原蛋白与细菌定植。酸和细菌的副产物可以使胶原蛋白变性。此外,和硬化性牙本质相比,超级矿化层中可以观察到更大的羟基磷灰石晶体。在超级矿化层的基质中,胶原蛋白从变性状态过渡到交叉条带完整的状态。

无论使用酸蚀-冲洗还是自酸蚀技术,硬化牙本质的粘接强度都比正常牙本质的低。磷酸无法完全酸蚀超矿化层,也不能溶解硬化牙本质小管内的矿化沉积物。Tay 等报道了硬化牙本质与自酸蚀粘接剂的粘接强度要比正常牙颈部的粘接强度低 20%。影响 NCCL 硬化牙本质粘接强度的因素包括:① 微生物基质与细菌残留;② 自酸蚀粘接剂无法溶解和渗透进的表层超级矿化区;③ 超级矿化层中存在变性的胶原;④ 牙本质小管内的硬化物沉积阻止树脂突的形成。

尽管 NCCL 的硬化牙本质获得了较低的粘接强度。但是,体外研究不能完全验证临床结果。一项临床研究显示 144 例 NCCL(98 例是硬化牙本质,46 例是非硬化牙本质)与三种树脂粘接剂粘接后,硬化牙本质的累计脱落率(15.7%)与非硬化性牙本质(14.0%)的无显著差异。金刚砂车针对硬化牙本质进行粗糙化处理后的粘接脱落率为 14.5%,而未粗糙化处理的粘接脱落率为 14.8%。

根据 2001 年美国牙医学会关于牙釉质和牙本质的粘接指南,树脂基粘接剂与非龋性牙颈部病变(NCCL)的 6 个月短期接受度为保留率至少在 95%,并且没有通过机械固位,18 个月的完全接受度为保留率在 90%。由于 NCCL 被推荐作为牙本质粘接剂的最常用临床测试基质,所以牙本质的硬化程度被标准化为 $1\sim4$ 度。当没有明显的牙本质硬化时,NCCL 被给予 1 度硬化,而 4 度 NCCL 的牙本质呈深黄色或褐色。使用一种弱酸型一步法粘接剂粘接硬化的 NCCL 时,硬化评分为 $1\sim2$ 度与硬化评分为 $3\sim4$ 度的 3 年保留率没有差异,然而 3 年的边缘适合性略有变化,与硬化评分为 $1\sim2$ 度的相比(81% alfa ratings),硬化评分为 $3\sim4$ 度的(70% alfa ratings)稍好。

在临床上,酸蚀-冲洗粘接剂与 NCCL 的粘接效果好于自酸蚀粘接剂,但也有一些则与之相反的报道。含 MDP 的自酸蚀粘接剂(Clearfil SE Bond)与 NCCL 粘接的 5 年保留率非常高,这提示 MDP 与 NCCL 的超级矿化层间的化学粘接也许取代单独的牙本质酸蚀。

三、牙齿的增龄性改变

冠部牙本质小管量为 10%,年轻和年老牙齿之间没有很大的差别。冠部整体牙本质的厚度以近似每年 6.5 μm 的速度增加。老年牙齿的罩牙本质和球间牙本质厚度比年轻牙齿少。在罩牙本质水平,老年牙齿的硬度和弹性模量比年轻牙齿的要高。老年牙齿的反应性牙本质和年轻牙齿的继发性牙本质比其他髓周牙本质拥有更低的弹性模量和硬度。

如上所述,继发性牙本质是在整个髓周表面形成,其形成过程贯穿整个生命。继发性牙本质是生理性的,而第三期牙本质(修复性牙本质)是形成于髓室壁,通常对应于龋坏感染面积。还有一种生理性的硬化或者透明牙本质从根部开始并随着年龄的增长而呈线性增加。分布的模式在所有的牙齿中是相似的。生理性透明牙本质是首先在根部形成,紧邻牙骨质,随着年龄的增长,向根管和冠部延伸。生理透明的根部牙本质与龋坏感染的病变透明牙本质是有区别的,它是作为一种自然的增龄性改变,没有创伤或者龋坏。与龋坏区下面的透明牙本质类似,增龄性透明牙本质中也发现小管腔内充满了化学被动形成的矿物质,因为光散射的减少,所以是透明的。生理性透明牙本质的弹性模量不变,但韧性强度降低了 20%,因此透明牙本质不同于一般牙本质,在折裂之前几乎没有弯曲性。研究报道年轻牙本质(17~30 岁)的疲劳强度要大于年老牙本质(50~80 岁),因此增龄性导致了牙本质损伤发生和扩展率的增加。

由于牙本质小管直径的减小,牙本质的渗透性也下降了。超过 50 岁受试者的牙齿含水量要小于 10~20 岁受试者的,他们牙齿的脆性更大。随着年龄的增加,冠部和根部的牙本质厚度都增加,然而成牙细胞密度和成纤维细胞密度出现降低,根部细胞密度降低的程度比冠部更明显。在所有年龄的牙髓细胞密度包括成牙本质细胞,冠部比根部多。尽管牙本质厚度的增加可辅助保护牙髓,但牙髓细胞密度的降低减少了牙髓的修复活动。

对于每一种粘接剂来说,年轻和年老牙齿之间的粘接强度没有差别。但粘接系统在老年牙齿的牙本质小管间的脱矿深度较低,而在牙本质小管内的脱矿深度,年轻和年老的牙本质间没有明显差异。三个年龄组(20~25 岁,35~40 岁和 50~55 岁)的磨牙与两种自酸蚀粘接剂(ABF 或 clearfil protect bond)的微拉伸强度比较结果显示 35～40 岁年龄组的粘接强度更高。

四、牙齿区域和剩余牙本质的厚度(RDT)

牙本质小管口所占据的区域约为釉牙骨质界面积的 1%,而在牙髓腔表面约占 22%。由于牙本质小管被 95% 的水所充满,那么这些水的面积和小管口的面积大致相等。也就是说,釉牙骨质界附近的牙本质含水量约为 1%(体积),髓腔附近的牙本质含水量约为 22%(图 15-3)。内部水分的差异被认为是表浅牙本质和深层牙本质粘接强度出现差异的原因。表浅牙本质通常会有更高的粘接强度,而粘接强度在深层牙本质中会下降 30%～40%,甚至达到 50%。当玷污层保持完整时,这些差异往往会减小,但玷污层被去除后,深部牙本质会出现粘接强度的降低。当粘接系统更亲水时,粘接强度对牙本质深度的敏感性就会降低。

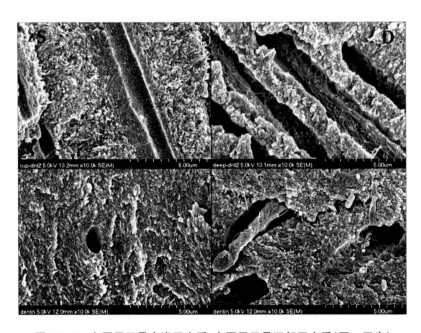

图 15-3 左图显示是表浅牙本质,右图显示是深部牙本质(同一牙齿)
注:内容引自 Perdigāo J. Dentin bonding-variables related to the clinical situation and the substrate treatment[J]. Dent Mater,2010,26:e24-37.

牙本质小管的朝向对牙本质的粘接强度也有影响,但研究结果处于争论中。在应用酸蚀-冲洗粘接剂时,牙本质小管的方向会影响混合层的形成。在垂直向小管区域,混合层厚度为 320 μm,小管及侧支的树脂突约为 27.2 μm,而在平行向小管区域,混合层极薄(1.3 μm),树脂突没有形成。

五、玷污层

经过机械预备的牙本质表面会残余有机和无机成分,形成"玷污层"。这个结构与牙本质基底有非常低的结合强度,仅仅 5 MPa。玷污层封堵了牙本质小管口,牙本质小管液的渗透降低了 86%,但玷污层中的亚微米孔隙仍然允许牙本质液的扩散。玷污层的组成基本上是羟基磷灰石和变性的胶原蛋白,其构成随着牙本质的深度而变化,因为牙本质的不同部位存在不同的结构。由于牙体制备过程中产生摩擦和热,会使变性后的胶原蛋白获得一种胶状稳定性。

目前的粘接剂与玷污层的相互作用可以分类为两种粘接方法和四种粘接剂。

1. 酸蚀-冲洗(或全酸蚀)粘接 包括一个单独的酸蚀步骤,通常含有 30%～40% 的磷酸,同时应用于牙釉质和牙本质上,去除玷污层和表面的羟基磷灰石。

a. 三步法酸蚀-冲洗粘接剂(酸蚀＋底涂＋粘接)。

b. 两步法酸蚀-冲洗粘接剂(酸蚀＋底涂/粘接)。

2. 自酸蚀粘接 不依赖于单独的酸蚀步骤,它们包括一个酸性单体,可以渗透玷污层,而不需要冲洗掉玷污层。

a. 两步法自酸蚀粘接剂(酸性底涂＋粘接)。

b. 一步法自酸蚀粘接剂(酸性底涂/粘接)。

磷酸酸蚀去除了玷污层和栓塞,暴露了牙本质小管口,增加了牙本质小管液的渗出。因为树脂粘接剂是疏水的,即使在牙本质小管内形成树脂突,这种液体渗出也会影响粘接效果。影响自酸蚀粘接粘接剂脱矿能力的因素是产生玷污层的工具。用金刚砂车针形成的玷污层比用碳化硅砂纸研磨形成的更致密。玷污层的密度相比于厚度,更能影响粘接剂的粘接效果,特别是在自酸蚀系统。但也有研究报道厚的牙本质玷污层产生低的粘接强度。也有研究显示玷污层特性对粘接强度没有影响。这些研究结果的差异也许可以由玷污层粗糙度、厚度($0.9\sim2.6~\mu m$)、密度、形成方法,以及牙齿结构的差异来解释。

自酸蚀粘接剂在溶解不同厚度牙本质玷污层(600 目或 60 目碳化硅砂纸研磨)的研究显示弱酸型自酸蚀粘接剂在底涂处理过程中可以保留部分玷污层和栓塞,中等酸度的自酸蚀粘接剂可以完全溶解玷污层和栓塞,但对于厚的玷污层也会保留部分玷污层,强酸型自酸蚀粘接剂可以完全溶解玷污层和栓塞,其形成混合层的厚度接近磷酸酸蚀的牙本质。弱酸型自酸蚀粘接剂如 Clearfil SE Bond 是不能将厚的玷污层完全溶解,其对玷污层厚度还是比较敏感的。预备牙体的研磨器械粗糙度的增加会产生厚的玷污层,进而降低了弱酸型自酸蚀粘接剂如 Clearfil SE Bond 的剪切粘接强度。320 目碳化硅砂纸和钨钢车针都会产生薄的玷污层,

Clearfil SE Bond 可以与之产生高的粘接强度。因此该牙本质预备方法在 Clearfil SE Bond 的临床实际应用中被推荐。

弱酸型自酸蚀粘接剂的临床应用方法（即涂布时有或没有搅拌）也可能对其在玷污层的渗透性产生影响。如果自酸蚀粘接剂是被动地涂布在牙本质表面,粘接剂穿过厚的玷污层后,仅仅形成薄的混合层,但如果在涂布时进行连续的搅拌,粘接剂可以将玷污层完全渗透或者溶解,与玷污层下的牙本质基质形成更厚的混合层。

六、牙本质的渗透性和髓腔压力

牙本质小管具有一定的锥度,朝向髓腔直径逐渐变大。牙本质小管液的渗透压与髓腔深度呈对数关系(图 15-4A),这是由于牙本质小管的尺寸和数量在表浅和深部牙本质间存在巨大的差异。根据流体动力学原理,一旦牙本质暴露,外部刺激会导致牙本质小管液向牙本质表面渗出(图 15-4B),这个过程会刺激牙髓神经,并引起疼痛。从牙髓向外穿出牙本质表面的渗出液是为了保持暴露的牙本质表面湿润。

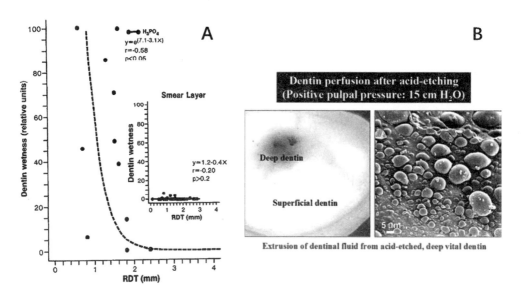

图 15-4　牙本质的渗透性与髓腔压力的关系

图 A:牙本质小管液渗透压与髓腔深度呈对数关系;图 B:离髓腔越近,牙本质液渗出的越多

注:内容引自 Heymann H O,Bayne S C. Current concepts in dentin bonding:focusing on dentinal adhesion factors[J]. J Am Dent Assoc,1993,124:26-36.

　　玷污层对牙本质小管液的渗出有一定的限制,因为它阻塞了小管孔,降低了牙本质的通透性。用 600 目碳化硅砂纸形成的离体牙牙本质玷污层,可以将牙本质的导水率降低到最大值的 20%~24%。因此酸蚀去除玷污层后,会增加牙本质的通透性。牙本质的渗透性会导致牙本质表面湿润,这会影响粘接剂—牙本质的界面质量,降低了树脂与牙本质间的粘接强度。酸蚀-冲洗粘接剂处理后的牙本质表面渗透率比自酸蚀粘接剂的高。在模拟牙髓压力的体外研究显示有牙髓压力下的酸蚀-冲洗粘接剂渗入牙本质小管的深度要浅于无牙髓压力下的。而乙醇饱和的脱矿牙本质表面可以将导水率降低到可以接受疏水粘接剂的水平。其他研究显示在模拟牙髓压力下,自酸蚀粘接剂的粘接强度似乎没有受到影响,但一步法自酸蚀粘接剂比起两步法自酸蚀粘接剂更容易受到牙髓压力的影响,因为两步法有单独的疏水性粘接层,可以起到隔水层的作用,降低了粘接界面的渗透性。

　　临床上,大多数口腔修复是在局部麻醉下进行的,这可能会改变牙本质小管液的渗透性。Pitt-Ford 等研究显示 2% 的利多卡因没有引起血管收缩,不会减少牙髓血流量,但 Beveridge 和 Brown 认为没有引起血管收缩的利多卡因会导致牙髓压力的短暂增加,这与利多卡因的血管扩张特性是一致的。而 Kim 等研究证明了 1∶10 万肾上腺素利多卡因在浸润和阻滞麻醉后分别降低了狗牙髓的 72% 和 67% 血流量。Olgart 和 Gazedius 也报道了血管收缩剂如肾上腺素或苯赖加压素的浸润可以降低牙髓的血流量。

　　基牙的另一个变量-龋坏牙本质,由于牙本质小管中有矿物质沉积物阻塞,也可能减少牙本质的渗透性。一个研究显示在模拟牙髓压力下,Clearfil SE Bond (Kuraray)与正常牙本质的粘接强度显著降低,但没有影响与龋坏牙本质的粘接强度。

七、粘接前的脱敏处理

　　根据流体动力学理论,牙本质敏感是由于液体在牙本质小管中快速移动刺激了牙髓内的神经,引起疼痛。根据这个理论,阻塞牙本质小管可以防止液体移动来预防牙本质敏感。用 3% 的草酸钾处理脱矿的牙本质表面,会产生不溶性晶体将开放的牙本质小管口再闭塞。草酸盐被认为可以作为洞漆,来封闭脱矿的牙本质小管口,并且草酸盐必须在牙本质酸蚀之后应用才有效,但其临床效果尚无结论。戊二醛是一种交联蛋白的固化剂。戊二醛基牙本质脱敏剂如 Gluma 脱敏剂 (Kulzer)是含有 5% 戊二醛和 35% 甲基丙烯酸羟乙酯(HEMA)的水溶液,已被用于临床,来降低牙体修复过程中的牙齿敏感性。含戊二醛的脱敏剂降低了牙本质的通透性,提供了长时间的牙本质小管堵塞效应,这是其抑制牙本质敏感的机制。

戊二醛脱敏剂也被建议作为一种脱矿牙本质的再润湿剂。脱敏剂的牙髓毒性必须要考虑,因为这些材料直接应用于牙本质小管。而研究显示脱敏剂对 L929 成纤维细胞没有毒性。含戊二醛和 HEMA 的脱敏剂对胶原蛋白的影响也是一个需要考虑的问题。37％磷酸产生的脱矿牙本质中,胶原纤维不会产生明显的破坏和断裂。当 Gluma 脱敏剂应用于酸蚀的牙本质,它会影响牙本质胶原氨基酸和交联成分即降低了游离赖氨酸和羟赖氨酸残余物,也阻止了胶原蛋白交联水平的降低。

八、粘接前的处理——氯己定

在牙本质粘接前,首先使用氯己定作为牙本质消毒剂。扫描电镜观察显示氯己定溶液可以沉积在牙本质表面和牙本质小管内成为碎屑,但氯己定对剪切粘接强度无显著影响。

氯己定还可作为蛋白酶抑制剂。金属蛋白酶(MMP)是一种含锌和钙依赖性的内肽酶,能够降解所有细胞外基质成分。脱矿牙本质暴露的胶原纤维易被内源性金属蛋白酶降解。因此通过蛋白酶抑制剂可以阻止牙本质胶原蛋白的溶解和胶凝活性。即使氯己定在非常低的浓度下,也会强烈抑制脱矿牙本质内的金属蛋白酶活性。但氯己定的缺点是产生潜在的变色效应。

九、储存条件和储存时间

根据 ISO 技术规范 11405:理想的粘接强度应该在牙齿拔出后立即进行测量,但这通常是不可行的。牙齿在拔出的最初几天或几周会发生很多变化。因此,牙齿在拔出后 1 个月内就应该使用,不要超过 6 个月。**注意**:牙齿被取出后的时间超过 6 个月,牙本质蛋白质可能会发生退行性变化。为了减少变性,储存介质应该定期更换。

而牙齿的储存介质也是需要关心的问题。Lee 等将牙齿分别存储在在 37℃蒸馏水,0.9％ NaCl 溶液,0.5％氯胺防腐液,5.25％ NaOCl 溶液,2％戊二醛,或 10％甲醛(福尔马林)60 天,发现与蒸馏水或 10％甲醛溶液相比,5.25％ NaOCl 溶液会导致更低的粘接强度,而甲醛(福尔马林)消毒液对牙齿的粘接强度没有显著影响,因此作者推荐 10％的甲醛(福尔马林)作为牙齿体外研究的储存介质。如果选择蒸馏水,其保存条件应该是在 4℃冷藏或者−5℃以下冷冻,储存时间最多为 1 周。而选择 0.5％的氯胺溶液中,研究发现在 4℃冷藏保存 48 天或更长时间的牙齿,其粘接试件出现微渗漏的概率增加,而在超低温条件下保存 13 周的牙齿,其粘接试件的微渗漏没有受到影响。

参考文献

［1］ Perdigão J. Dentin bonding-variables related to the clinical situation and the substrate treatment［J］. Dent Mater,2010,26:e24-37.

［2］ Pashley D H. Dynamics of the pulpo-dentin complex［J］. Crit Rev Oral Biol Med,1996, 7:104-133.

［3］ Kinney J H,Marshall S J,Marshall G W. The mechanical properties of human dentin:a critical review and re-evaluation of the dental literature［J］. Crit Rev Oral Biol Med, 2003,14:13-29.

［4］ Marshall G W,Marshall S J,Kinney J H,et al. The dentin substrate:structure and properties related to bonding［J］. J Dent,1997,25:441-458.

［5］ Perdigao J,Swift E J,Denehy G E,et al. In vitro bond strengths and SEM evaluation of dentin bonding systems to different dentin substrates［J］. J Dent Res,1994,73:44-55.

［6］ Van Meerbeek B,Inokoshi S,Braem M,et al. Morphological aspects of the resin-dentin interdiffusion zone with different dentin adhesive systems［J］. J Dent Res,1992,71: 1530-1540.

［7］ Pugach M K,Strother J,Darling C L,et al. Dentin caries zones:mineral,structure,and properties［J］. J Dent Res,2009,88:71-76.

［8］ Stanley H R,Pereira J C,Spiegel E,et al. The detection and prevalence of reactive and physiologic sclerotic dentin,reparative dentin and dead tracts beneath various types of dental lesions according to tooth surface and age［J］. J Oral Pathol,1983,12:257-289.

［9］ Marshall G W,Habelitz S,Gallagher R,et al. Nanomechanical properties of hydrated carious human dentin［J］. J Dent Res,2001,80:1768-1771.

［10］ Ceballos L,Camejo D G,Victoria Fuentes M,et al. Microtensile bond strength of total-etch and Self － Etching adhesives to caries-affected dentine［J］. J Dent, 2003, 31: 469-477.

［11］ Yoshiyama M,Tay F R,Doi J,et al. Bonding of Self － Etch and total-etch adhesives to carious dentin［J］. J Dent Res,2002,81:556-560.

［12］ Tay F R,Pashley D H,Hiraishi N,et al. Tubular occlusion prevents water-treeing and through-and-through fluid movement in a single-bottle,one-step Self － Etch adhesive model［J］. J Dent Res,2005,84:891-896.

［13］ Aw T C,Lepe X,Johnson G H,et al. Characteristics of noncarious cervical lesions:a clinical investigation［J］. J Am Dent Assoc,2002,133:725-733.

［14］ Tay F R,Pashley D H. Resin bonding to cervical sclerotic dentin:a review［J］. J Dent, 2004,32:173-196.

［15］ Heymann H O,Bayne S C. Current concepts in dentin bonding:focusing on dentinal adhesion factors［J］. J Am Dent Assoc,1993,124:26-36.

［16］ Murray P E,Stanley H R,Matthews J B,et al. Age-related odontometric changes of human teeth[J]. Oral Surg Oral Med Oral Pathol Oral Radiol Endod, 2002, 93: 474-482.

[17] Kinney J H, Nalla R K, Pople J A, et al. Age-related transparent root dentin: mineral concentration, crystallite size, and mechanical properties[J]. Biomaterials, 2005, 26: 3363-3376.

[18] Phrukkanon S, Burrow M F, Tyas M J. The effect of dentine location and tubule orientation on the bond strengths between resin and dentine[J]. J Dent, 1999, 27: 265-274.

[19] Sattabanasuk V, Vachiramon V, Qian F, et al. Resin-dentin bond strength as related to different surface preparation methods[J]. J Dent, 2007, 35: 467-475.

[20] Koibuchi H, Yasuda N, Nakabayashi N. Bonding to dentin with a Self - Etching primer: the effect of smear layers[J]. Dent Mater, 2001, 17: 122-126.

[21] Pashley D H, Tay F R, Yiu C, et al. The activation and function of host matrix metalloproteinases in dentin matrix breakdown in caries lesions[J]. J Dent Res, 2004, 83: 216-221.

[22] Hebling J, Pashley D H, Tjäderhane L, et al. Chlorhexidine arrests subclinical breakdown of dentin hybrid layers in vivo[J]. J Dent Res, 2005, 84: 741-746.

[23] Camps J, Baudry X, Bordes V, et al. Influence of tooth cryopreservation and storage time on microleakage[J]. Dent Mater, 1996, 12: 121-126.

[24] Lee J J, Nettey-Marbell A, Cook Jr A, et al. Using extracted teeth for research: the effect of storage medium and sterilization on dentin bond strengths[J]. J Am Dent Assoc, 2007, 138: 1599-1603.

第十六章
抗菌型口腔树脂材料

细菌、螺旋体、真菌、支原体等多种微生物在口腔内不同部位共栖、竞争和拮抗,形成口腔微生态平衡。而口腔充填物或修复体恢复牙体形态或牙列缺失的时候,会使正常的口腔微生物失去生理性平衡,导致一些细菌过度增殖,引起龋病、牙周病、义齿性口炎等口腔疾患。究其原因:一是修复体、充填体的使用能够改变口腔卫生清洁途径,例如正畸患者口内粘接的托槽阻碍了其周围牙面上菌斑的清洁,致使该部位龋病发生率高。另一个更重要的方面是口腔材料自身特性所导致的,有研究发现口腔树脂类修复、充填材料表面比齿科陶瓷、合金以及牙釉质更容易形成生物膜,从而造成更多的菌斑堆积。因此,作为目前临床中最广泛使用修复体之一的口腔树脂类修复体常常面临着口腔微生物的挑战,研发具备抗菌活性的新型口腔树脂材料具有非常重要的意义。

一、抗菌性口腔树脂材料的需求

1. 树脂基托和软衬材料

义齿修复不仅要恢复患者的咀嚼功能、美观和发音,同时还必须维护良好的口腔健康,只有这样才能够从根本上改善义齿佩戴者的生活质量,有效预防口腔和全身疾病。可摘义齿基托材料主要是聚甲基丙烯酸甲酯,该材料具有多孔性,高吸水性,容易被污染,同时树脂基托复杂的形状及其组织面较高的粗糙度会使微生物很容易地附着在义齿与口腔黏膜间的间隙中。另外,全口义齿和局部可摘义齿基托在口腔特殊环境中与口腔黏膜密切接触,形成一个相对独立的微生态环境,对口腔微生物菌群生态产生了一定的影响。

研究显示佩戴活动义齿后龋病、牙周病发病率升高,同时义齿性口炎发病率也随着义齿使用时间和患者年龄的增加而升高。真菌,特别是白色念珠菌常与义齿性口炎的发生相关,研究显示白色念珠菌的检出量与义齿性口炎的发生及其严重程度呈正相关。义齿戴入口内,首先是义齿表面获得性薄膜的形成,然后细菌向表面移动,初期黏附,之后细菌相互作用形成相对稳定的微生态环境。而影响细菌定居的主要因素有:材料组成、溶解性、生物降解性、表面粗糙度、表面处理方法等。不同基托材料表面的细菌黏附量和种类也不同,热固化树脂材料比金属材料容易定植细菌。丙烯酸树脂类义齿软衬材料为增塑的丙烯酸酯类的均聚物或共聚物,其弹性主要来源于增塑剂,因为其与基托树脂材料同类,因此二者具有较理想的结合。但丙烯酸树脂类义齿软衬材料的溶解性和吸水度比热固化树脂基托材料更大,因此软衬弹性材料比热固化树脂基托材料更容易黏附白色念珠菌。白色念珠菌开始黏附在软衬材料表面,随后也能定植于软衬材料内部。软衬材料随着增塑剂的析出,材料逐渐失去弹性而变硬,因此变得难以维持清洁,也容易导致白色念珠菌的黏附。

2. 复合树脂和树脂粘接材料

目前复合树脂材料是通过树脂粘接技术与牙体组织结合。复合树脂类材料表面较其他种类的修复材料更易于沉积菌斑,而修复材料表面的菌斑沉积量越大,其发生继发龋的可能性越大。Dijken 和 JWV Van 等对传统型、微填料型和混合填料型复合树脂进行了为期 6 年的临床观察,结果有 18.9% 的复合树脂修复体边缘发生继发龋,同期银汞合金修复体边缘的继发龋发生率为 8.6%,而在未充填的牙面上仅有 3.1% 观察到早期龋。即使目前的牙本质树脂粘接材料和粘接技术取得了很大的进步,但现行的牙本质树脂粘接系统(全酸蚀三步法/两步法,自酸蚀两步法/一步法)在临床治疗中的粘接持久性仍然不能完全满足临床的需要,涉及牙本质树脂粘接的修复体年失败率始终保持在 5% 左右。同时粘接步骤越简化,失败率就越高。继发龋的发生原因主要有两个方面:① 材料与牙体边缘封闭性差,利于修复材料与洞壁之间食物残渣和细菌存留,导致修复体边缘继发龋的发生,边缘封闭性差多为材料聚合收缩引起。② 材料不具备抗菌性能。

除了复合树脂材料自身特性及使用过程中磨损产生的粗糙表面容易导致菌斑堆积外,牙体组织特别是牙本质树脂粘接界面的老化是导致复合树脂充填物和修复体边缘出现继发龋的主要原因。牙本质树脂粘接界面的形成主要是树脂粘接剂在酸蚀脱矿后的牙本质表面通过渗透和扩散,深入牙本质小管内形成树脂突(resin tag),并与脱矿暴露的牙本质表面胶原纤维网状结构充分混合形成混合层(hybrid layer)。目前完成的研究结果显示混合层的老化是由于树脂粘接剂对暴露的胶原纤维的渗透、包裹不彻底,导致混合层底部与牙本质之间存在纳米级渗漏通道。口腔内水分子及各种酶通过纳米级微渗漏混合杂化层,导致混合层内未聚合的树脂单体/低聚物、亲水性树脂单体、水溶性分子降解，从而使胶原纤维暴露。暴露的胶原纤维在牙本质内基质金属蛋白酶的作用下发生降解，使杂化层的有机成分损耗，从而引起粘接界面的退行性变。当牙本质树脂粘接界面老化继续进行时，纳米级渗漏逐渐转化为微米级渗漏，原驻和外源性口腔细菌（变形链球菌、乳酸杆菌、放线菌等）进入牙本质树脂粘接界面，使牙本质基底脱矿，进而产生继发龋和原发龋，最终导致牙本质树脂粘接的失败，甚至导致牙髓坏死和根尖周病变。

尽管很多研究者从粘接材料和技术上来尽力改善混合层形成的质量，但是始终缺少革命性的成果来彻底解决混合层质量的问题，满足临床操作简单、降低技术敏感性的要求。在这样的情况下，如果能够使树脂粘接材料获得抗菌功能化，那么它们就能够杀死残存在粘接部位的原著细菌和在粘接界面老化过程中通过微渗漏入侵到牙本质树脂粘接界面的细菌，从而在一定程度上延缓牙本质树脂粘接充填物和修复体的失败速度。

二、口腔树脂类材料抗菌功能化的发展现状

鉴于口腔树脂类材料对于抗菌性能的迫切需求，国内外很多学者一直在尝试着对树脂类材料进行抗菌功能化的研究。目前抗菌功能化的材料设计主要包括接触型被动杀菌和溶出型主动杀菌。

1. 接触型被动杀菌

被动杀菌是指无溶出物的抗菌性树脂材料通过与致龋菌直接接触后，杀灭或抑制致龋菌的活性从而达到防龋的目的。可聚合高分子抗菌材料就是其中的代表之一，该材料将杀菌基团如季铵盐、吡啶盐共价结合到树脂单体上，在固化后使树脂基质具有抗菌性。目前国外能够应用到临床的抗菌粘接单体是甲基丙烯酰氧十二烷基溴吡啶（12-methacryloyloxydodecypyridinium bromide，MDPB）（图 16 - 1），它是一种载有十二烷基溴吡啶的可聚合树脂单体，通过将这种树脂单体与其他单体共聚合，使抗菌成分结合并固定到树脂聚合物的网状结构中，作为一种接触抑制剂来达到杀灭树脂表面细菌的效果，由于共价键的结合作用，固化后的抗菌成分不会从树脂基中溶解出来，从而保证了这种树脂材料的物理性能在潮湿的环境下维持稳定（图 16 - 2）。研究显示结合 0.2% MDPB 的复合树脂材料能够对其表面的菌斑附着产生影响，并且在 3 个月的短期水储存过程中能够保持物理机械性能的稳定。

Imazato 等使用一种含有 5% MDPB 的自酸蚀粘接系统 Clearfil Protect Bond (Kuraray Medical Corp.)进行了一系列实验，发现未聚合的 MDPB 能够迅速杀死粘接区域的原著细菌，还能杀灭定植在脱矿牙本质中的细菌，它甚至能抑制一些耐酸菌属（如乳杆菌等）的生长，对混合菌群严重感染的窝洞具备有效的消毒效果。

此外,聚合后的 MDPB 还能抑制通过微渗漏侵入的外来细菌,有效保持牙髓活力,保护牙髓不发生炎症并初步具备诱导牙本质生成的功能(图 16-3)。先前有大量的研究向树脂中加入可溶性抗菌剂,试图依靠其自身的溶解释放来发挥抗菌作用,但是这种方法的劣势在于其对整个粘接界面的产生以及维持会产生不利的影响。当这些抗菌组分从固化的树脂中释放出来时将不可避免的破坏粘接界面,从而导致修复持久性的降低。另外加入的添加物有时还会干扰树脂的正常聚合固化,导致粘接界面上机械性能的降低并加速了界面的劣化。在含有 MDPB 粘接系统的研究中,抗菌组分在修复完成后将固定于粘接界面而且不会在界面上释放,这有利于修复的持久性。有研究发现 Clearfil Protect Bond 比普通粘接剂在口腔环境中能产生更耐久的粘接界面,使用 Clearfil Protect Bond 的修复体甚至在人口腔里使用了一年之后,其牙体粘接强度也未见减少。除此以外,Imazato 等还尝试把抗菌单体 MDPB 使用到预聚树脂充填物(PPRF)中,以获得含有高浓度抗菌组分的修复表面。该实验使用了大约含有 18% MDPB 的 PPRF,并使用变形链球菌来研究其抑制细菌生长的效果。虽然从抗菌性 PPRF 中释放出来的未聚合的 MDPB 低于最小抑制浓度值(MIC),变形链球菌的生长仍在与实验性 PPRF 的接触培养中受到抑制。在体外实验中其表面菌斑的堆积量也是低于不含 MDPB 的对照组(图 16-4)。这种固化 MDPB 的优点在于持久的抗菌效应以及在潮湿环境下能维持其机械性能。然而,含有固化 MDPB 的复合树脂主要表现抑菌作用,而且效果也不像含有未聚合 MDPB 的树脂那样强烈。

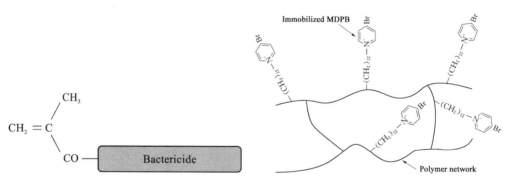

图 16-1　MDPB 的分子中有一个可聚合基团以及一个抗菌剂

图 16-2　MDPB 聚合后固定化的抗菌组分

国内学者陈吉华等也在尝试着开发结合季铵盐的树脂单体。他们开发的 3 种结合季铵盐的树脂单体在浓度 19.2 μg/ml 时,与变形链球菌接触 5 分钟,杀菌率达到 99.889%。并且完成了一系列的类似实验。他们又将这种季铵盐型单体用于树脂粘接剂的抗菌功能化研究,发现当单体量添加到 1% 时,树脂粘接剂被赋予明显的抗菌作用,但添加量为 2% 时并未增加其抗菌活性;而当添加量为 3% 时,树脂粘接剂的抗菌活性得到进一步增加。

也有学者选用高分子纳米颗粒作为抗菌单体的载入途径。如将聚乙亚胺(PEI)纳米颗粒以 1% 的比例混入粘接型、流动型或混合型复合树脂中,发现这种方法也可赋予复合树脂接触性抗菌活性,且对材料力学性能影响较小。

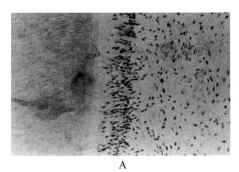
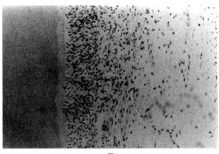

图 16 - 3　使用含 5%MDPB 底涂剂修复后 7 天的牙髓

图 A:未经治疗的对照组牙髓;图 B:在抗菌底涂剂组未见炎症迹象而对照组有明显的炎症反应。

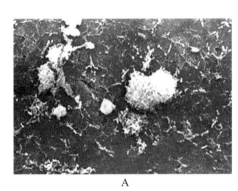
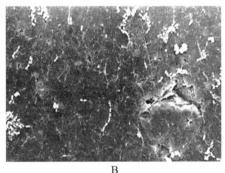

图 16 - 4　对照组复合物

图 A:与含抗菌性 PPRF 的实验组复合物;图 B:的体外菌斑堆积实验,在 S. mutans 悬液中培养 24 小时后观。可见抗菌复合物对菌斑成熟的抑制

注:内容引自 Nicholson J W. Adhesive dental materials and their durability[J]. Int J Adhesion & Adhesive,2000,20:11-16.

相对于有机抗菌剂而言,无机抗菌剂尽管起效较慢,但其抗菌谱广、作用持久,不易产生细菌耐药性,并具有优良的化学稳定性和生物相容性,近年来已逐步成为抗菌市场的主流,也开始被试用于齿科抗菌材料的研制。方明等利用氧化锌晶须抗菌剂对自酸蚀树脂材料进行抗菌功能化,发现添加比介于 $0.5\% w/v$ 至 $2.5\% w/v$

的氧化锌晶须抗菌剂的抗菌效果最为有效。尽管它们的抗菌活性较固化前减弱,不足以强有力的杀灭致龋菌,但仍可发挥"接触型抑菌"的作用,安全可靠,不会引起口腔内的菌群失调。Sevinc BA 等研究显示含 10% 氧化锌纳米颗粒的复合树脂材料能够对其表面的生物膜形成有很明显的抑制作用,能够将细菌的存活率降低到 20%。

还有很多研究利用含银磷酸锌(silver-supported zirconium phosphate)或含银硅胶颗粒(silver-supported silica gel)这些非溶出型抗菌剂作为填料添加到修复材料如基托材料、复合树脂材料、印模材料、组织调整剂中,通过银的催化反应产生的活性氧来使这些材料获得抗菌和杀菌效果。Yoshida 和 Tanagawa 等的研究显示含有 5% 含银磷酸锌或 7% 含银硅胶颗粒的复合树脂能够通过直接接触来抑制变形链球菌的生长。

但是目前接触性被动抗菌树脂材料仍然面临着几个问题:① 抗菌剂的高添加量(例如 5% 以及 18%)是否能够保证树脂材料物理机械性能的长期稳定仍然是一个值得关注的问题;② 含接触性抗菌剂的树脂材料也面临着接触消毒剂的共同缺陷,即抗菌材料表面吸附蛋白质后会降低其抗菌效果;③ 对细菌具有强大杀灭或抑制作用的抗菌单体同时也就有一定的的细胞毒性,对正常细胞也有不可小视的抑制增殖作用。

2. 溶出型主动杀菌

氟离子释放材料如玻璃离子水门汀,它们能够提高牙体组织再矿化的能力,增加对龋病的抵抗力,但此类材料的抗菌功能有限,并不具备从根本上阻断致龋菌对牙体组织危害的能力。早期相对简单的的研究思路是将可溶性抗菌剂加入树脂基质中进行复合树脂的抗菌功能化。有学者尝试着将氯己定、戊二醛、二癸基胺、双吡啶、氯己定等消毒剂及抗生素如万古霉素等直接加入树脂基质中,发现此类抗菌材料具有起效快、抗菌效能高、易于分散混合等优点,但这类方法存在三个主要缺点:突释效应,导致原有材料力学性能显著下降以及产生不良副作用。因此该技术已被淘汰。

银作为抗菌材料在医学上的应用历史悠久,但金属银在水和其他液体中的溶解度很小,与水分接触后只有少量的银在氧化后进入溶液,因此使用金属银作为银库时,必须保证颗粒很细,并且需要使用在基质材料的表面,这在一定程度上限制了其应用范围。随着最近几年纳米技术的发展,人们生产出纳米级纯银颗粒(silver-nanoparticles,银纳米颗粒)。银纳米颗粒的概念为大小 10~100 nm 的分散银颗粒或者固体银颗粒(图 16-5)。AgNP 的颗粒大小形态、体积分布范围以及聚集度决定其在体内的分布、生物学特性、毒性以及靶向能力。其巨大比表面积能够使其更容易溶解出银离子(Ag^+),同时其纳米银颗粒自身也能够从基质中溶解出来发挥抗菌作用。大量的银纳米颗粒对哺乳动物细胞具有毒性，会导致银质沉着病，然而 Ag^+ 和银纳米颗粒在低浓度下对人体是无毒的，同时又具有广谱的抗菌性，甚至对一些多重耐药菌（如 MRSA，多重耐药铜绿假单胞菌，耐氨苄西林大肠杆菌等）都能发挥抗菌作用，而且银纳米颗粒作用后产生耐药菌的概率很低。Panacek 等研究认为银纳米颗粒的抗菌活性与其比表面积成正相关，换言之，颗粒越小，比表面积越大，其抗菌活性越强。Pal 等还研究发现不同形态的银纳米颗粒颗粒（如球形与短三角体形）在不同环境下抗菌活性也不同。

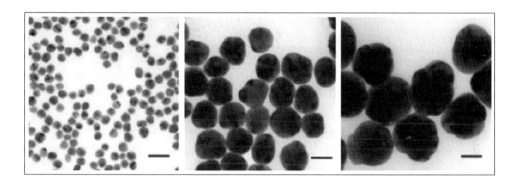

图 16-5　透射电镜下的银纳米颗粒，分别为 20 nm，60 nm，100 nm 直径

目前，关于银纳米颗粒的抗菌作用机制有很多种研究，可以大致分为两类：一是银纳米颗粒破坏细胞膜来发挥抗菌作用，另一类则是银纳米颗粒与胞内结构相互作用来杀菌。Shrivastava 等研究认为 AgNP 对 G⁻菌的抗菌活性取决于其浓度，并与细胞胞壁上缺陷的形成有关，致使 AgNP 在细菌外膜上富集，干扰了膜的渗透性，最终导致细胞死亡。银纳米颗粒也能和细菌细胞壁上暴露的肽聚糖反应，产生可塑性化合物，阻止病菌活动，杀死病菌。最近 Danilczuk 等研究发现银纳米颗粒表面银产生的氧自由基（ROS）可通过接触细菌外膜而产生抗菌效应。但是有研究者在细胞表面以及细胞内部均可检测到银纳米颗粒，那么银纳米颗粒是否对细胞内部结构也有作用呢？有研究发现它们能够直接进入菌体与氧代谢酶（—SH）结合，使菌体窒息而死；另外，银纳米颗粒还可以和病原菌的 DNA 结合，导致细菌 DNA 结构变异，抑制了 DNA 的复制，导致病菌失去活力。总的来说，银纳米颗粒与 Ag^+ 的作用模式相似，它们能够影响微生物体内的一系列分子学过程，对细胞质膜有潜在的破坏性，能够降低细胞内 ATP 的水平，使细胞外膜不稳定，达到抑制细菌合成反应，进而抑制微生物生长（图 16-6）。不同的是，二者发挥作用的有效浓度不同，银纳米颗粒的有效浓度远低于 Ag^+。还有文献报道当菌体失去活性后，银纳米颗粒又会从菌体中游离出来，重复进行杀菌活动，因此其抗菌效果持久。

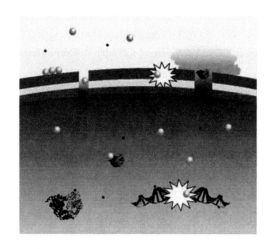

图 16 - 6　银纳米颗粒粒抗菌效应的可能机理

① 沉积到细胞表面的纳米颗粒干扰细胞膜的功能；② 纳米颗粒产生的 ROS 破坏细胞膜的成分和结构；③ 纳米颗粒的穿膜效应引起膜的破坏和内容物泄漏；④ 纳米颗粒进入胞内干扰或破坏蛋白质和核酸等生命分子的功能。黄色颗粒表示银纳米颗粒，棕色小颗粒表示银纳米颗粒释放的小分子成分。

银作为无机抗菌剂主要通过载体加入到医用材料（包括口腔材料）中，如将银颗粒与载体材料在熔融或溶液状态下混合，使含银化合物均匀分布在载体材料中；或用含银离子的溶液处理载体材料，通过化学吸附或离子交换将银离子添加到载体材料上；或用物理涂层的方法在载体材料表面加上金属银。

目前完成的口腔研究主要是将载银无机抗菌剂如银沸石、银磷灰石和银磷酸锆等化合物作为一种填料加入到树脂类材料中，使其获得抗菌功能化。Syafiuddin 等通过一系列的研究发现含有 10%银磷灰石的流动性复合树脂能够对变形链球菌生长产生抑制作用，并且在脱矿动物模型上该材料也能够阻止继发龋的发生。但是银沸石和银磷灰石中的银离子释放是很低的，如果要达到明显的抗菌效果，银沸石的添加量要达到 20%以上，银磷灰石的添加量要达到 10%以上。银沸石和银磷灰石的过多添加将导致基质材料物理机械性能的降低。同时含银沸石和银磷灰石的复合树脂材料中的银离子在人工唾液中氧化积聚，重现金属银的颜色，这导致材料颜色的不稳定，从而严重阻碍了其在口腔领域中的应用。

余日月等利用纳米载银无机抗菌剂对义齿基托树脂进行抗菌功能化，发现当添加抗菌剂的浓度为 5 mg/ml 时，树脂基托对变形链球菌的抗菌率为 99.0%；对白色念珠菌的抗菌率分别为 90.3%。余文君等的研究也显示抗菌功能化后的基托树脂对变形链球菌、白色念珠菌具有良好的抑菌作用，但纳米载银无机抗菌剂添加达到 10%时才能将变形链球菌的抑菌率达到 100%，白色念珠菌的抑菌率达到

79.8%。但张林祺等的研究显示纳米载银无机抗菌剂 1.5%的添加量对复合树脂的性能影响较小，而 2.0%添加量将会降低复合树脂的性能。使用载银无机抗菌剂进行抗菌功能化的口腔树脂类材料尽管能够产生抗菌效果，但其释放银纳米颗粒和 Ag$^+$ 的能力（即抗菌能力）仍然取决于载体的添加量，而载体的添加量则能够影响口腔树脂类材料的性能和长期稳定性。

3. 银纳米颗粒在口腔树脂类材料中直接应用的可行性

如果不利用载体而直接将银纳米颗粒添加到树脂类材料中，这样可以使银纳米颗粒和 Ag$^+$ 更容易得到释放，这样它们也许就能够在"μg/ml"级的添加量上发挥抗菌作用。同时银纳米颗粒的理化性质、光学特性均不同于常规的金属银，特别是颜色上没有银质颜色，而能够表现出黄色或棕色，这为它们在口腔树脂类材料中的添加提供了可能。

银纳米颗粒通常溶解在液体环境中来防止纳米颗粒的团聚，或利用特殊药物载体系统将其包埋在基质中达到分散的目的。但是对于主体性疏水的口腔树脂类材料来说，银纳米颗粒在树脂材料中的分散问题直接决定了其应用前景。迄今为止，只有极少数的研究者在尝试着将银纳米颗粒直接引入到口腔材料中。Ahn 等将 $0\sim500\times10^{-6}$ 银纳米颗粒（粒径<5 nm）直接添加到树脂水门汀中，发现与传统的复合树脂水门汀和树脂改性玻璃离子水门汀相比，该材料能够更好地抑制变形链球菌的粘附和生长，同时银纳米颗粒的添加没有影响到该材料的粘接性。但是这种直接的机械加入法不能解决银纳米颗粒的分散问题，因此该材料的颜色无法满足口腔材料的要求。Chladek 等将溶解在正己烷溶液中的银纳米颗粒水溶胶加入到义齿软衬材料中，然后通过设备将正己烷挥发出去，从而使义齿软衬材料获得分散均匀的银纳米颗粒，从而具有了一定的抗菌能力。但是该方法操作步骤复杂，并且使用的溶剂毒性巨大。

针对银纳米颗粒与聚合物材料均匀混合的困难性，Kumar 等首先提出利用聚合物固化时自身所产生的氧化还原反应来还原苯甲酸银中的 Ag$^+$，达到在聚合物固化的同时原位生成银纳米颗粒，从而使银纳米颗粒均匀镶嵌在聚合物的结构中，达到抗菌的目的。在口腔领域，Fan 等率先将银纳米颗粒原位生成技术在口腔树脂类材料中进行了尝试。初期研究结果显示该技术在口腔树脂类材料如聚甲基丙烯酸甲酯和复合树脂基质 BisGMA/TEGDMA 混合物中的应用是可行的，但是他们也发现树脂材料的成分和固化方式能够对银纳米颗粒产生的数量、粒径以及团聚现象产生很大的影响。聚合速度更慢的化学固化方式能够产生更小和更分散的银纳米颗粒，因此其抗菌效果更佳，并且能够更好地保持材料的物理机械性能。尽管该研究初期结果给人们很大的鼓舞，但是银纳米颗粒原位生成技术在口腔树脂材料中的应用仍然有很多问题需要解决，如银纳米颗粒在树脂材料聚合过程中的生成率,如何控制银纳米颗粒粒径的均一性,银纳米颗粒的粒径、含量、形态对树脂材料抗菌能力的影响,含银纳米颗粒树脂材料抗菌机制的进一步解析、含银纳米颗粒树脂材料是否存在细胞毒性及其毒性机理、银纳米颗粒的生成量对树脂材料自身结构及性能的影响等。

但无论怎样,银纳米颗粒的原位生成技术为我们发展各种类型抗菌性树脂材料提供了一个新的思路。我们可以直接利用银纳米颗粒原位生成技术获得抗菌性树脂基托和软衬材料,也可以利用银纳米颗粒原位生成技术合成抗菌性树脂颗粒来作为填料,添加到复合树脂材料、树脂粘接材料、树脂水门汀、树脂加强型玻璃离子水门汀中,从而使这些材料获得抗菌功能化。目前国内学者孟翔峰将 2-乙基己酸银添加到树脂基质 BisGMA/TEGDMA 中,光照固化后,成功在树脂基质中合成了分散均匀,平均粒径在 4～6 nm 的银纳米颗粒。其研究结果显示银盐 2-乙基己酸银的添加量对含银树脂基质的抗菌效果有显著影响,当银盐添加量在 0.2%～0.3%质量分数范围内时,其对变形链球菌有显著的抗菌效果,且不影响树脂材料的硬度和聚合度;但是当银盐浓度进一步增高时,含银树脂固化后的颜色变为深棕黑色,且不容易固化完全。原位合成法生成银纳米颗粒的方法可以在获得抗菌效果的同时减少对树脂材料物理机械性能的影响,可以进一步应用到其他齿科树脂材料中。

参考文献

[1] Bounocore M G. A simple method of increasing the adhesion of acrylic filling materials to enamel surfaces[J]. J Dent Res,1955,34:849-853.

[2] Nicholson J W. Adhesive dental materials and their durability[J]. Int J Adhesion & Adhesive,2000,20:11-16.

[3] Council on Dental Materials,Instruments and Equipment,Dentin bonding systems,an update[J]. J Am Dent Assoc,1987,114,91-94.

[4] Eick J D, et al. Scanning electron microscopy of cut tooth surfaces and identification of debris by use of the electron microprobe[J]. J Dent Res,1970,49:1359-1368.

[5] Fusyama T. The problems preventing progress in adhesive dentistry[J]. Adv Dent Res,1988,2:158-161.

[6] Kanca J. Resin bonding to wet substrate 1 Bonding to dentin[J]. Quintessence Int,1992,23:39-41.

[7] Peumans M,et al. Clinical effectiveness of contemporary adhesives:a systematic review of current clinical trials[J]. Dent Mater,2005,21:864-881.

[8] Van Meerbeek B,et al. Relationship between bond-strength tests and clinical outcomes[J]. Dent Mater,2010,26:e100-e121.

［9］ Breschi L,et al. Dental adhesion review:aging and stability of the bonded interface[J]. Dent Mater,2008,24:90-101.

［10］ Pashley D H,et al. Dentine permeability and dentine adhesion[J]. J Dent,1997,25: 355-372.

［11］ Imazato S,et al. Antibacterial properties of resin composites and dentin bonding systems[J]. Dent Mater,2003,19:449-457.

［12］ Emilson C G,et al. Antibacterial activity of dentinal bonding agents[J]. Quint Int, 1993,24:511-514.

［13］ Fraga R C,et al. In vitro evaluation of antibacterial effects of photo-cured glass ionomer liners and dentin bonding agents during setting[J]. J Prosthet Dent,1996,76: 483-486.

［14］ Meiers J C,et al. Antibacterial activity of dentin bonding systems,resin-modified glass ionomers,and polyacid-modified composite resins[J]. Oper Dent,1996,21:257-264.

［15］ Imazato S,et al. Antibacterial activity of proprietary Self-Etching primers[J]. Am J Dent,1998,11:106-108.

［16］ Baqna M S, et al. Inhibition of bacterial colonization by antimicrobial agents incorporated into dental resins[J]. J Oral Rehabil,1988,15:405-411.

［17］ Baqna M S,et al. The antimicrobial effect of an iron-binding agent on Streptococcus mutans[J]. J Oral Rehabil,1992,19:111-113.

［18］ Kudo Y, et al. Addition of antibacterial agents to MMA-TBB dentin bonding systems-influences on tensiled bond strength and antibacterial effect[J]. Dent Mater J,2000, 19:65-74.

［19］ Imazato S,et al. Incorporation of bacterial inhibitor into resin composite[J]. J Dent Res,1994,73:1641-1645.

［20］ Imazato S,et al. Bactericidal activity and cytotoxicity of antibacterial monomer MDPB [J]. Biomaterials,1999,20:899-903.

［21］ Imazato S, et al. Antibacterial activity of cured dental resin incorporating the antibacterial monomer MDPB and an adhesion-promoting monomer[J]. J Biomed Mater Res,1998,39:511-515.

［22］ 肖玉鸿,陈吉华. 三种可聚合季铵盐单体对口腔病原菌的抗菌活性[J]. 实用口腔医学杂志,2008,24:189-192.

［23］ 佘文君,胡滨,张富强. 纳米载银无机抗菌剂对义齿基托树脂抗菌性能的影响[J]. 上海交通大学学报(医学版),2006,(10):1096-1098.

［24］ Syafiuddin T, et al. In vitro inhibition of caries around a resin composite restoration containing antibacterial filler[J]. Biomaterials,1997,18:1051-1057.

［25］ Kawahara K,et al. Antibacterial effect of silver-zeolite on oral bacteria under anaerobic conditions[J]. Dent Mater,2000,16:452-455.

［26］ Yoshida K, et al. Characterization and inhibitroy effect of antibacterial dental resin composites incorporating silver-supported materials[J]. J Biomed Mater Res,1999,47: 516-522.

[27] Ahn S J,et al. Experimental antimicrobial orthodontic adhesives using nanofillers and silver nanoparticles[J]. Dent Mater,2009,25:206-213.

[28] Chladek G,Mertas A,Barszczewska-Rybarek I,et al. Antifungal activity of denture soft lining material modified by silver nanoparticles—a pilot study[J]. Int J Mol Sci,2011, 12:4735-4744.

[29] Kumar A,Vemula P K,Ajayan P M,et al. Silver-nanoparticle-embedded antimicrobial paints based on vegetable oil[J]. Nature Mater,2008,7:236-241.

[30] Fan L,Chu L,Rawls H R,et al. Development of an antimicrobial resin-A pilot study [J]. Dent Mater,2011,27:322-328.

[31] Cheng L,Weir M D,Xu H H K,et al. Antibacterial amorphous calcium phosphate nanocomposites with a quaternary ammonium dimethacrylate and silver nanoparticles [J]. Dent Mater,2012,28(5):561-572.

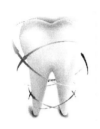

拓展篇

第十七章

生物功能梯度材料

　　自然界中的生物体在长期的自然选择与进化过程中,其组成材料的组织结构与性能得到了持续优化与提高,从而利用简单的矿物与有机质等原材料很好地满足了复杂的力学与功能需求,使得生物体达到了对其生存环境的最佳适应。大自然是人类的良师,天然生物材料的优异特性能够为人造材料的优化设计、特别是高性能仿生材料的发展提供有益的启示。其中,功能梯度设计是生物材料普遍采用的基本性能优化策略之一。如果我们能够模拟自然界中常见的基本功能梯度材料设计形式与原则,揭示自然界中的梯度设计准则与相应的性能优化机理,继而将口腔材料通过控制微观组织结构取向获得梯度变化的力学性能,实现刚度、强度与韧性的优化分布与相互匹配,从而提高整体的力学性能,这对于制造高性能仿生梯度材料并促进其临床应用具有重要意义。

一、生物功能梯度材料的概念

　　功能梯度材料(functionally gradien material,FGM)是指随着材料的组成、结构沿某一方向连续变化,其各项性能也发生连续变化的一类新型非均质复合材料。它的两侧由不同性能的材料组成,中间部分的组成和结构连续地呈梯度变化,克服了不同材料结合的性能不匹配因素,使两种材料的优势都得到充分发挥。FGM具有均质复合材料和涂层材料无法比拟的优点,组成结构的连续分布、形态以及要素的共轭结合方式等特征使材料能以所期望的成分分布形式出现,并可能具有复合(非简单复合)功能。

　　功能梯度材料的性质和功能随材料位置不同而变化,强调材料整体功能最优化。它的两侧由不同性能的材料组成,而中间部分的结构以原子、分子连续变化,从而消除不同材料结合的性能不匹配因素。

　　生物体是高度集成整合的运动系统,具有极其复杂和精巧的结构,因此仿生设

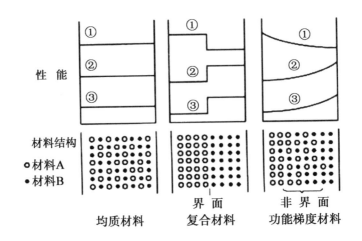

①—热阻；②—热导；③—热膨胀

图 17-1　FCM 和其他材料的结构与性能

注：内容引自陈治清. 口腔生物材料学[M]. 北京：化学工业出版社，2004.

计具有很大潜力。随着科学的发展，人们向自然界生物体寻找新型材料或进行材料模拟合成是很自然的。贝壳珍珠层由文石晶体和少量有机质的交替叠层排列方式使珍珠层力学性能极佳，特别是断裂韧性，比单相碳酸钙高了 2～3 个数量级。来自卡罗来纳州立大学的科学家使用全新的制造工艺打造了"比钢还强"的钢筋，其灵感来自于竹子。通过改进钢筋内部的微观结构，比如晶粒的大小和密度，能够让金属如竹子一样弯曲，大大提升金属的韧性，让其变得更强。可以看出，多数天然生物材料无论是在形态上，还是组织结构与功能上，均表现梯度渐变或多层结构特征。因此，借鉴天然生物材料完美的组成结构形式，利用功能梯度材料的概念进行生物梯度材料的仿生研究，必将开辟新的研究领域。

生物梯度材料就是将仿生学、工程学、材料学和生物医学等相结合，应用功能梯度材料的概念，采用仿生学的研究方法，参照天然生物材料的结构和功能规律而设计、制备出的一类新型医用复合材料。其特征是根据使用要求，设计生物材料的构成要素（组成结构及结合

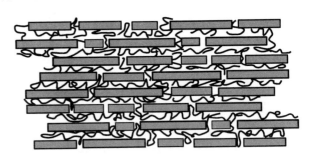

图 17-2　珍珠层结构示意图

形式）等呈梯度渐变，从而满足生物材料在体内不同部位上有不同性能的要求。

二、生物梯度材料的分类和特点

生物梯度材料从不同的角度可采用不同的分类方法。

从材料组成结构变化来看,生物梯度材料可分为生物梯度材料本体型(整体材料的组成呈梯度变化)、生物梯度材料表面型(即在基体材料表面上形成组成渐变的涂层)以及生物梯度功能连接型。

从材料的组合方式来看,生物梯度材料又可分为金属/金属、金属/非金属、非金属/陶瓷、

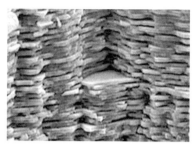

图 17-3 电镜下珍珠层结构

陶瓷/陶瓷、金属/陶瓷、金属/陶瓷/高分子等多种组合形式,因此可以获得多种特殊功能的生物材料。

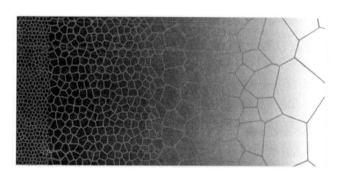

图 17-4 与竹子横切面相似的梯度结构
注:内容引自优尔城(http://www.urcities.com)

生物梯度材料可以是化学组分呈连续变化的梯度材料,或者化学组分不变而结构呈空间梯度变化。但是,组分变化往往带来结构的变化,最终对材料宏观性能的影响由二者共同决定。

此外,如果当梯度变量是材料中的微孔(孔径),可以得到所谓的孔梯度材料。虽然化学组分和显微结构都相同,但晶粒尺寸的梯度变化可以导致晶界的密度呈梯度变化,因此表现出新的性质。

总之,利用梯度的概念,可以制备出多种多样的梯度材料,而每种梯度材料都具有独特的应用性质。

功能梯度材料主要特征有:① 材料的组分和结构呈连续性变化;② 材料内部没有明显界面;③ 材料的性质也相应呈梯度变化。

将梯度概念引入医用生物材料的设计和制备中,可使生物梯度材料具有以下特点:

1. 在组成上可从金属、陶瓷、高分子及其复合体系,发展到蛋白质、多糖和多肽等生物活性物质,制备出生物活性材料,使生物医用材料生物化,达到材料本身具有生命性质的目的。

2. 减少及优化应力分布,改善材料的力学相容性,减少植入材料与骨组织弹性模量不匹配造成的应力集中,并保持复合后材料的整体力学性能,且能量最大限度地发挥复合材料各自的优异特性。

3. 在成分中引入连续互逐级的梯度来提高不同基体(如金属与陶瓷等)之间的界面结合强度,避免植入材料使用过程中涂层脱落。

4. 可以通过控制梯度层的几何形状和成分分布来控制热应力的大小,使层间的热应力缓和,抑制界面的应力集中。

5. 通过对复合生物材料界面的力学性能梯度进行调整来降低裂纹沿着或穿过界面扩展的驱动力。

三、口腔生物材料的表面梯度设计

在 FGMs 的多种应用中,功能梯度材料涂层具有独特的价值。在这种工艺中,梯度外层被沉淀到预制的大块构件上,起到优化过渡作用。与均一涂层相比,梯度涂层能够很好地提高生物材料的性能,一方面可从材料本体着手,另一方面可对生物材料表面改性。但由于研究开发新型本体材料难度较大,制备方法相对单一,需花费大量的经费和时间,而且由于与机体直接相接触的是生物材料表面,因而采用表面处理方法对生物材料进行表面改性,改善生物材料的表面性能,已受到人们的高度重视,并取得良好效果,一些改性材料已应用于临床。

金属植入材料具有优良的机械性能,已广泛用于人体硬组织的修复。金属与合金虽然具有足够的强度和韧性,但与骨的结合是一种机械锁合。利用表面改性技术不仅可提高金属表面的稳定性和耐磨性,而且可赋予生物活性。钛及钛合金化是目前最常用的金属植入材料,其表面改性主要有两种手段:一是在钛表面涂覆生物活性涂层,二是通过表面改性使原钝化态氧化膜转化为活性氧化膜或其他活性膜。

在金属基体表面涂层生物陶瓷的研究已开展了二十多年,如在钛基体表面制备 HA 等钙磷生物涂层,复合材料具有优良的力学性能和生物活性,植入人体后可在短期内与软硬组织形成生物结合。但随着植入时间的延长,在口腔特殊环境下,涂层溶解与脱落造成种植体失败却逐年增多。其主要原因有内、外两个方面:外在因素主要是组织液的渗透、界面腐蚀和动态剪切应力的冲击;内在因素有涂层结构设计不合理、非组成梯度设计的涂层造成涂层内应力突变、结合强度低、涂层内应力高(尤其是张应力)或应力分布不均匀易导致涂层脱落,非孔结构梯度设计的涂层则造成涂层与骨组织结合部为一平面,不能形成材料与骨组织交织的过渡区域。因而,植入体内在剪切应力,尤其是在生理动态剪切应力作用下,易产生剪切应力集中,导致涂层脱落。其他如基体涂层界面处不致密,不能有效阻止生理组织液的渗透,造成涂层与金属界面的腐蚀及有害金属离子的溶出,也是导致涂层后期脱落的原因之一。

因此,为解决涂层与基体之间存在的宏观界面及热膨胀系数的不匹配问题,提高结合强度,改善涂层稳定性,在基体到涂层表面之间形成成分逐渐过渡的复合功能梯度涂层是一种行之有效的方法。即涂层材料一侧能与基体完美结合,另一侧又具有优良的生物相容性,使材料与活体表面的接触面有一定相容性的过渡层,目的是达到种植材料机械适应性与生物相容性于一体,从而提高种植效应,为改善涂层与基体的结合性能和涂层本身的物理、化学与生物学性能,人们已开展了金属表面陶瓷梯度涂层的结构和成分优化等方面的研究工作。

为防止生物涂层的溶解与剥脱,直接活化钛表面氧化层是另一类表面改性方法。研究者将有机质的某些活性基团(如氨基)及无机物中的重要成分(如钙离子)通过离子注入技术直接引入植入材料表面,改善了材料的生物学性能,表面组成上也获得从无机至有机的过渡,同时也无涂层脱落的问题。

将梯度功能材料的概念用于种植材料表面改性的研究,可以从表面的组成梯度、孔隙梯度及生物活性梯度等几个方面考虑:

1. 组成梯度设计 复合材料中物质间成分和性能的急剧变化会导致局部严重的应力集中,这种应力集中可以通过材料组分的逐渐过渡而减小。涂层制备过程中易产生残余应力,影响涂层的结合强度,而其产生的主要原因是热膨胀系数的不匹配。适当的热膨胀系数梯度分布是缓和残余应力的最佳方式,从而提高涂层的结合强度。组成梯度设计可以在基体与涂层之间引入中间缓冲层,通过调节化学组成使中间过渡层的热膨胀系数与基体金属匹配,使涂层呈适当的压应力状态,有利于提高强合强度。另一种方法是混合粉料后制成复合梯度涂层,或在金属表面直接引入渐变的活性成分,通过组成上逐渐变化来达到目的。

2. 孔隙梯度变化 涂层表面多孔结构可以增加涂层与人体组织的接触面积,加速界面反应速度,有利于与骨组织形成结合,更重要的是为骨组织的形成提供了良好的成骨环境。但是这种结构使涂层自身强度降低,涂层稳定性下降,而且不能防止金属基体离子游离和组织液渗漏。因此,采用从外部多孔到内部致密的梯度结构是解决这一问题比较理想的办法。

3. 生物活性梯度变化 要使涂层与骨组织达到骨键合,涂层表面必须具有生物活性。在金属基体上通过生物惰性梯度中间层过渡至生物活性层,并使其具有孔隙结构梯度,这样,涂层可形成生物活性梯度变化。外层以生物性能好的多孔结构生物材料作为骨组织长入支架,内层致密层封闭金属表面,与基体形成牢固结合。另外,为实现材料表面生物化,植入材料最外表面还可选择蛋白质、多糖和多肽等生物活性物质,使表面形成一个能与生物体相适应的过渡层,来诱导特异性的细胞、组织反应,控制种植/界面反应。利用工程学方法将特定信号识别功能的生物分子与材料相结合,可以制成新一代的有特定修复功能的"智能"材料。现代物理学和化学的发展,使我们完全有能力对材料表面进行修饰,通过生物化处理及分子设定使植入材料表面具有有序性、特定分子间的可识别性和运动性。

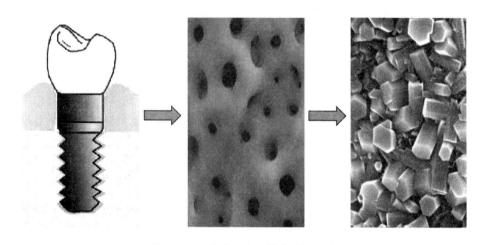

图 17 - 5 种植体表面梯度功能设计

(形成 Ti—TiO_2—HA 的结构,在组成、孔隙和生物活性上达到梯度变化)

一般来说,涂层梯度设计包括上述几个方面。如为了提高涂层与机体间的结合强度改善涂层的溶解性能,采用热喷涂的方法制备梯度钙磷涂层。在涂层的外表面为溶解度高的 α-TCP,越接近 Ti-6A1-4V 金属基体,涂层中 HA 的结晶度越高,形成了在组成和溶解度渐变的梯度涂层。然后再在涂层表面与多糖、多肽等生理活性物质相结合,期望得到可控、快速、特异的界面反应,提高涂层的生物活性,制备出高级生物材料。

生物陶瓷具有良好的生物相容性,但其力学性能较差、脆性大、强度低,可以通过采用各种表面涂层或薄膜技术在金属基体表面制备生物陶瓷涂层,由此制成的复合材料植入物,既具有金属的强度及韧性,表面又具有陶瓷较好的生物相容性。口腔植入材料类中,钛及钛合金是广泛使用的金属材料,生物陶瓷根据其生物活性可分为生物惰性和生物活性两类。

为了使植入材料表面仿生化,可以在涂层最外表面引入生物活性物质,主要有活性基团和生物活性大分子两类。活性基团如 $PO_4H_2^-$、NH_2^+、OH^-、$COOH^-$ 等可以诱导磷灰石晶体的成核。而可以控制种植体/骨组织界面的生物活性大分子也大致分成两种:一种是细胞黏附分子多肽序列,如 RGD 多肽序列($-Arg-Gly-Asp-$)和 $-FHRRIKA-$多肽序列($-Phe-His-Arg-Ile-Lys-Ala$)是公认的细胞结合域和肝素结合域。细胞粘连到 RGD 序列是通过细胞表面的整合素与 RGD 之间的受体—配体相互作用得以实现,而细胞粘连到肝素结合域则是基于静电平衡。另一种是有骨形成效应分子,如 BMPs、TGF、IGF - I 等。

由于钛及钛合金有较好的力学性能、生物相容性和更接近人骨的低弹性模量,目前大部分的表面处理技术大多是针对钛及钛合金的。因此,本节主要介绍钛及钛合金表面的梯度处理。

四、常用制备方法

在表面梯度材料的研究中,制备生物材料表面梯度的方法多种多样,发展非常迅速,如从传统的工业生产工艺干粉铺叠法,到研制新材料的方法如激光涂覆等高新技术,而且每一种工艺都有各自的特点和适用范围,制备的生物材料性能也有差异。在制备方法上,根据涂层的厚度有厚膜涂层法($\geqslant 20$ μm)、薄膜涂层法($\leqslant 20$ μm)。从涂层受热情况来看,等离子喷涂方法、涂覆—烧结法、激光熔覆法使涂层材料经过高温处理,易于造成生物材料分解,但涂层的结合强度较高;电沉积法、溶胶—凝胶法、碱—热处理方法是在低温下形成复合涂层的方法,生物材料不发生分解,但涂层结合强度低,涂层较薄。虽然目前采用各种技术制备生物梯度材料的研究都不太深入,但可以预计,将来在对以上制备工艺的深入研究和对生物梯度制品性能需求的进一步明确的基础上,通过材料设计和工艺设计来选择合适的配方、方法一定能生产出性能优异的生物梯度材料。下面我们简要介绍一下几种常见的制备技术,重点介绍我们课题组所采用的微弧氧化—水热合成法。

1. 高温等离子喷涂(plasma-spraying)

等离子喷涂是目前广泛使用的方法,它是将羟基磷灰石(HA)粉料引入等离子焰,HA 在高温火焰中熔融并随气流喷向钛基体,在钛表面冷却后成为涂层。该方法制备涂层厚度可调节,制备速度快且工艺条件成熟。等离子喷涂 HA 涂层已被证明具有骨传导效应,能加速植入体—骨界面区域的新骨生成速度,有利于早期骨愈合和植入体固定。但是,等离子喷涂 HA 涂层的长期效应(吸收速度、稳定性)随工艺条件,起始粉料不同具有较大分散性。同时,HA 涂层与钛基体之间结合力主要是涂层与粗糙表面之间的机械嵌合(剪切强度 $10\sim20$ MPa),缺乏化学键合作用,因此涂层—植入体界面的长期稳定性是尚未解决的问题。此外,喷涂法受线性效应影响难以应用于复杂形面的植入体;以及涂层磨损脱碎屑造成的细胞吞噬死亡都是尚待解决的问题。

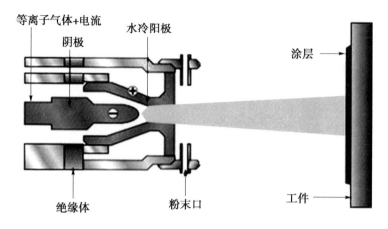

图 17-6 等离子喷涂示意图

2. 涂覆—烧结涂层法

涂覆—烧结法是人们最早用来制备表面涂层的方法之一,制造工艺相对比较简单,就是将所制备的陶瓷或玻璃粉料通过各种方法均匀地涂抹到基体上,经干燥成为一薄层粉料,然后在高温下热处理,粉料与基体之间发生热扩散和固相反应及烧结,在基底表面形成一层结合牢固的涂层。通过工艺控制,可以得到多孔涂层,也可以获得致密涂层,并且可控制涂层的组成按梯度变化,实现涂层生物学性能和机械学性能的梯度变化,提高涂层的综合性能。

3. 气相沉积法

根据沉积过程中沉积粒子的来源不同,气相沉积法可以分为化学气相沉积法(CVD法)和物理气相沉积法(PVD法)。CVD是通过加热气体原料使之发生化学反应而生成固相的膜沉积在基体,其优点是可以通过选择合成温度,调节原料气流量和压力等来控制材料的组成与结构,制备功能梯度复合材料。PVD是通过各种物理方法(直接通电加热、电子束轰击、离子溅射等)使固相源物质蒸发在

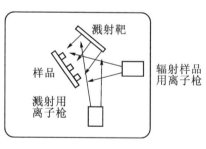

图 17-7 离子束溅射沉积

基体表面成膜。离子束溅射法是通过采用离子束,多为 Ar 离子,轰击靶材(HA、氟磷灰石、磷酸三钙等)使溅射出的粒子碎片在冷的金属基体重新结合生成陶瓷涂层。溅射技术制备的涂层目前具有最高的界面结合强度,问题则是涂层成分偏离

靶成分(可能失去羟基等),沉积速度太慢,而且过于昂贵。

4. 激光表面修饰法

常用的激光表面修饰法有激光熔覆和脉冲激光沉积。激光熔覆法是以高功率的激光入射至基体上并使之熔化,同时将预先设计好的组分配比的混合粉末注入到熔化区中,使粉末与基体表面一起熔化生成初始合金层。通过改变激光功率、光斑尺寸相扫描速度,改变注入粉末的组成配比,在上述覆层上熔覆的同时再注入不同配比的粉末,因而在垂直覆层方向上就存在着组分的变化。重复以上过程,就可以获得梯度涂层。激光熔覆技术的特点之一是可控制涂层成分的浓度、形状及区域大小,它是一种非常快速的工艺,可以显著改善基体材料表面的耐磨、耐蚀、耐热及电气特性和生物活性等性能。但由于激光温度过高,涂层表面有时会出现裂纹或孔洞,并且陶瓷颗粒与金属往往发生化学反应。

5. 电化学沉积法

电化学沉积法是将涂层材料制成溶液电解沉积在钛基体上,如电化学沉积磷酸钙涂层中的电泳法是以 HA 或其他磷酸盐为原料,在电场作用下,磷酸盐胶粒沉积在金属底材上,经过热处理,得到 HA、TCP 等复相磷酸钙涂层;电化学结晶法以含 Ca、P 的溶液作电解液,当电解过程中钛或钛合金阴极区的 pH 值随 H_2 析出而增加时,磷酸钙在阴极上则沉积结晶形成均匀涂层;阳极氧化法是在钙盐和磷酸溶液中以钛为阳极,通过在钛表面发生氧化反应,形成含 Ca、P 的氧化膜,再经湿热处理可得到氧化膜和 HA 构成的复合膜。电化学方法的影响因素较多,如 pH 值、浓度、溶剂、电压、电解时间、电极间距、揽拌、预处理、陈化时间和烧结温度等,不易控制,膜层往往需要进行后续热处理。

6. 溶胶—凝胶法

首先将涂层配料制成溶胶,均匀覆盖于基体的表面(旋转法或者提升法),由于溶剂的迅速挥发以及后续的缩聚反应而凝胶化,再经过干燥和烧结处理,即可得到涂层。此方法可以通过改变热处理温度、保温时间以及涂层溶液中的有机添加剂,可以容易的改变涂层中相的结晶度、相的种类等参数。其优点是制备温度低,涂层均匀,结晶度好,但纯的 HA 涂层结合强度不高,需要引入过渡层。

7. 微弧氧化法

(1) 微弧氧化技术简介:又称微等离子体氧化或阳极火花沉积,是当今阳极氧化技术的多样化,也是双阶段氧化、脉冲阳极氧化等发展、应用的结果。它是将Al、Ti、Mg 等金属及其合金置于电解质水溶液中,利用电化学的方法,使其材料微孔中产生火花放电斑点,在热化学、等离子化学和电化学共同作用下,生成陶瓷层的方法。据文献报道,用这种方法得到的 Al_2O_3 膜层,厚度可达 $300\ \mu m$,硬度超过2 000 HV,与基体结合力强,其综合性能远远优于其他方法所得到的陶瓷膜层,从而可广泛应用于航空、航天、机械、电子、装饰等领域。相对于其他表面处理技术，微弧氧化技术具有工艺简单、效率高、无污染、处理工件能力强等特点。

我们利用微弧氧化法在钛表面生成一层富含钙磷元素的多孔氧化钛陶瓷膜。该薄膜以钛表面氧化层为基础向外生长，具有很好的结合强度，表层陶瓷富含钙磷元素，经过后续水热处理，则可以结晶析出纳米级的 HA 陶瓷。如果将这种表面的陶瓷材料植入生物体内，其表层磷灰石的溶解将在种植体周围产生一个高浓度的钙磷区，加速骨组织的诱导沉积，并与骨组织发生化学结合。而且即使磷灰石层完全溶解后，中间的氧化钛层仍具有多孔性和很好的耐腐蚀性，化学稳定性好，与基体之间具有天然的紧密结合，其成分和结构都是逐渐变化过渡的，对应力有很好的传递作用。

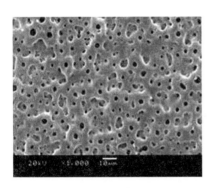 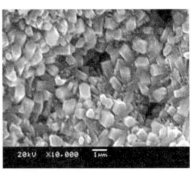

图 17‐8　MAO 后纯钛表面呈现多孔结构　图 17‐9　水热处理后，表面结晶析出 HA

（2）微弧氧化的基本原理：Al、Mg、Ti 等金属样品放入电解液中通电后金属表面立即生成很薄一层绝缘膜。形成完整的绝缘膜是进行微弧氧化处理的必要条件。当样品上施加的电压超过某一临界值时，这层绝缘膜上某些薄弱环节被击穿，发生微弧放电现象，浸在溶液里的样品表面可以看到无数个游动的弧点或火花。因为击穿总是在氧化膜相对薄弱部位发生，因此最终生成的氧化膜是均匀的。每个弧点存在时间很短，但等离子体放电区瞬间温度很高，Van 认为瞬间温度超过 2 000℃，Krysman 计算出其温度可达 8 000 K。在此区域内金属及其氧化物发生熔化，使氧化物产生结构变化。从 Ti 微弧氧化膜表面形貌能看见许多残留的放电气孔，孔周围有熔化的痕迹，证实放电区瞬间温度确实很高。微弧氧化是一项新兴的金属表面处理技术，它采用高电压、大电流，在无环境污染的电解液中，以微弧放电的形式，在铝、钛等金属及合金的表面直接形成厚达 $300\sim400~\mu m$ 的氧化物陶瓷层。此项技术大大提高了金属表面的硬度、抗磨损、耐腐蚀、抗氧化、抗高温冲击性以及使其具有电绝缘等性能。微弧氧化是在阳极氧化基础上发展起来的一种材料表面处理方法，但应该指出，这一技术绝不是阳极氧化的简单改进，无论是从机理上还是从效果上讲,两种方法之间都存在着明显的差异。近年来,各国科学工作者根据自己对微弧氧化的理解和各自的需要,提出了多种不同的微弧氧化方法。这些方法除具有微弧现象这一共同特征外,存在着很大的差异,甚至在命名上都无法统一。这表明,对可产生微区弧光条件下陶瓷层形成机理还缺乏共识。

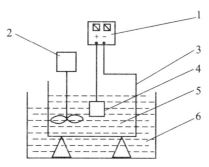

1. 电源 2. 搅拌器 3. 电镀槽(阴极)
4. 钛片(阳极) 5. 电解液 6. 冷却水

图 17 - 10　微弧氧化(MAO)设备结构示意图

微弧氧化作为一种表面改性技术已经广泛应用于提高铝、镁等材料的耐磨性和耐蚀性,即在铝、镁等材料表面生成氧化膜来实现表面强化和防护。但将这一技术用于给所处理的金属表面制备除基体金属氧化物之外的含有其他成分和结构的表面涂层方面的研究还鲜有报道。至于微弧氧化时电解液和添加剂所包含的元素能否在电弧等离子体放电区瞬间高温的作用下进入金属表面;若能进入基体表面,这一过程中电解质中的化合物是如何和金属基体或其表面的氧化膜结合的。以及这些反应是如何发生的,关于这些方面的实验研究和其中的机理方面的探讨更是未见有所报道。微弧氧化技术的一大特点是:通过改变工艺条件和在电解液中添加胶体微粒,可以很方便地调整膜层的微观结构、特征,从而实现膜层的功能设计。研究者通过电解液的调整和工艺参数的控制,使电解液中钙、磷离子通过反应直接渗入到陶瓷层中,并以非晶磷酸钙的形式存在,增加了生物相容性。为了让钛表面生成磷、钙涂层,就必须使磷、钙元素能够进入钛表面。按照电化学理论,在包含金属元素的盐类电解质溶液中可以电离出带正电荷的金属离子。在电场力的作用下,阳离子将离开阳极将向阴极运动。因此当电解液中加入可溶性钙盐(如氯化钙)时,欲使电解液中的带正电荷的钙离子附着在阳极表面是不可能的,也就是说,用仅仅电化学的方法在阳极表面获得钙离子是不可实现的。这似乎给利用微弧氧化这样的电化学方法在阳极表面膜层中形成含钙的涂层下了一个不可行的结论。但是,进一步的分析表明,如果电解中含有不溶性的钙盐微粒,这些微粒就有可能吸附某些阴离子或离子基团而成为带电的胶体微粒。依照电泳理论,胶体粒子会在电场的作用下发生定向移动,并且在电极表面发生絮凝,因此,可以推断,钙盐的胶体粒子有可能向阳极表面运动并且被吸附、集聚在阳极表面;此外,中性的钙盐微粒通过电解液中的布朗运动或液体流动产生的运动也可能到达并被吸附于阳极表面。在微弧氧化的放电过程中,由于在事先已经生成的阳极氧化膜的微孔中,微电弧等离子体放电会产生瞬间的高温,因此,有可能将吸附于阳极附近的钙盐微粒烧结于氧化膜中或使钙盐微粒与电解液中的磷酸根离子发生化学反应,从而生成可进行活化处理的磷、钙陶瓷涂层。

微弧氧化法在钛及其合金表面制备类羟基磷灰石的活性涂层具有以下优点:

① 设备简单,易于操作且效率高,可同时制备若干个试样,制备时间也较短。

② 原料成本低,采用常用的磷酸盐和钙盐作为电解液的电解质和添加剂,不污染环境。

③ 可适用于各种形状的试样的制备,尤其适合于各种复杂形状和含有空腔的试样。

④ 试样表面形貌与铝、镁等微弧氧化后的形貌类似,涂层与基体结合力较好。

⑤ 通过简单的工艺调整可较为精确地控制涂层厚度,满足不同的需要。

(3) 微弧氧化主要工艺参数对陶瓷膜层的影响

① 电解液及其浓度的影响:制备富含钙磷元素的陶瓷层,首先要选择适合的电解液成分。寇斌达比较了分别使用不溶性的碳酸钙、磷酸钙和可溶性弱酸盐作为钙盐时膜层的形态结构和成分组成。结果表明,以醋酸钙作为微弧氧化电解液钙源时,电弧放电可以在较小的电流密度下维持,涂层形貌均匀多孔,所得涂层的含钙量较高,成分和组织结构最佳。这是由于醋酸钙能溶于水,可电离出 Ca^{2+} 在阳极与 $(HPO_4)^-$ 反应生成 $CaHPO_4$,合成的 $CaHPO_4$ 的颗粒度比碳酸钙、磷酸钙更为细小。其中部分 $CaHPO4$ 在 $(HPO_4)^{2-}$ 的带动下直接撞击在阳极表面,另一部分则吸附 $(HPO_4)^-$ 成为胶体,并且大量聚集在阳极周围。在这双重作用下,涂层表面聚集了更多的、更细的含钙微粒,然后在局部的高温作用下烧结在钛表面,因此由于醋酸钙用作电解质中的钙盐使得阳极表面富集了更多、更细小的含钙微粒,这些微粒更容易被烧结在阳极表面,所以使用醋酸钙作为钙盐得到的涂层可以获得较高的含钙量。

唐光昕等认为不同的钙盐浓度,对膜层表面形貌及表面孔隙率没有太大影响,随着钙盐浓度的增加,钙和磷的原子百分含量均降低,钙磷原子比增加。在微弧氧化过程中,电解液组分元素进入所生成涂层的途径可能有 2 种方式:扩散和电泳。电解液中带负电荷的磷酸根离子依靠电泳通过放电通道到达阳极钛基板表面,并随着新生氧化钛的溶化及凝固进入涂层中;而 Ca^{2+} 主要是通过双电子层的吸附作用到达钛基板表面,并通过扩散进入涂层。当钙盐浓度增加时,电解液中磷酸根离子的相对含量减少,影响了阳极对带负电荷的磷酸根离子的沉积,从而也影响了双电子层对钙离子的吸附,使钙、磷的原子百分含量均有所下降;又随着钙盐浓度的提高,溶液中钙离子的浓度增加,使涂层表面和内部形成了钙离子的浓度梯度,促进了钙离子在涂层中的扩散,因而涂层中钙磷原子比增加。

二氧化钛有几种结晶相,其中最常见的是具有热力学平衡态的金红石相和亚稳定态的锐钛矿相,金红石和锐钛矿在高温合成时都很容易形成,但是在较高的温度下(接近熔点)更容易生成金红石。当钙盐浓度较低时,试件表面的微弧密度较低,不足以使试件表面达到很高的温度,因而在此条件下更容易得到锐钛矿。当钙盐浓度较高时,试件表面产生较激烈的微弧,使试件表面温度升高,促进了金红石晶核的形成,所以在较高钙盐浓度下涂层中到金红石型二氧化钛的含量增加。

② 电压的影响:Won-Hoon Song 等,认为使用较低的电压(250 V)时,氧化层主要由锐钛矿组成,增高电压,金红石逐渐开始出现,氧化层由锐钛矿和金红石混合组成。继续升高电压可以得到其他物质的结晶相,包括 $\beta - Ca_2P_2O_7$,$CaTiO_3$,$\alpha - Ca_3(PO_4)_2$ 和 $Ca_2Ti_5O_{12}$。电压低于 350 V 时,钙磷元素在膜层中的含量几乎不变,而在一个较高的电压条件下(350～450 V 之间)迅速升高。而 Ca/P 随电压的升高而升高,直至 400V 时开始下降。膜层表面在低电压时是规则的球形多孔结构,孔洞分布均匀且大小一致。升高电压后孔洞直径增大,表面出现微裂纹且粗糙不规则。膜层厚度也随电压升高而增加,与 Ishizawa H 等人研究结果相似。同时 Long-Hao Li 等还研究了电压与膜层表面粗糙度的关系,发现随着电压的升高,Ra 和 Rz 都随之增大。而对于生物学方面的影响,研究人员认为高电压条件下所得到的膜层可以缩短在仿生体液中表面形成碳酸磷灰石的时间,而电压在 350 V 以下的试件在 SBF 中表面不能生成磷灰石结晶。这可能与高电压下膜层中 Ca、P 元素的高含量以及 $\beta - Ca_2P_2O_7$,$CaTiO_3$,$\alpha - Ca_3(PO_4)_2$ 和 $Ca_2Ti_5O_{12}$ 等结晶相的出现有关。尽管经过微弧氧化后的膜层可以大大增加细胞的增殖数目,但随着电压的升高,细胞的增值率呈现下降趋势,而 ALP 活性则呈上升状态。分析认为细胞与种植体的生物相容性主要与表面化学组成和粗糙度有关。增加表面粗糙度将会降低细胞的增值率,提高 ALP 活性,而且表面化学成分对细胞分化的影响也远不如对细胞增殖的影响。

③ 电流密度的影响:电流密度对涂层的影响主要在两个方面:一方面是对涂层形貌的影响,总体表现为,随着电流密度的增大,阳极表面的烧结颗粒的粒度会增大,表面变得粗糙不平,涂层的表面质量下降。电流密度较小时形成的涂层表面比较平整、光滑,涂层中的颗粒也较细,涂层质量较好。另一方面是对涂层厚度的影响,不同电流密度下的涂层厚度随时间变化有着显著的不同。相同时间内,电流密度越大,试样涂层厚度就越厚。这是由于电流密度较小时,阳极斑点的放电能量较小,只有电解液中体积较小的粒子才能被阳极俘获,并烧结在表面。当电流密度

增大时,一方面表现为阳极斑点数增多,另一方面表现为微弧放电强度增高,阳极周围团聚的较大颗粒也可以被烧结在基体表面,同时阳极斑点较大的放电强度还会使得涂层的熔化区域增宽,熔滴颗粒变粗。虽然,电流增大会使得烧结作用增强,使得涂层与基体结合力增加,但由于烧结层颗粒变粗大相当于使单位体积(或质量)的涂层与基体(钛片)的接触面积变小,反而又使得涂层与基体的结合力下降。较大的颗粒与基体结合部分会出现微观上的空隙,也会使得结合力降低。此外,当电流密度太大时,由于放大功率加大,电解液的温度容易升高,不易冷却,还可能导致试样表面处的电解液沸腾,加速了电解液的蒸发,使溶液浓度不易控制。因此,为获得高质量的涂层,应该在保持微弧放电持续稳定的前提下尽量采用较小的电流密度。

我们从钛种植材料的生物功能性原则出发,探讨了以微弧氧化—水热处理法在钛基金属材料表面构建生物陶瓷膜层的可行性。生物陶瓷膜层使材料表面成分更为合理,薄层 HA—多孔 TiO_2—钛基底的过渡层结构,将可能使材料表面特性对种植体周围组织的形成更加优化及合理,这样的种植体植入生物体内,其表层磷灰石的溶解将在种植体周围产生一个高浓度的钙磷区,加速骨组织的诱导沉积,并与骨组织发生化学结合。而且即使磷灰石层完全溶解后,中间的氧化钛层仍具有多孔性和很好的耐腐蚀性,化学稳定性好,与基体之间具有天然的紧密结合,其成分和结构都是逐渐变化过渡的,对应力有很好的传递作用。

参考文献

[1] 陈治清. 口腔生物材料学[M]. 北京:化学工业出版社,2004.

[2] 聂蓉蓉. 微弧氧化—水热处理法在纯钛表面制备生物陶瓷涂层及其细胞相容性的实验研究[D]. 成都:四川大学,2006.

[3] Mehrali M,Shirazi F S,Mehrali M,et al. Dental implants from functionally graded materials[J]. J Biomed Mater Res A,2013,101(10):3046-3057.

[4] Rajesh P,Muraleedharan C V,Sureshbabu S,et al. Preparation and analysis of chemically gradient functional bioceramic coating formed by pulsed laser deposition[J]. J Mater Sci Mater Med,2012,23(2):339-348.

[5] Morsi K,Keshavan H,Bal S. Processing of grain-size functionally gradient bioceramics for implant applications[J]. J Mater Sci Mater Med,2004,15(2):191-197.

[6] James K,Howard L,Russell J P,et al. Small changes in polymer chemistry have a large effect on the bone-implant interface:evaluation of a series of degradable tyrosine-derived polycarbonates in bone defects[J]. Biomaterials,1999,(20):2203-2212.

[7] Clemens J A M,Klein C P A T,Vriesde R C,et al. Healing of large(2 mm) gaps around calcium phosphatecoated bone implants:A study in goats with a follow-up of 6 months

［J］. J Biomed Mater Res,1998,40:341-349.

[8] de Groot K,Wen H B,Liu Y,et al. Biominetic coatings on orthopedic implants:a review. In:Li P,Calvert P,Kokubo T,Levy R,Scheid C. Mineralization in natural and synthetic biomaterials［M］. Warrendale, PA:Materials Research Society,2000.

[9] Lo W J,Grant D M,Ball M D,et al. Physical,chemical,and biological characterization of pulsed laser deposited and plasma sputtered hydroxyapatite thin films on titanium alloy ［J］. J Biolmed Mater Res,2000,50:536-545.

[10] Wen H B,De Wijin J R,Liu Q,et al. Fast precipitationo fc alciump hosphatel ayerso nt itanium induced by simple chemicaltr eatment. B iomaterials,1997,18(22):1471.

[11] Deptula A,Lada W,Olczak T. Preparation of calcium phosphate coatings by complex sol-gel process(CSGP)［J］. Bioceramics,1996,9:313-317.

[12] Voevodin A A,Yerokhin A L,Lyubimov V V,et al. Characterization of wear protective Al Si O coatings formed on Al-based alloys by micro-arc discharge treatment［J］. Zabinski Surface and Coatings Technology,1996,(86-87):516-521.

[13] W Xue,Z Deng,Y Lai,et al. Analysis of Phase Distribution for Ceramic Coatings Formed by Microarc Oxidation on Aluminum Alloy［J］. J Am Ceram Soc,1998,81(5):1365-1368.

[14] 薛文斌,邓志威,等. 铸造镁合金的微弧氧化机理［J］.稀有金属材料与工程,1999,28(6):353-356.

[15] 张通合,陈如意,等. 微弧氧化技术的发展现状与展望［C］.全国表面工程专题论文,1997:273-277.

[16] 寇斌达. 微弧氧化制备钛表面磷钙生物活性涂层［D］. 北京:北京工业大学,2003.

[17] 唐光昕,张人佶,颜永年.钙盐浓度对复合氧化法制备多孔二氧化钛涂层表面结构的影响［J］.钛工业进展,2005,22(2):38-42.

[18] Yali Li,Takamasa Ishigaki. Thermodynamic Analysis of Nucleation of Anatase and Rutile From TiO$_2$ Melt ［J］. Cryst Growth,2002,(242):511-516.

[19] Song W H,Jun Y K,Han Y,et al. Biomimetic apatite coatings on micro-arc oxidized titania［J］. Biomaterials,2004,25(17):3341-3349.

[20] Li L H,Kong Y M,Kim H W,et al. Improved biological performance of Ti implants due to surface modification by micro-arc oxidation［J］. Biomaterials,2004,25(14):2867-2875.

[21] Schwartz Z,Martin J Y,Dean D D,et al. Effect of titanium surface roughness on chondrocyte proliferation,matrix production,and differentiation depends on the state of cell maturation［J］. J Biomed Mater Res,1996,30(2):145-155.

[22] Boyan B D,Batzer R,Kieswetter K,et al. Titanium surface roughness alters responsiveness of MG63 osteoblast-like cells to 1 alpha,25-(OH)$_2$D$_3$［J］. J Biomed Mater Res,1998,39(1):77-85.

第十八章

骨组织工程支架材料

　　"组织工程"一词是美国国家科学基金会于 1987 年正式提出和确定的。组织工程学是指综合应用生命科学与工程学的基本原理、基本理论及技术方法构建一个具有生物活性的植入体,然后植入体内,修复组织缺损,替代组织、器官的一部分或全部功能,或作为一种体外装置,暂时替代器官的部分功能,达到提高生活质量,延长生命活动的目的。这是一个多学科交叉的新领域,人们从中探求组织与器官的修复与重建的可能性。这一概念的核心是活的细胞,可供细胞进行生命活动的支架材料以及细胞与支架材料的相互作用,这是组织工程学研究的主要问题。

　　在人的生命活动过程中,会遭受多种疾病和创伤的袭击,其中一些会导致组织、器官形态和功能不全,影响生活质量,甚至使生命活动缩短或中止。异体组织、器官移植技术可以将一个人的组织或器官移植到另一个人受损的组织或器官中去。虽然这一技术是革命性的,能有效地拯救生命,但同时会导致在移植物和异体组织界面发生炎症、位移或破裂。另一严重的制约是可供自体或异体移植的组织、器官来源不足。此外,移植异体组织、器官,会产生免疫排斥,为了降低排异性,必须服用药物,这样又会破坏人体的免疫平衡,由此产生的并发症有时是致命的。使用自体组织同样面临着必须牺牲个人的正常组织为代价,以及可以获得的组织量不足等问题。用传统的人工材料替代是治疗组织缺损的第三条途径,但由于传统人工材料没有生物活性并且不能与受体组织愈合,不能参与人体正常的新陈代谢活动和成为人体的有机组成成分,因此难以满足临床工作的需要。

　　随着细胞生物学、分子生物学、材料科学及相关物理化学学科的发展,为了修复形态和功能受损的组织、器官,人们提出了"组织工程"概念,出现了组织工程这一新的研究领域。

一、概述

1. 组织工程学的基本原理

在人体内器官里的细胞附着在细胞外基质支架上，以便从邻近的毛细血管获得氧和营养物质并排出代谢产物。因此，构建一个具有活体组织功能并含有活细胞的组织、器官样结构，需要合理的细胞支架以及细胞代谢机制。所以组织工程的基本原理和方法是将体外培养的组织细胞吸附扩增于一种生物性能良好并可被人体逐步降解吸收的生物材料支架上，形成细胞-生物材料复合物。该生物材料支架为细胞提供了一个三维生存空间，有利于细胞获得足够的营养物质，进行营养物质交换，并且能排除废物，使细胞能按照预测设计在三维支架上生长。然后，将此细胞-生物材料复合体植入机体组织病损部位。植入的细胞在生物支架逐步降解吸收过程中，继续增殖并分泌基质，形成新的具有与自身功能和形态相应的组织和器官。这种具有生命力的活体组织能对病损组织进行形态、结构和功能的重建，并达到永久性替代的目的。

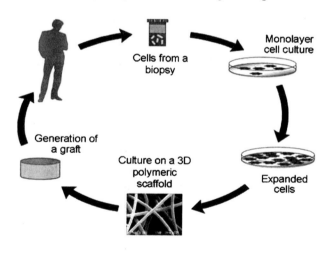

图 18-1 组织工程学的原理

2. 组织工程支架材料

组织工程支架材料是指能与组织活体细胞结合并能植入生物体的材料，它是组织工程化植入体的基本构架。组织工程支架材料的基本作用是为细胞提供附着点，使植入体具备力学稳定性，为新形成的组织提供基本的结构框架，同时也是组织工程植入体对生理变化作出反应的平台,并作为一种细胞外基质参与周围组织的结合,具备良好的生物性能。

组织工程支架材料需符合以下的基本要求:① 材料能够促进细胞和组织的生长,使细胞之间能够进行能量和信息的传递,并能最大限度地获取营养物质、生长因子和活性药物分子;② 在某些场合能防止某些细胞激活,例如在牙周和骨的诱导再生术中防止上皮细胞的激活,以及在需要时防止组织粘连;③ 可以指导和控制细胞、组织的反应(促进需要的组织反应,抑制其他副作用);④ 促进靶细胞黏附和激活,例如皮肤、黏膜修复中促进成纤维细胞的黏附和增殖,并可以抑制其他细胞的黏附和激活,如防止血小板黏附在材料表面;⑤ 防止某一生物反应的攻击,在装置植入后,阻止抗体攻击同种或异种细胞。

理想的组织工程材料除满足以上的生物性能要求以外,还应具备以下条件:① 支架应为三维、多孔网络结构,孔的尺寸应能允许细胞的生存,且孔间应相互贯通,以利于营养物质和细胞代谢产物传送;② 良好的生物性能和生物降解性,降解速率应能与新组织的生长相匹配;③ 表面应有利于细胞黏附和正常的分化和增殖;④ 具有一定的生物力学性能,与所修复组织相匹配;⑤ 可以携带生长因子等生物活性物质。

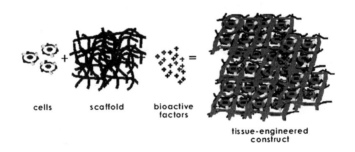

cells   scaffold   bioactive factors   tissue-engineered construct

图 18 - 2 组织工程支架材料

3. 细胞外基质

胞外基质是由蛋白质和糖胺聚糖经化学和物理交联形成的复合物。它的主要成分是胶原、蛋白多糖和一些糖蛋白。研究表明,这些成分对内皮细胞的生长、增殖和分化均有重要影响。在造血细胞的微环境中,胞外基质、可溶性因子(生长素)等都是不可缺少的物质,它们可以保证骨髓中粒细胞占优势及脾脏中红细胞占优势。胞外基质如纤维连接素(fibronectin)、各种胶原和蛋白多糖都能促进生血细胞的增殖。在骨生长过程中已证明有三个胞外基质蛋白起重要作用。

(1)胞外基质的类型

① 蛋白多糖和糖胺聚糖:蛋白多糖、糖胺聚糖等是组织工程中经常涉及的物

质。它们是聚阴离子大分子化合物,存在于胞外基质和间质细胞表面,是含有一个蛋白核心及一些糖胺聚糖支链并具有 O 链或 N 链的寡糖。糖胺聚糖由多个支链重复,由 N-乙酸糖胺或 N-乙酰半乳糖胺双糖单元所组成。除了软质酸以外,所有的糖胺聚糖都以硫酸盐存在。有趣的是,很多胞外基质的蛋白分子中都含有糖胺聚糖结合位点,说明在基质内部已发生自身的复合反应。蛋白多糖对细胞的增殖和分化起重要作用。在造血系统里,由于蛋白多糖和糖胺聚糖的刺激作用,加快了造血细胞的增殖,从而促进了器官的生长。由骨髓胞外基质中提取的蛋白多糖,能刺激人体前髓细胞分化,而从皮肤成纤维细胞的胞外基质中分离出来的蛋白多糖却没有这个功能。对血液前体细胞的研究也发现类似情况,说明这种蛋白刺激作用的专一性。值得注意的是,蛋白多糖还能使生长因子定位,例如在造血细胞的增殖过程中,发现有糖胺聚糖结合在生长因子(粒细胞集落刺激因子GM-CSF)。这个结果表明,外基质与生长因子相互结合作用于某一器官的生长。

② 血小板反应蛋白:血小板反应蛋白(thrombospondin)是二硫键连接的糖蛋白三聚体,相对分子质量为 450 000。它的主要功能是促使细胞结合及结合胞外基质中其他的蛋白分子。多数细胞均能合成血小板反应蛋白,并分泌到胞外基质中。固定化的血小板反应蛋白不仅能黏附细胞,而且能促进细胞生长并防止癌细胞的攻击。

③ 纤维连接素:纤维连接素是一种球形蛋白,普遍存在于胞外基质中,能促使细胞与细胞的粘连。造血细胞能合成纤维连接素,并与其粘连。研究表明,纤维素可将前体淋巴细胞与其他表型相同的细胞粘连到一起。粘连是通过纤维连接素分子中两个区域进行的,一是含有 RGD 系列氨基酸,另一是分子中的末端羧基。纤维连接素多数通过纤维连接素受体与细胞进行反应。

④ 胶原蛋白:胶原蛋白是组织细胞的结构蛋白。它以多种形式存在于胞外基质中,很多蛋白都与它连接,并与整合素直接相连。骨髓细胞在体外培养能分泌出 I、II、VI 和 V 型胶原,说明造血细胞生存时,在胞外基质中需要有上述几种胶原。I 型胶原由骨组织中 90% 的蛋白组成。

(2) 胞外基质对细胞功能的调控:前面介绍了胞基质中黏附蛋白的一些相互作用。其实胞外基质与细胞的扩展、迁移和功能都有密切关系。例如肝细胞的扩展与载体上配体(如层粘连蛋白)的密度有关,同时也影响其迁移。配体密度太低会影响粘连强度,太高则阻碍迁移,影响细胞的增殖。内皮细胞在一些材料表面(如在塑料表面)形成多边形单层细胞,但在水凝胶表面则形成毛细管柱状体。值得注意的是,如将细胞种植到有纹路的平板上,也能引发内皮细胞形成柱状体。同样,胞外基质对神经元的表现和性质都有重要作用和影响。综上所述,胞外基质的组成与作用是十分复杂的。体外培养的细胞的功能在几周或几个月后就会消失，这和胞外基质或组织生长的微环境有密切关系。只有进一步研究并仿造这一环境，才可能建立一个长期培养并保持细胞功能的组织工程装置，使新一代器官修复成为现实。

二、骨组织工程支架材料

近 20 年来，骨组织工程的应用研究已经在矫形外科、口腔外科及颅面外科等多个领域蓬勃开展，骨组织工程应用的战略可分两种：一种是载体材料与成骨因子在体外组装后植入体内，通过成骨因子诱导体内的成骨性细胞的分化形成，进而生成新骨；另一种是利用体外细胞培养技术获得足够数量的成骨性细胞，并与载体材料在体外组装后植入骨缺损部位。迄今为止，有关骨组织工程方面的研究主要集中在以下三个方面：① 骨组织工程的支架材料；② 种子细胞的研究；③ 组织工程化人工骨修复骨缺损的研究。

骨组织工程支架材料应具有以下特点：① 良好的生物相容性和生物降解性；② 具有骨诱导性和骨传导性；③ 具有一定强度；④ 易于塑形；⑤ 具有负荷最大量细胞的高渗透性；⑥ 支持骨细胞生长和功能分化；⑦ 可与其他活性分子复合；⑧ 易于消毒。

目前用于成骨细胞种植的基质材料主要有两类，一类是无机材料，另一类是有机高分子材料。骨组织工程选用的无机材料，主要是生物陶瓷类材料。羟基磷灰石(HAP)是其中较为常用的一种，1991 年美国 FDA 批准进行羟基磷灰石人造骨临床试用，修复颅面部非负重区骨缺损取得成功。生物陶瓷材料用作骨组织工程的细胞载体支架材料的不足之处首先是其脆性大，其次是在体内降解困难。目前，以 HAP 为代表的钙磷陶瓷是广泛应用的骨替代材料之一，它具有良好的生物相容性。为便于携带细胞或其他成骨诱导物质，有学者将兔骨膜成骨细胞分别与 HAP、HAP/TCP 体外联合培养，发现在 HAP 上培养的成骨细胞形态单一，体积较小，排列较疏松。在 HAP/BCP 上成骨细胞排列致密，形态多样化，并有丝状伪足。将体外培养的细胞—材料复合物作同种异体肌袋内植入，HAP 未见成骨现象。在 HAP/BCP 材料上可见矿化基质团块及板层骨形成。有的研究者又将其与 BMP 复合，使其具有诱导成骨作用。也有的将 HAP 与胶原等有机物复合，但这些材料皆有各自优缺点。

有机高分子材料分为人工合成及天然类。目前应用的人工合成聚合物主要为 α-聚酯类，其中以聚乳酸(PLA)、聚乙醇酸(PGA)及其共聚物(PLGA)为代表，其他还有聚原酸酯、聚己内酯、聚羟丁酯及其共聚物等。目前骨组织工程中应用的天然高分子聚合物包括胶原、纤维蛋白、壳聚糖和藻酸盐等。这些材料生物相容性好，具有细胞识别信号（如某些氨基酸序列），利于细胞黏附、增殖和分化。天然及合成的可降解高分子材料是一类用途广泛的骨替代材料。目前研究最多的是PLA 和 PGA 及它们的共聚物。由于这两种聚合物在体内能逐步分解为小分子，并通过体内代谢排出，因此又称为人工合成的生物可降解性聚合物（synthetic bio-degradable polymer）。在骨组织工程学上应用的研究思路是制备这两种可降解性聚合物多孔支架，并提供初始强度，调节和控制其降解速度，使材料的降解与新骨的生长相匹配，进而应力逐渐从材料转移到愈合的骨组织上。

模仿天然骨的成分和结构特征制造的骨替代材料，可为细胞提供与天然骨相类似的微环境，因而有望成为骨组织工程优良的载体材料，因此目前有人正致力于骨组织工程材料的仿生研制。纳米相 HAP 和胶原的复合材料（nano-HAP/collagen, nHAC）正是基于仿生观念制成的骨替代材料，经体外细胞培养证明材料具有生物降解性，但材料的特定结构对细胞的功能有一定的影响，将材料植入体内，材料表面有新骨形成，同时材料逐渐被降解吸收。这种复合材料用于骨组织工程的初步结果令人满意。对天然异种骨进行处理作为骨替代材料是仿生制造的另一思路，但目前对天然异种骨的处理方法尚不完善，其移植后仍保留一定的抗原性。最近，有人综合了天然与合成多聚体两者的优点，按天然多聚体严格的氨基酸系列来合成人工多聚体，有关研究正在进行之中。

1. 支架材料的种类

构建组织工程支架首先要考虑的是选用合适的材料，而且这些材料要有良好的生物相容性和生物降解性。所谓良好的生物相容性是指不会诱发任何不利于移植组织成活和生长的机体反应，并且表面具有合适的理化性能，利于细胞的贴附、生长、增殖、分化。良好的生物降解性是指其降解产物对组织无任何毒性作用，不会对新生组织的生长产生不利的影响。

（1）金属和陶瓷材料：在 20 世纪，各种生物相容性好的材料，包括金属、陶瓷和聚合物材料都在外科移植手术中得到了广泛的应用。金属和陶瓷材料在医学，特别是整形外科学领域起到了至关重要的作用。常用的金属材料有不锈钢、钴合金和钛合金等，常用的陶瓷材料有氧化铝、氧化锆、磷酸钙和生物玻璃等。但是，金属和陶瓷材料具有一些难以克服的缺点，首先是难以降解（除了部分可生物降解的陶瓷材料，如 α-磷酸三钙和 β-磷酸三钙），另一个缺点是加工困难。有鉴于此，研究的热点逐渐转移到了聚合物材料。

（2）聚合物材料：天然聚合物材料，比如胶原、黏多糖、淀粉、甲壳素和壳聚糖，目前已经广泛应用于修复神经、皮肤、软骨和骨缺损。天然聚合物具有良好的生物相容性，但是由于提取过程造成产品性能不稳定，不同批次之间差别大是其最大的缺点。此外,作为组织工程支架材料,天然聚合物的机械性能也不理想。例如胶原和甲壳素,都存在塑型困难的缺点,需要特殊的溶剂处理。

为解决天然聚合物的缺点,人们研制了许多可溶性的合成聚合物,如 α-聚羟酯、聚酐、聚原酸酯和聚偶磷氮等,这些聚合物在体内可通过化学水解作用降解,对酶作用耐受,因此它们在体内的降解过程没有显著的个体差异。

α-聚羟酯以及乳酸和乙醇酸的共聚物是可溶性合成聚合物的一个重要家族。聚乳酸(PLA)、聚乙醇酸(PGA)、聚二氧杂环乙烷以及此类共聚物是美国 FDA 唯一批准使用的一类可降解的合成聚合物。它们在外科领域应用已经超过 20 年,取得了良好的实际效果。目前为止,PLA 家族是应用最广泛的合成聚合物。另外通过改变聚合物中乳酸和乙醇酸的比例,可以使聚合物具有不同的理化性能和降解时间。

相对分子质量低的 PLA 和 PGA 可以通过直接浓缩乳酸和乙醇酸而获得。由于浓缩过程中存在可逆反应等因素,用直接浓缩法来制备相对分子质量高的 PLA 和 PGA 难度较大。因此,PLA 和 PGA 的制备通常是通过开环聚合反应来实现:浓缩乳酸和乙醇酸单体获得相对分子质量低的 PLA 和 PGA,加热形成含有 6 个环二酯的聚合物,结晶之后,经过蒸馏、再结晶而高度纯化,然后利用开环聚合反应获得高分子量的 PLA 和 PGA。

① 聚乙醇酸(PGA):所有的乙醇酸交酯都能以高结晶化聚合体的形式获得,其玻璃化温度为 25~65℃,融化温度 185~225℃。所有的乙醇酸交酯都可以通过融化模压法处理。作为一种可吸收的材料,其热稳定性良好,其融化性十分利于模压成型处理。与其他可生物降解的聚合物相比,PGA 的结晶能力较强,大多报道的结晶率为 35%~75%。由于 PGA 的高结晶化,所以一般不溶于有机溶剂中(除了一些氟化的有机溶剂,比如六氟异丙醇)。由于 PGA 具有良好的亲水性,在移植后 2 周,其机械强度可丧失 50%,4 周后出现吸收,4~6 个月可完全吸收。

② 聚乳酸(PLA):尽管在结构上与 PGA 十分相似,但是由于 α-碳链甲基的存在,其在理化以及机械性能等方面都与 PGA 有较大差异。这个结构在 α-碳链处引起手征性:这样出现了 L、D 和 DL 异构体。PLLA 是一种半结晶体,有一定硬度,玻璃化温度 65℃,融化温度 170~180℃。一般来说,PLLA 的结晶性弱于 PGA,结晶率约为 35%。根据相对分子质量的不同,其热融化处理的温度在 200~250℃。PDLLA 的三维结构松散,是一种透明的无定型晶体,玻璃化温度 50~60℃,降解速度 PLLA 稍快,其他性能相似。视 PDLLA 的大小以及厚度的不同,其降解时间约为 2~12 个月。现已知相对分子质量、结晶度等可以影响 PLA 及其异构体的降解,但在体内体外的降解机制依然有许多不明之处。在 PLA 的处理过

程中,必须注意避免温度过高而使产品中单体含量过高。过多的单体会作为一种可塑剂改变产品的机械性能,引发水解,改变产品的降解性能。因此,PLA 的处理应该在融化温度的下限进行。

③ 聚己酸内酯(PCL):己酸内酯经开链聚合反应后,形成了一种半结晶聚合物,其融解温度 58～63℃。PCL 具有良好的生物相容性和生物降解性,已被用于制作可吸收手术缝合线。其共聚物的降解时间较长,约为 2 年,因此有研究将其和其他合成材料混合形成异聚体来改善其降解性。比如,其和D-乳酸、L-乳酸混合形成的异聚体具有较快的降解速度。

尽管上述聚合物具有良好的机械和生物学性能,但是仍有不足之处。比如所有的酯类聚合物,在降解过程中都会产酸,从而影响材料的生物相容性;酯类聚合物一般硬度较大,在构建承力组织或器官时较为理想,但是不利于构建质地柔软的组织或血管;此外,这类聚合物还缺乏可以结合药物或其他分子的高活性垂链结构。因此,这些简单的聚合物可以构架良好的组织工程支架,却远远达不到组织工程的理想要求。其他可以用于构建组织工程支架的聚合物材料有酪氨酸的碳酸盐聚合物和多芳基聚合物,以及减水乳酸的多种有机聚合物。目前,这些聚合物都尚未被 FDA 批准上市。

(3) 生物陶瓷类材料:聚合物材料柔韧有余,强度不足,而陶瓷类材料硬度过高,脆性太大。现在的研究试图将聚合物材料与生物陶瓷相结合,从而克服二者的缺陷。

陶瓷类材料,如羟基磷灰石、生物玻璃、磷酸钙陶瓷等都具有良好的生物活性和生物相容性,已经作为治疗骨缺损的填充材料得到了广泛的应用。生物陶瓷可以划分为以下 3 类:

① 惰性生物陶瓷:如氧化铝、氧化锆等。

② 具有表面活性的陶瓷:如烧结的羟基磷灰石(s-HA)、生物玻璃、氧化铝-硅酸钙玻璃陶瓷(AW-GC)。

③ 可吸收的陶瓷:如煅烧或不烧结的羟基磷灰石(u-HA),α-磷酸三钙(α-TCP),β-磷酸三钙(β-TCP),磷酸四钙(TTCP),磷酸八钙(OCP)。

如果要求移植后的材料最终降解,就要选择上述第 3 类材料。不同组织要求不同降解速率的材料。上述材料的降解速率依次为:OCP＞α-TCP＞β-TCP＞u-HA＞s-HA。降解速率加快还和其他一些因素相关:① 表面积增加;② 结晶度下降;③ 结晶的完整性下降;④ 结晶体体积变小;⑤ 羟基磷灰石中 CO、Mg^{2+} 和 Sr^{2+} 等的置换反应。降解速率减缓的因素有:① 羟基磷灰石的 F^- 置换;② β-TCP 的 Mg^+ 置换;③ 材料中β-TCP/HA的比例下降。

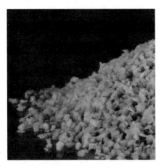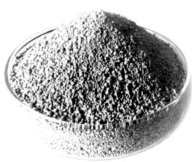

图 18-3　有机和无机材料(PGA 和磷酸三钙)

2. 材料的宏观和微观结构

在讨论了材料的选择之后,再看以下材料的宏观和微观结构。从材料工程学的角度来看,所谓组织是一种含有细胞的复合体,里面包含多个系统。这种复合体被认为具有以下 3 种结构:① 由细胞组成的功能单位;② 细胞外基质;③ 支架结构。支架结构在组织构建和生长过程中发挥着重要作用,为细胞提供合适的营养通路,引导细胞的生长和成熟分化。

研究证实,在组织工程器官的构建过程中,支架材料的孔隙率和孔隙的大小,对于引导组织的再生极其重要。孔隙率增加,则材料的表面积必然增加,更加有利于细胞的贴附和生长。孔隙有利于营养物质的运输和代谢废物的排出,此外孔隙的存在对于新生血管的长入也是十分必要的。孔隙密度和大小的不同,导致材料表面积和体积比例的变化。孔隙的大小至少要能够让细胞进入,并且依细胞种类的不同,要求也不同。研究结果表明,血管长入的最佳孔隙大小是 5 μm,成纤维细胞是 5~15 μm,肝细胞是 20 μm 左右,20~125 μm 的孔隙利于成年皮肤的再生,40~100 μm 的孔隙利于类骨质的长入,100~350 μm 利于骨的形成。含有丰富纤维和血管的组织要求大于 500 μm 的孔隙,以利于血管的长入和细胞的成活。

另一个考虑的因素是孔隙的连续性。即使材料有足够的孔隙,如果孔隙互相没有交通的话,细胞的爬行、营养的运输和代谢都会受到影响。目前,在支架材料上接种大量细胞的最大限制就是营养不足。厚度超过 200 μm 的无血管细胞组织会由于营养不足而无法成活。软骨中不含血管,而且组织的代谢率较低,所以可以用组织工程方法在体外构建较大体积的软骨。当材料接种到体内之后,如果材料可降解,那么随着时间的延长,孔隙就会变大,孔隙率增加,原来相互之间没有交通的孔隙也会产生交通;如果材料是不可降解的,那么随着时间的延长,孔隙就会由于纤维结缔组织长入以及非特异性蛋白的黏附而变小。除了孔隙之外,材料的形状和扭曲度等因素都会影响组织的生长。对支架材料的基本要求就是既能促进细胞的分化和成熟,又不影响细胞的生长和增殖。

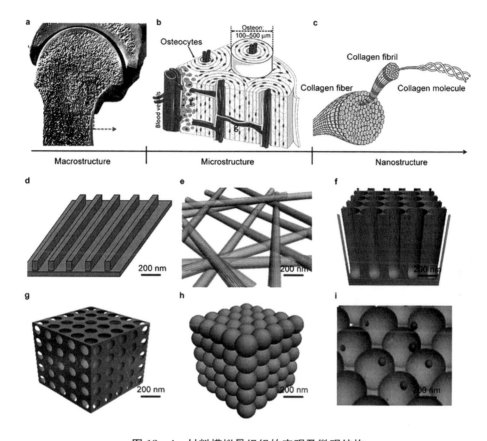

图 18 - 4　材料模拟骨组织的宏观及微观结构

3. 材料的机械性能和可加工性

体外构建的组织最终还是要移植到体内,因此要求使用的支架材料必须具有一定的机械强度,对于构建骨和软骨等受力的硬组织尤其重要。大多移植物的生物稳定性依赖于材料的强度、弹性、表面吸收和化学降解。

用于构建组织器官的支架要有一定的结构和形状,所以要求材料有一定的可加工性,以满足构建各种不同组织的技术指标要求。此外,支架的加工重复性也是保持其三维结构稳定的重要因素。

材料中可以加入促进组织生长和成熟的因子或生长因子,比如在构建骨移植物时,可以复合磷酸钙材料或加入骨形成蛋白之类的生长因子。

三、可注射性支架材料

利用组织工程学的基本原理,选用可注射性细胞外支架材料构建组织工程骨,可以通过注射的方式注入体内,在体内结固并形成与自体骨结构相同的骨组织,修复重建骨缺损。它具有损伤小、易操作的优点,成为目前组织工程领域研究的热点之一。

理想的可注射性组织工程骨的细胞外支架材料,除应符合一般组织工程材料所要达到的要求,如良好的生物相容性、良好的表面活性、良好的生物降解性、具有三维主体多孔结构和一定机械强度外,还应具有流动性和可塑性,以便将所携带的细胞、生长因子等一起注射到骨缺损处,进行修复重建;同时应有合适的结固时间,以便材料的操作和可塑性。

目前可注射性支架材料种类很多,来源不同、性能各异,根据来源可分为人工合成的高分子聚合物和天然高分子聚合物两大类,各有自己的优缺点。

1. 天然高分子聚合物

(1)胶原和明胶:胶原是一种蛋白质,属天然高分子材料。它广泛存在于人和脊椎动物的结缔组织,如皮肤、肌腱、骨和软骨中。而明胶是胶原的变性产物,通常由酸或碱处理后所得到。

胶原主要分 5 类,骨组织中为Ⅰ型胶原。Ⅰ型胶原通过成骨细胞表面特异性受体 β_1 整合素亚单位与成骨细胞紧密结合。Ⅰ型胶原和成骨细胞复合后可提高成骨细胞的成骨能力,刺激多潜能间充质细胞向成骨细胞分化,并促进细胞表达碱性磷酸酶(ALP)、Ⅰ型胶原及骨桥素(OP)。由于Ⅱ型Ⅰ型胶原能促进成骨细胞黏附、增殖和分化,增强成骨能力,Mizuno 等将Ⅰ型胶原用作骨髓基质细胞(BMSCs)的培养基质,发现 BMSCs 可定向分化为成骨细胞,最终形成含骨髓成分的新生骨组织,成骨过程中无软骨生成,而Ⅱ、Ⅲ、Ⅳ型胶原上则未见新骨生成。

Ⅰ型胶原虽然有众多的优点,如组织相容性好,植入人体后无毒性、无刺激性;能促进细胞黏附、增殖和分化;可被人体组织吸收,分解产物无副作用等。但也有严重的缺点,主要是缺乏机械强度和容易变形,难以单独用作成骨细胞培养基质材料。实际工作中,常用胶原和其他材料复合,以改善其力学性能和变形性,同时发挥其促进成骨的作用。

(2)纤维蛋白:纤维蛋白原是一种血浆蛋白,在凝血酶和钙离子作用下形成纤维蛋白凝胶。纤维蛋白原在凝血酶的酶切作用下首先形成纤维蛋白单体,纤维蛋白单体可由氢键及静电引力作用聚合成不稳定的可溶性纤维蛋白多聚体,在钙离子作用下纤维蛋白多聚体交联成稳定的纤维蛋白凝胶。纤维蛋白介导细胞间的黏附和运动，与机体的发育、免疫调节、创伤修复等多项活动密切相关。

纤维蛋白原是一种无毒、无免疫原性、具有良好生物相容性和生物降解性的物质。纤维蛋白凝胶可塑性强，通过降低凝血酶浓度的方法可延缓纤维蛋白聚合过程，为凝胶的塑形提供充分的时间，是较理想的骨生长因子缓释载体和细胞外基质材料。Homminga 等首先将兔关节软骨细胞在人纤维蛋白凝胶中体外培养，观察到软骨细胞在纤维蛋白凝胶中分裂增殖良好并合成软骨基质。

虽然纤维蛋白凝胶被国内外多位学者证实是一种良好的骨细胞支架材料，但纤维蛋白凝胶也存在天然材料的共同缺点，如缺乏机械强度、大量获取困难、降解时间难以控制等，故也难以单独作为骨组织工程的支架材料

（3）藻酸盐：藻酸是一种海藻胶质的酸，藻酸盐是藻酸的盐类，是无水 D-甘露糖醛酸（β-D-mannuronic acid）和古洛糖酸（α-L-guluronic acid）的聚合体。聚合体相对分子质量 5～15 kD。它能形成各种不同阳离子的盐，临床常用的是藻酸钠和藻酸钾。藻酸盐溶于水而不溶于其他有机溶剂。溶于水后的藻酸盐呈溶胶状态，相对分子质量越大形成的溶胶越黏稠。在二价离子如钙离子存在时可通过离子交联作用形成开放晶格的水凝胶。藻酸钙凝胶的机械强度受多方面因素影响，其中藻酸盐浓度、藻酸盐相对分子质量、钙离子总量、古洛糖酸在藻酸盐中的含量等因素影响较大，并于这些因素成正相关关系。

藻酸盐溶胶结固后形成多孔的网状支架，既有利于细胞的生长，又有利于营养物质的渗入和代谢产物的排出。应用藻酸钙微球载体体外培养成骨细胞，可长期维持成骨细胞表型。藻酸钙具有较理想的三维立体多孔结构和良好的表面活性，为骨髓基质成骨细胞在其内部生长、增殖和分泌基质提供了良好的微环境。

藻酸钙具有良好的生物相容性，它在体内通过酶解作用分解，产物对人体无毒副作用；有良好的流动性和可塑性，有足够的时间用于注射操作和塑形。因此，被国内外多位学者选作可注射性组织工程骨的细胞外支架材料。采用藻酸钙水凝胶复合兔骨髓基质成骨细胞移植裸鼠背部皮下，可获得新生骨组织。证实了藻酸钙水凝胶有良好的生物相容性，是较理想的可注射性支架材料。

虽然藻酸钙水凝胶具有很多的优点，但也无法摆脱天然高分子聚合物的缺点，如组成成分不稳定、不同成品纯度不一、机械强度差等不足。目前，国内外学者正在想办法克服这些缺点。有人利用活性炭的吸附作用，在藻酸盐溶液中加入 10% 活性木炭，达到纯化藻酸盐的目的。利用碳酸钙-葡萄糖内酯（$CaCO_3$-GDL）作为藻酸盐的交联剂，发现藻酸钙凝胶的压缩强度较硫酸钙做交联剂提高近 5 倍，且使藻酸钙的交联比例和均匀程度都显著提高。随着人们对藻酸盐分子结构和交联方法的进一步改进，藻酸盐凝胶一定会得到更广泛的应用。

2. 合成高分子聚合物

（1）聚氧化乙烯（PEO）：聚氧化乙烯是一种合成高分子聚合物，具有良好的生

物相容性和生物降解性,已经被美国 FDA 批准应用于医疗领域。聚氧化乙烯溶于水后形成黏稠的水溶胶,随浓度的增大其黏度也相应增大,6℃以下时为液态,6℃以上时为水凝胶,在一定时间内具有可注射性,注入体内后可固化成型,形成连续的网状结构。Sims 将软骨细胞混悬于聚氧化乙烯中注射于裸鼠皮下,成功构建出软骨组织。

虽然聚氧化乙烯具有良好的生物相容性和降解性,但它有严重的缺点,及流动性差,不易注射,且缺乏固化特性。要在可注射性组织工程骨支架材料中应用聚氧化乙烯,就必须对其缺点进行改进。

(2)聚氧化乙烯—聚氧化丙烯三嵌段共聚物(PEO—PPO—PEO):为了克服聚氧化乙烯的缺点,开发出了聚氧化乙烯(PEO)、聚氧化丙烯(PPO)的三嵌段共聚物(PEO—PPO—PEO),该聚合物商品名 Pluronic 或 Poloxamers。有人利用浓度变化和添加剂变化对聚氧化乙烯—聚氧化丙烯三嵌段共聚物流动性和固化的影响,研究出温度固化型水凝胶。聚氧化乙烯—聚氧化丙烯三嵌段共聚物具有良好的流动性和温度固化性,当聚合物低于临界温度时,该聚合物具有良好的流动性,利于注射操作和塑形;当聚合物高于临界温度时,溶解度降低,被分散的物质从溶液中以"胶体分散状态"析出,通过整个溶液形成连续的网状结构即水凝胶。

聚氧化乙烯—聚氧化丙烯三嵌段共聚物有良好的生物相容性和降解性,在对PGA、藻酸盐和 PEO—PPO—PEO 的比较研究中,发现 PEO—PPO—PEO 在生物相容性和降解性方面优于其余两种。利用 PEO—PPO—PEO 复合软骨细胞,分别在裸鼠和新西兰兔皮下移植,可成功构建出软骨组织,进一步证实了它的优越性。聚氧化乙烯—聚氧化丙烯共聚物,作为一种温固化水凝胶,是一种有前途的可注射型组织工程骨支架材料。

(3)天然高分子材料的混聚物:还有人将天然的高分子材料进行混聚,制备出可注射性的温敏或光敏水凝胶,比如壳聚糖—胶原—甘油磷酸钠水凝胶、壳聚糖—明胶—透明质酸水凝胶等,目前在软骨组织工程的研究中取得了较好的进展,值得进一步研究。

参考文献

[1] Langer R,Vacanti J P. Tissue engineering[J]. Sciense,1993,260:920-926.

[2] 杨志明. 组织工程基础与临床[M]. 成都:四川科学技术出版社,2000:1-25.

[3] Hutmacher D W. Scaffolds in tissue engineering bone and cartilage[J]. Biomaterials,2000,21:2529-2543

[4] Felicity R A,Rose J. Bone tissue engineering:Hope vs hype[J]. Biochemical and Biophysical Research Communications,2002,292:1-7.

[5] 何春末,王大平,马经野. 骨组织工程支架材料的种类及发展趋势[J]. 中国组织工程研究与临床康复,2009,13(25):4905-4908.

[6] 方立茹,翁文剑. 骨组织工程支架及生物材料研究[J]. 生物医学工程学杂志,2003,20(1):148-152.

[7] Homminga G N,Buma P,Koot H W,et al. Chondrocyte behavior in fibrin glue in vitro[J]. Acta Orthopaedica Scandinavica,1993,64(4):441-445.

[8] Drury J L,Mooney D J. Hydrogels for tissue engineering:Scaffold design variables and applications[J]. Biomaterials,2003,24:4337-4351

[9] Tan H,Chu C R,Payne K A,et al. Injectable in situ forming biodegradable chitosan-hyaluronic acid based hydrogels for cartilage tissue engineering[J]. Biomaterials,2009,30(13):2400-2506.

[10] Cao Y L,Rodriguez A,Vacanti C A,et al. Comparative study of the use of poly(glycolic acid),calcium alginate and pluronics in the engineering of autologous porcine cartilage[J]. Journal of Biomaterials Science, Polymer Edition,1998,9:475-487.

[11] Ahmadi F, Oveisi Z, Mohammadi Samani S, et al., Chitosan based hydrogels: characteristics and pharmaceutical applications [J]. Research in Pharmaceutical Sciences,2015,10(1):1-16.

[12] Matricardi P, Di Meo C, Coviello T, et al. Interpenetrating Polymer Networks polysaccharide hydrogels for drug delivery and tissue engineering[J]. Adv Drug Deliv Rev,2013,65(9):1172-1187.

第十九章

氟磷灰石与颌面部骨组织修复

人体可能因外伤、感染、肿瘤切除或先天性疾病等原因,导致颌面部骨组织的完整性被破坏,如果形成间隙样缺损,则被称为颌面部骨组织缺损,在临床上十分常见。颌面部骨组织缺损可导致颜面部畸形,严重影响患者的社交生活及心理健康;还可能影响语言能力,以及进食、咀嚼、吞咽等行为能力,严重影响患者生活质量。因此,颌面部骨组织缺损的功能性修复十分重要。

人体对小块骨组织缺损有一定的修复能力。1986 年 Schmitz 等基于动物实验,将骨缺损长度达到长骨直径的 1.5 倍界定为临界骨缺损,大于临界骨缺损的情况被称为大段骨缺损。目前普遍认为小于该值的骨缺损机体通过自身修复可以自行愈合,而大于该值的骨缺损则无法自行愈合。该观点已被广泛应用于动物模型构建和临床研究之中。针对超过临界骨缺损的治疗,目前临床工作中主要采用替代治疗的理念:指通过植入材料,替代和修复骨组织缺损缺失的解剖外形,并重建已丧失的生理功能。植入材料主要包括三类:自体骨、生物衍生骨(包括:异体骨、异种骨及海洋生物硬组织)和人工合成材料。

其中自体骨移植是临床常用且成功率较高的传统修复方式。与其他植入材料相比,自体骨组织相容性好,骨性支架结构相似,且携带自体的成骨细胞、细胞因子等活性物质,骨诱导活性好,成骨能力强。但自体骨移植的缺点也十分明显:延长了患者的手术时间;取骨量有限;移植骨塑形能力有限,形态大小不易满足要求;造成供区创伤和骨缺损等。

生物衍生骨植入前,为了减少免疫排斥反应及意外传染疾病的风险,需经过冻干、煮沸、脱钙或放射线照射等方法处理。植入物虽保留了物理支架的作用,但骨诱导活性已部分或全部丧失,材料强度明显下降,植入体内降解速度明显下降。且来源有限,存在伦理学问题,也无法完全满足临床需求。

随着生物工程技术和化学、材料学的发展,已经有多种仿制骨组织有效成分的人工合成材料被研发并应用于动物实验或临床研究。这类材料来源广泛,使用方便,可以为骨缺损修复提供即刻或永久的充填支架。目前,关于支架材料组成成分、理化及生物学性能、表面微地貌等多方面的研究,正在广泛的开展。组织工程支架的选择已经成为决定其疗效的三大关键因素之一(种子细胞、组织工程支架和成骨诱导因子,共称为组织工程三大关键因素)。

本节主要介绍人工合成材料中氟磷灰石在颌骨修复中的作用。

一、氟磷灰石的概述

氟磷灰石(fluorapatite)是一种常见的钙氟磷酸盐物质,分子式为:$Ca_5(PO_4)_3F$,相对分子质量为504。

氟磷灰石的存在形式有天然和人工合成两种。

天然氟磷灰石属于磷灰石矿物的一种,在几乎所有的火成岩和镁矿中都有存在。磷灰石是指磷以晶质磷灰石形式出现的矿石。天然磷灰石有4种,氟磷灰石(fluorapatite)$Ca_5[PO_4]_3F$;氯磷灰石(chlorapatite)$Ca_5[PO_4]_3Cl$;羟磷灰石(hydroxylapatite)$Ca_5[PO_4]_3(OH)$;碳磷灰石(carbonate-apatite)$Ca_{10}[PO_4]_6(CO_3)$。其中以氟磷灰石最常见,一般简称磷灰石即指氟磷灰石。它是重要的工业原料,是制造磷肥和提取磷及其化合物的最主要的化工矿物原料。部分磷矿用于制取纯磷(黄磷、赤磷)和化工原料,少量用作动物饲料。赤磷用于制造火柴和磷化物。黄磷有剧毒,可制农药,还可以制燃烧弹、曳光弹、信号弹、烟幕弹、发火剂;磷与硼、铟、镓的磷化物用于半导体工业。冶金工业中用于炼制磷青铜、含磷生铁、铸铁等。磷酸锆、磷酸钛、磷酸硅等可作涂料、颜料、粘接剂、离子交换剂、吸附剂等。磷酸钠、磷酸氢二钠用于净化锅炉用水。后者还可制人造丝。六聚偏磷酸钠可作水的软化剂和金属防腐剂,磷酸钙盐用于动物饲料添加剂,磷的衍生物用于医药。磷酸二氢铝胶材料耐火度高、耐冲击性好、耐腐蚀性强、电性能优越,用于尖端技术中。含稀土元素的氟磷灰石可综合利用;透明而色泽丽润的氟磷灰石晶体可作低档宝石。自然界中磷元素约有95%集中在磷灰石中。而氟元素在元素周期表中位于第二周期,是卤族元素之一。氟元素的单质是F_2,它是一种淡黄色,剧毒的气体。氟气的腐蚀性很强,化学性质极为活泼,是氧化性最强的物质之一,甚至可以和部分惰性气体在一定条件下反应。氟在陆地元素含量中排名第13,地球元素含量中排名24,其主要存在形式即为氟磷灰石。氟磷灰石具有玻璃光泽且有多种颜色,但以绿色为多。一般为柱状或厚板状晶体、粗粒到致密块状或瘤状。氟也是人类生命活动的必需微量元素之一。正常人体内的含氟量为2.6 g,仅次于硅和铁。90%的氟分布在于人体的骨和牙齿等硬组织内,主要以无机氟的形态沉积于松骨质内,氟对全身骨骼的生长发育和维持骨生理结构功能具有重要作用。

　　人工合成的氟磷灰石为六棱柱状结晶,主要应用于生物医学研究。可为板块、粉末等形态,微观结构分为规则排列和不规则排列两类。

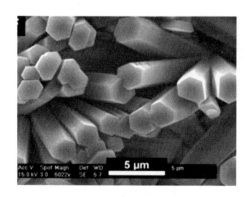

图 19-1　扫描电镜下氟磷灰石结晶的结构

注:内容引自 Haifeng Chen, Zhiyong Tang, Jun Liu, et al. Acellular Synthesis of a Human Enamel-like Microstructure[J]. Advanced Materials, 2006, 18(14): 1846-1851.

　　磷灰石为六方晶系,晶型常呈六方柱形或六方锥状,结构坚固致密,不含结晶水。化学通式为 $X_5[ZO_4]_3R$,式中 X 代表 Ca、Sr、Ba、Pb、Na、Ce、Y 等;Z 主要为 P,还可为 As、V、Si 等;R 代表 F、Cl、OH 等。不同磷灰石的形成是同晶取代作用的结果。同晶取代作用是指磷灰石晶格中的一些独立离子被某些结晶化学半径相近的其他离子所取代,如 $Ca_5(PO_4)_3F$ 中的阳离子 Ca^{2+},可部分被其他阳离子 Ba^{2+}、Mg^{2+} 等取代,阴离子 F^-、PO_4^{3-} 的一部分或全部可能被 OH^-、Cl^-、CO_3^{2-}、SO_4^{2-}、SiO_4^{2-} 等离子取代。同晶取代作用对磷灰石的性质有着很大的影响,而对其通道离子替换行为的研究在医学、晶体学、矿物学等方面均具有重要的意义。

　　磷灰石晶体属于六方结构,P63/m 空间群(一个六次轴和与其垂直的 3 个三次轴以及另一个垂直于六次轴的反映面),晶胞常数为 $a_0=0.943\sim0.938$ nm,$c_0=0.688\sim0.686$ nm;Z=2。晶体中钙原子和磷原子按六方晶体系规则排列,Ca-O 多面体呈三方柱状,以棱及角顶相连呈不规则的链沿 c 轴延伸,链间以[PO4]连结,形成平行 c 轴的孔道,附加阴离子 F-或 OH-充填于此孔道中也排列成链。

　　图 2 所示的羟基磷灰石(hydroxyapatite, HA),就是 OH^- 取代了 $Ca_5(PO_4)_3F$ 里的 F^-,得到结构为 $Ca_5(PO_4)_3(OH)$,或者 $Ca_{10}(PO_4)_6(OH)_2$ 的磷灰石。氟离子半径比 OH^- 稍小(F^- 0.136 nm,OH^- 0.153 nm),所以形成的氟磷灰石与羟基磷灰石相比晶格更缩紧,结合更牢固。由于羟基磷灰石是人体内硬组织的主要无机成分,其总量约占人体体重的 5%,在骨组织中约占固体成分的 65%,在软骨组织中约占 3%～6%,釉质中可高达 96%～97%,牙本质中约占总重量的 70%,牙骨质中约占 45%～50%。因此,羟基磷灰石成为组织工程技术研究与应用开展

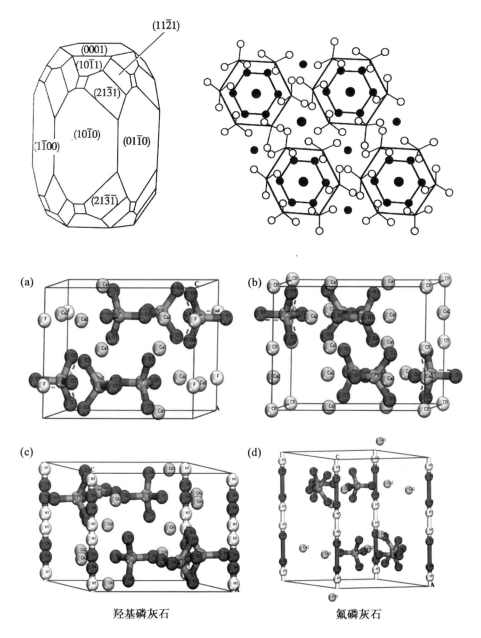

(a) (b)

(c) (d)

羟基磷灰石   氟磷灰石

图 19 - 2 羟基磷灰石和氟磷灰石的空间分子结构

注:内容引自李伟. 口腔生物化学与技术[M]. 北京:人民卫生出版社,2011.

最早最全面的支架材料,已有 200 多年的研究历史。而氟磷灰石的许多生物学性能也与羟基磷灰石相似,通过对羟基磷灰石的了解,可以更好地理解氟磷灰石的特性。

人工制作羟磷灰石粉末的方法很多,比较常见的方法有沉淀法、水解法、水热法及固相法等。

水热法:$Ca_3(PO_4)_2$ 和 $CaCO_3$ 按拟定比例在高温下反应同时注入高压水蒸气,粉末经 NH_4Cl 水溶液洗涤后干燥而成,产品分多孔型和致密型两种,前者是粉料发泡后于 1250℃烧结制备,后者为粉料成型后于 1250℃烧结而成。

湿热法:是大规模或工业化生产的主要方法。

盐—盐法化学反应方程式为:

$$10Ca(NO_3)_2 + 6(NH_4)_3PO_4 + 2\ H_2O \xrightarrow{pH\ 8\sim12} Ca_{10}(PO_4)_6(OH)_2 + 18NH_3 + 20HNO_3$$

或酸碱反应法化学反应方程式为:

$$10Ca(OH)_2 + 6H_3PO_4 \xrightarrow{pH\ 8} Ca_{10}(PO_4)_6(OH)_2 + 18H_2O$$

合成工艺流程图如下:

$$Ca(OH)_2\ 悬浮液 \xrightarrow{H_3PO_4} 非结晶\ Ca_{10}(PO_4)_6(OH)_2 \xrightarrow{干燥} 粉末 \xrightarrow{压缩成形} 压缩体$$

$$\xrightarrow{加工修整} 预成体 \xrightarrow{烧结} Ca_{10}(PO_4)_6(OH)_2\ 成型体 \xrightarrow{后处理} 应用制品$$

热分解法:最早是应用于陶瓷领域中的材料合成方法。主要采用有机钙和有机磷化合物混合,高温烧结,使有机成分分解而得到羟基磷灰石晶体。该方法应用于金属表面制备羟基磷灰石涂层以得到复合生物材料,取得了良好的效果。

化学反应方程式为:

$$Ca(NO_3)_2 \cdot 4H_2O + (CH_3O)PO \xrightarrow{pH\ 8\sim12} Ca_{10}(PO_4)_6(OH)_2$$

与之相似,氟磷灰石的人工生成也分为高温高压和常温常压条件下的制备。高温高压下形成的氟磷灰石晶体结晶更成熟;而常温常压下制备得到的晶体可以直接生长于纳米三维有机支架,可以更好地模拟细胞外基质:

高温高压法反应条件:

$$5EDTA\text{-}Ca\text{-}Na_2 + 3NaH_2PO_4 + NaF \xrightarrow{121℃\ 105\ Pa} 10\ h\ Ca_5(PO_4)_3F + 3EDTA\text{—}Na_4 + 2EDTA\text{—}H_3\text{—}Na$$

常温条件反应条件:

$$5Ca(NO_3)_2 + 6KOH + 3KH_2PO_4 + KF \longrightarrow Ca_5(PO_4)_3F + 10KNO_3 + 6H_2O$$

氟磷灰石的确定主要依靠 X 线衍射,或红外光谱分析。

氟磷灰石(fluorapatite,FA)与羟基磷灰石结构相似。天然氟磷灰石的密度为 $3.1\sim3.25\ g/cm^3$,比热容为 $0.832\ J/(g\cdot℃)$,标准生成热为 $6\ 829.0\ kJ/mol$。人体中的氟磷灰石主要集中在釉质表层大约 $50\ \mu m$,在深层釉质中也有少量分布。

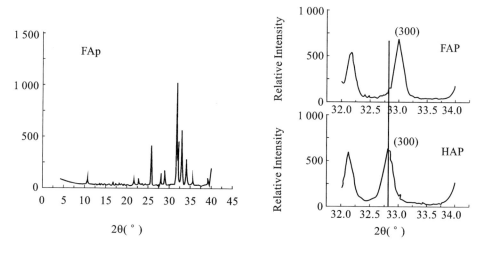

图 19 - 3　氟磷灰石和羟基磷灰石的 X 线衍射图谱

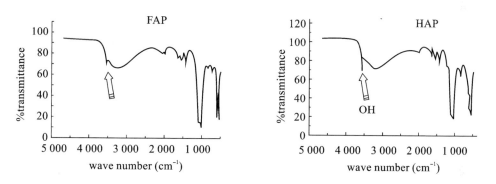

图 19 - 4　氟磷灰石和羟基磷灰石的傅里叶变换红外光谱

注:内容引自 Masayuki O, Isao H, Takuya M, et al. Advantages of TOF-SIMS analysis of hydroxyapatite and fluorapatite in comparison with XRD, HR-TEM and FT-IR[J]. Dental Materials Journal,2005,24(4):508-514.

二、氟磷灰石促进骨修复的基本机理

关于氟磷灰石最早的研究开始于 20 世纪 40 年代,主要是防龋与促进牙齿再矿化的研究。应用于组织工程支架,参与修复骨组织缺损的研究大约只有 30 年的历史。但是因为其稳定致密的结晶,可促进矿化、抗菌的功能,而越来越受到研究者的重视。

理想的骨组织缺损修复植入材料应具备以下特殊的生物学性能：

骨传导/骨引导(osteoconduction)：是指新生的骨组织能沿植入体表面或其内部的孔隙、通道或管道攀附延伸进入材料结构的性能。该性能描述了生物医学材料在骨组织修复环境中引起的一种长期的、积极的宿主反应,骨类细胞能够在识别材料的性质和结构后向植入体内,或沿植入体表面迁移,从而使骨组织在植入材料的引导下爬行生长。从而促进植入体与原骨间的结合,加速骨缺损的愈合。

骨诱导(osteoinduction)：是指植入体诱导干细胞或骨祖细胞分化为成软骨细胞或成骨细胞,进而形成骨组织的性能。一般通过在非骨环境中植入材料判断材料是否具有该性能。

骨生成(osteogenesis)：是指材料植入合适的环境能直接形成新骨的性能。一般只有含骨源细胞(成骨细胞或骨祖细胞)和生物活性因子的自体骨或组织工程骨,具有该性能。

骨改建(bone remodeling)：指材料在不同的功能区域,随应力变化,参与机体代谢,被吸收或生成新骨,形态发生功能适应性改变的性能。

围绕以上性能,模拟细胞外基质,研发具有骨生成和骨改建能力的支架材料,一直是组织工程研究的热点和难点。通过人工合成的组织工程支架材料,成分清晰,工艺可控,可通过产业化生产而保障来源充足,是颌骨修复材料发展的方向。

经研究证实,氟磷灰石具有如下优点：① 氟磷灰石纳米晶体可以在体内全面降解。② 氟磷灰石可以显着提高钛种植体表面骨组织的再生和附着。③ 牙髓干细胞、牙周膜干细胞、脂肪干细胞可以在氟磷灰石晶体,尤其是规则的氟磷灰石晶体表面,或者氟磷灰石修饰后的纳米纤维三维有机支架表面生长;不添加任何矿化诱导,即可表达牙本质涎蛋白、牙本质磷蛋白、牙本质基质蛋白-1等牙本质特异性蛋白和骨形成蛋白、骨钙素等矿化相关蛋白;碱性磷酸酶染色、四环素荧光染色均为阳性;还可以通过茜素红或者 Von Kossa 染色检测到明显的矿化基质形成;扫描电镜下也可以观察到与细胞基质结合紧密的矿化结节。说明氟磷灰石在不附加任何矿化诱导因子条件下,即可诱导干细胞向成骨细胞分化,具有良好的骨诱导活性。由于不需要附加诱导因子,既减少了干预环节,又规避了诱导因子带来的免疫原性问题。④ FA 晶体在降解过程中持续释放氟离子,可以起到抗菌、抗炎的作用。而抗菌抗炎的性能,在牙周组织工程中非常重要。

氟磷灰石促进骨组织缺损修复的机理,与羟基磷灰石相似。

研究表明：植入体内的氟磷灰石修饰的纳米纤维三维支架在缺损处为修复早期的微血管形成及宿主体内成骨细胞的附着提供支撑;磷灰石表面的负电荷选择性地使钙磷离子在其表面沉积,三维多孔植入体吸附 BMPs 等内源性骨生长因子,诱使间充质细胞向材料内趋化和迁移;骨生长因子作用于间充质细胞相应受体;经细胞信号转导系统,引起级联放大效应,促使相关基因表达,间充质干细胞分化为骨母细胞;骨母细胞将植入物识别为自然骨,于其内表面停泊、黏附、增殖分化,分泌骨粘连素等骨细胞间特异性的粘连分子,分泌 BMP 等生长因子,引起自身及相应细胞分化、增殖、成熟。矿化围绕磷灰石颗粒并以其为中心形成成骨区,即多中心成骨。在骨盐沉积过程中由磷灰石提供晶核以加速钙化成骨,而磷灰石降解产生的钙及磷酸根离子可被周围新生骨组织直接吸收利用,或通过钙感受器或钙离子通道,刺激巨噬细胞产生如 BMP-2 等成骨细胞因子,刺激和促进更多新骨生成。此外,研究结果还发现:WNT、MAK、EGF,PDGF、MEK1/2-ERK1/2,JNK MAPK、Insulin 和 Hedgehog 等多种信号通路和自噬,均参与了该过程的介导和调控。

此外,氟离子还可以与细胞膜上的离子通道结合,促进钙离子向胞内转运,控制钾离子通道的选择性开放。从而调控细胞内外的钙离子平衡。研究发现 5 ng/ml 的氟化物即可升高细胞内的钙,且在一定量范围有剂量依赖关系。细胞内钙浓度的增加,很可能是氟引起成骨活动增强的机制之一。

实验证实,以鲨鱼牙本质和釉质为主要原料的骨填料 bioapatites,具有比人工合成的双向HA/β-TCP、牛矿化基质,更好的促进前成骨细胞黏附、分化的能力。而鲨鱼牙本质和釉质的主要无机成分就是氟磷灰石。

此外,研究者将氟磷灰石分别与聚醚醚酮、米诺环素、明胶、聚己内酯等有机支架复合,制备成组织工程支架,体内体外实验均取得了良好的实验结果。此类支架规避了诱导因子带来的免疫原性风险,还可以通过缓释氟离子对抗感染环境,具有极好的临床应用前景。

三、氟磷灰石的其他应用

1. 氟磷灰石防龋

氟是人体健康所必需的微量元素之一,适量的氟化物对机体的代谢可以产生积极作用。

(1)人体氟的来源:人体氟大部分来源于每天摄入的食物和水。由于多种氟的暴露途径,在一些国家和地区,人体氟的摄入量有增加趋势。

① 饮水:人体氟的主要来源是饮水,约占人体氟来源的 65%。水中的氟元素很容易被吸收。机体从饮水中摄入的氟取决于水中氟离子的浓度和饮水量。饮水摄入量又与个体的年龄、生活习惯及当地的气温等因素有关。成人每日饮水量 2 500~3 000 ml。热带地区的饮水量显著高于严寒地区。饮茶习惯也可增加人体氟的摄入量。茶叶干品中含的氟通过浸泡进入饮用水,即使在淡茶水中也含有 1 mg/L,以上的氟。一个嗜好饮茶的人,每日从茶叶中可摄入 1~3 mg 的氟。

② 食物：人体每天摄入的氟约有 25% 来自于食物。所有食物，包括植物或动物食品中都含有一定量的氟，但差异很大。故从食物中摄取的氟量不能确定。

③ 空气：虽然空气中的氟不是人体氟的主要来源，但在某些特殊环境条件导致的空气氟污染，也可以给人体带来危害，造成机体氟中毒。

④ 其他：如口腔局部用氟产品。如果不在医生指导下适量应用，也可导致机体氟摄入量增高。年幼儿童使用含氟牙膏后由于吞咽反射尚不完善，也可使机体的氟摄入量增高。

⑤ 氟的总摄入量：氟的总摄入量为每日空气、水、膳食等摄氟量的总和(mg/d)。每个国家，每个地区的人都不一样。每千克体重的总摄氟量在 0.05～0.07 mg 为适宜的，习惯上不应超过上限。我国单位和组织建议氟的最大安全摄入量：出生～6 个月 0.1～0.5 mg/d；6～12 个月 0.2～1.0 mg/d；1 岁以上 0.5～1.5 mg/d；4 岁以上 1.0～2.5 mg/d；7 岁以上 1.5～2.5 mg/d；11 岁以上 1.5～2.5 mg/d；成人 1.5～4.0 mg/d。

氟化物防龋是 20 世纪口腔预防医学对人类的最大贡献。临床研究证实：氟化物的使用确实改善了龋病高发的现象。

（2）氟化物防龋的基本原理：氟化物的防龋原理可能包括以下几个方面：a. 氟化物可以促使早期釉质病损再矿化；b. 氟化物通过干扰致龋菌糖原酵解过程，阻止糖代谢产酸，从而降低了龋损的发生率；c. 较高浓度的氟化物有杀灭致龋菌和其他细菌的作用；d. 在牙发育期间摄入氟化物，使羟基磷灰石中的羟基和氟离子发生同晶置换反应，形成更加致密的氟磷灰石，使釉质更能对抗其后的酸侵蚀。

① 影响牙体形态：研究表明，生活在氟化地区的儿童牙齿有明显的形态学改变。牙尖圆钝、裂沟变浅，而低氟地区，则没有这种改变。说明在氟化物的影响下，牙齿形态发生改变，咬合面变得比较圆钝，易于自洁，从而使牙齿对龋损的抵抗力增强。这是氟化物在牙齿发育期间产生的作用。

② 降低釉质溶解度和促进釉质再矿化：科研工作者对比分析了高氟地区和低氟地区人釉质的成分和溶解度，发现高氟地区人釉质中氟磷灰石含量高，而溶解度低于低氟地区。应用氟化物，可以使唾液中氟离子浓度增加，龋损深度减少，再矿化层厚度明显增加。

研究结果还表明：将釉质浸泡在酸性缓冲液中，釉质的溶解度随着氟浓度的变化而变化。当氟化物浓度达到 0.05 mg/L 时将会显著减少釉质的溶解量。当羟基磷灰石溶解不饱和时，氟离子可直接吸附于釉质表面，与羟基磷灰石反应，形成氟磷灰石，降低釉质的溶解度；当羟基磷灰石溶解饱和时，氟离子可以与游离的氟磷灰石反应，形成氟磷灰石。氟磷灰石溶解度低，析出的晶体重新沉积在釉质表面，促进了釉质再矿化的发生。

在龋病进展期,细菌代谢产酸,使口腔局部 pH 下降,羟基磷灰石降解增加,钙离子、磷离子扩散入环境;菌斑中结合的氟离子也被溶解释放,环境中游离氟离子浓度上升。氟离子使钙离子、磷离子的沉积率超过扩散率,使更多的矿化物沉积,即导致了再矿化,产生部分补偿作用。在釉质受酸侵蚀期间,必须存在氟离子,才能起到再矿化的作用。动物实验表明,结合于釉质中的氟化物对窝沟龋防龋作用较大,而游离于口腔环境中的氟离子对光滑面龋的防龋较为有效。

③ 对微生物的作用 :自然状态下口腔中的氟离子对龈上菌斑中的细菌不会产生明显的作用。但人为加氟后,较高浓度的氟离子即可对细菌产生作用。当氟离子浓度增加时,所有细菌都会受到不同程度的影响,如抑制细菌的代谢(10 mg/L),抑制细菌的生长(100~250 mg/L),甚至杀死细菌(1 000 mg/L)。有文献报道。使用氟化凝胶治疗口干症患者时,菌斑中的氟离子浓度可达 115 mg/L,5 年后 1/3 患者的口腔内变形链球菌消失。

① 对细菌代谢的影响:环境中的 pH 值与细菌胞内细胞质的 pH 不同,细菌体内的 pH 一般明显高于体外。氟化物溶解在环境中,以 HF 扩散的方式进入口腔细菌体内,然后在碱性的细胞质中迅速分解为 H^+ 和 F^- 离子,对细菌的代谢产生影响。a. H^+ 被碱性细胞质中和,浓度降低,刺激更多的 HF 扩散进入细胞;b. 增加了细菌胞内的氟离子浓度,成为生物代谢酶的抑制剂;c. 增加了细胞内 H^+ 浓度,使细胞质 pH 下降,使细菌代谢降低,产酸减少,甚至中止。因此,细菌胞内和环境中 pH 差别越大,细胞摄取氟就越多。实验条件下,细菌胞内氟浓度可以比胞外高 5~12 倍。

② 对致龋菌糖酵解的影响:a. 体外研究表明,氟化物能抑制与糖酵解和细胞氧化有关的酶,如烯醇酶、琥珀酸脱氢酶等;b. 氟化物能抑制包括变形链球菌在内的致龋菌对葡萄糖的摄取、转化和利用,从而影响细胞外多糖的合成、细胞内多糖的贮存,干扰细菌在牙齿表面的黏附和菌斑的形成;c. 氟可通过对胞内外 pH 的影响抑制细菌的产酸能力,氟化物抑制细菌产酸的最低氟浓度为 1~2 mg/L。

氟化物防龋可以分为全身应用和局部应用:全身应用最经典的方法是调节饮水中氟化物浓度。目前认为,当饮用水中含氟量为 1×10^{-6} 时,既有防龋作用,又不致形成氟斑牙。局部用氟的途径包括:含氟牙膏刷牙和专业涂氟。

针对氟化物的这一特性,纳米氟磷灰石已被应用于树脂充填材料的研发。

2. 氟磷灰石涂层材料

镁合金质轻、弹性模量与人体骨骼相当接近,作为硬组织取代材料而植入人体后可自然降解以避免二次手术。然而镁合金活性高,在水溶液环境下容易腐蚀,所以有研究借由水热法,直接合成氟磷灰石镀层并析镀于镁合金表面。研究结果显示:被覆氟磷灰石镀层有效提高镁合金抗腐蚀能力,而且生物反应性良好,是具有潜力的硬组织植入物材料。

目前关于种植体表面涂层的生物性能仍然有很多的争论。有研究认为钙磷酸盐粒子的存在会产生局部的溶骨过程，不利于涂层附近的骨生长，故涂层的低溶解性对于骨组织成长有很好的促进作用，所以氟磷灰石性能优于羟基磷灰石。而且氟磷灰石涂层的钛植入体与表面氧化的钛植入体相比，拉拔强度更强。将纳米氟磷灰石与聚醚酮复合，喷涂在种植体表面，可以显著提高种植体初期稳定，提高成骨效能。此外，有氟磷灰石涂层的钛基板比没有涂层的基板吸附蛋白质的能力强。还有研究表明氟磷灰石可以降低局部的炎症反应，促使骨组织在炎症环境下直接在氟磷灰石涂层表面生长。

但是也有研究者认为氟磷灰石溶解析出的 F^- 离子对细胞生长有抑制作用。相关研究推测从氟磷灰石溶出的 F^- 可能通过以下途径影响骨细胞的生长：① F^- 与体液中的 H^+ 形成 HF，从而影响了一些酶的作用；② F^- 的出现产生了多余的细胞膜电位，使由 Ca^{2+} 和 PO_4^{3-} 形成的细胞膜电位平衡被打破，影响了细胞的活性。从化学成分上分析，FA 中只有 F^- 的溶出可能对生物体具有毒性，但已有报道认为 F^- 的溶出对细胞生物学活性无明显影响，目前尚未见 FA 生物毒性的报道。对氟磷灰石生物活性见解各异的原因，可能是由于不同的实验条件。例如：实验时生物体的情况；采用不同方法制备块体及粉末所产生的差异；不同的颗粒度、孔隙率、结晶情况；以及涂层时不同的涂层方法产生了的不同实验结果。

3. 氟磷灰石载体

锶元素已被证明是有成骨促进作用的。但含锶元素的药物，如在欧洲地区用于治疗骨质疏松症的雷尼酸锶，由于临床证据表明锶元素的全身效应而受到限制。有研究者通过氟磷灰石玻璃陶瓷作为锶元素载体，研发出具有互连的大孔隙率，类似松质骨的载锶陶瓷支架，动物实验表明，可以有效促进骨组织形成。

4. 氟磷灰石修复铅污染水体的应用

氟磷灰石在草酸青霉的作用下可以吸附固定污染水体中的铅。其机理是氟磷灰石在有机酸较强的环境中释放的 F 和 P 能与 Pb^{2+} 反应形成稳定的辉绿泥石矿物 $[Pb_5(PO_4)_3F]$。这为解决重金属环境污染的问题提供了的新的思路和方法。

四、氟磷灰石材料存在的问题与展望

氟磷灰石目前存在的主要问题是其降解周期过长，研究者希望能够通过改变氟磷灰石晶体尺寸得以解决。

此外，还有学者提出氟的毒性作用。氟对人体的健康效应与剂量摄取有关，适宜剂量可维持机体生理作用的需要，而过量摄入会导致中毒，氟骨症、致癌，甚至死亡。人可能致死的氟摄入量一般为 5 mg/kg,远远超出了氟磷灰石的溶解度,其相关研究还有待继续。

参考文献

[1] 王海波,杨新明,张瑛,等.大段骨缺损修复的组织工程学研究进展[J].中华生物医学工程杂志,2013,19(1):73-76.

[2] 赵信义.口腔材料学[M].5 版.北京:人民卫生出版社,1995.

[3] 李伟.口腔生物化学与技术[M].北京:人民卫生出版社,2011.

[4] 顾长明.口腔预防医学[M].北京:人民卫生出版社,2003.

[5] Menéndez-Proupin E, Cervantes-Rodríguez S, Osorio-Pulgar R, et al. Computer simulation of elastic constants of hydroxyapatite and fluorapatite[J]. J Mech Behav Biomed Mater,2011,4(7):1011-1020.

[6] Yin Y, Yun S, Fang J, et al. Chemical regeneration of human tooth enamel under near-physiological conditions[J]. Chem Commun,2009,39:5892-5894.

[7] T Guo,Y Li,G Cao, et al. Fluorapatite-modified Scaffold on Dental Pulp Stem Cell Mineralization[J]. Journal of Dental Research,2014,93(12):1290-1295

[8] Y Li,T Guo,G Cao, et al. Autophagy Modulates Cell Mineralization on Fluorapatite Modified Scaffold[J]. Journal of Dental Research,2016,95(6):1034-1041.

[9] T Guo,G Cao,Y Li, et al. Signals in Stem Cell Differentiation on Fluorapatite-modified Scaffolds[J]. Journal of Dental Research,2018.

[10] 朱萍萍.氟处理镁合金降解机制及其降解产物的性能研究[D].沈阳:辽宁大学,2017.

[11] 华坤,赵红,黄民,等.氟对成骨细胞样细胞内钙和钙通道电流的影响[J].中国应用生理学杂志,2003,19(2):179.

[12] McClendon J F. Prevention of dental caries by brushing the teeth with natural and synthetic fluorapatite[J]. J Dent Res,1946,25:182.

[13] Masayuki O,Isao H,Takuya M, et al. Advantages of TOF-SIMS analysis of hydroxyapatite and fluorapatite in comparison with XRD, HR-TEM and FT-IR[J]. Dental Materials Journal,2005,24(4):508-514.

[14] Seyedmajidi S, Seyedmajidi M, Zabihi E, et al. A comparative study on cytotoxicity and genotoxicity of the hydroxyapatite-bioactive glass(HA/BG) and fluorapatite-bioactive glass (FA/BG) nanocomposite foams as tissue scaffold for bone repair[J]. J Biomed Mater Res A,2018-7-12.

[15] Denry I,Goudouri OM,Fredericks DC, et al. Strontium-releasing fluorapatite glass-ceramic scaffolds: Structural characterization and in vivo performance[J]. Acta Biomater,2018-5-30.

［16］ López-Álvarez M,Pérez-Davila S,Rodríguez-Valencia C,et al. The improved biological response of shark tooth bioapatites in a comparative in vitro study with synthetic and bovine bone grafts［J］. Biomed Mater,2016,11(3):035011.

［17］ 周聪颖,李启期,魏杰,等. 纳米氟磷灰石—聚醚醚酮种植体骨整合效能研究［J］. 实用口腔医学杂志,2013:29(1):20-24.

［18］ 崔晶晶,李启期,魏杰,等. 喷砂对纳米氟磷灰石聚醚醚酮种植体骨结合影响的实验研究［J］. 口腔颌面外科杂志,2014,24(1):16-20.

［19］ Clark D,Wang X,Chang S,et al. VEGF promotes osteogenic differentiation of ASCs on ordered fluorapatite surfaces［J］. J Biomed Mater Res A,2015,103(2):639-645.

［20］ Inoue M,Nagatsuka H,Tsujigiwa H,et al. In vivo effect of fluoride-substituted apatite on rat bone［J］. Dent Mater J,2005,24(3):398-402.

［21］ Hu G,Wang H,Yao X,et al. Development of nanofluorapatite polymer-based composite for bioactive orthopedic implants and prostheses［J］. Int J Nanomedicine,2014,11(9):3875-3884.

［22］ Seyedmajidi S,Rajabnia R,Seyedmajidi M. Evaluation of antibacterial properties of hydroxyapatite/bioactive glass and fluorapatite/bioactive glass nanocomposite foams as a cellular scaffold of bone tissue［J］. J Lab Physicians,2018,10(3):265-270.

第二十章

牙骨质再生修复材料

　　牙周组织是围绕并支持牙齿的组织结构,包括牙龈、牙骨质、牙周膜和牙槽骨。牙骨质是牙根表层组织,厚度为 $0\sim0.1$ mm,由 45% 的无机质以及 55% 的有机质和水组成,无机质主要为羟基磷灰石,有机质包括胶原蛋白和其他非胶原结构蛋白。牙周膜是连接牙骨质和牙槽骨的结缔组织,包括胶原束组成的纤维组织和各种细胞成分,厚度为 $0.15\sim0.38$ mm。牙骨质、牙周膜和牙槽骨之间建立的韧带锚链结构是牙周支持组织的关键。牙周炎即是在菌斑微生物等病因作用下导致的牙周组织尤其是深层支持组织的破坏。重建支持组织结构是牙周治疗的终极目标。清除牙石、菌斑和病变根面是目前临床上牙周治疗的核心内容,但控制菌斑只能停止支持组织破坏,并不能实现牙周组织结构重建。

一、牙骨质的理化特性和功能

　　牙周组织三相复合体由牙周膜、牙骨质和牙槽骨组成,既有软组织结构也有硬组织结构。牙周膜组织中含有混合细胞类型,其中的前体细胞可以经诱导成为成牙骨质细胞或是成骨细胞。在加入生物活性分子的尝试中,釉质基质提取物和血小板源性生长因子(paltelet-derived growth factor,PDGF)得到的效果与传统GTR术相似,并无优越性。牙骨质—牙周膜界面结构的重建是实现牙周组织再生修复的难点。牙骨质再生以牙骨质—牙周膜界面结构再生为先决条件,因此必须采用特异性生长因子诱导牙骨质再生。工程化牙周组织就是在这个条件基础上实现的牙周组织重构。

　　牙骨质是覆盖在根部牙本质的骨样组织,早在 1835 年就被发现并描述。牙骨质是牙骨组织的组成部分,牙周膜中的 Sharpey's 纤维一端埋入牙槽骨中,另一端埋入无细胞牙骨质中,从而形成锚链结构,将牙齿悬吊于牙槽窝内。在牙周组织再生时,如果缺乏牙周膜和/或牙骨质再生,新生的牙槽骨将占据牙周膜间隙与形成直接结合,从而引起骨粘连。这种病理性、缺乏弹性的结合方式会导致牙齿支持功能的缺失,最终引起牙根吸收。当由于炎症导致局部增生时,牙骨质与牙槽骨会发生融合,导致拔牙困难。骨的 Paget 病时可有全口的牙骨质增生。

牙骨质当中的无机物主要由羟基磷灰石构成,占干重的 45%~50%,而有机物和水比例为 50%~55%。牙骨质中有机基质大部分是胶原蛋白,其中 90% 为 I 型胶原蛋白,起着维持牙骨质的形态和结构的功能,同时也为矿化晶体提供框架。此外,还有许多非胶原蛋白,它们也许在成牙骨质前体细胞向成体细胞分化的过程中起到重要作用。尽管牙骨质与牙槽骨有许多相似之处,但是两者在功能、形态、生化特性方面仍存在不少差异。与牙槽骨不同,牙骨质内无血管分布无神经支配,改建活动力极少。基因芯片分析发现,在牙骨质中有 95 种基因的表达量是其在牙槽骨中的 2 倍以上,包括 Bsp(integrin binding sialprotein),$Barx1$(BaRX homeobox 1),$Igfbp3$(insulin-like growth factor binding protein 3)等,而有些基因如 Oc(Osteocalcin)和 $Pth1r$(parathyroid hormone 1 receptor)则是在牙槽骨中更高。两者的 Wnt 信号通路调节存在差异,实时 PCR 分析显示 wnt 抑制剂 $Wif1$(Wnt inhibitory factor 1)和分泌卷曲相关蛋白(secreted frizzled-related protein,$Sfrp1$)在牙骨质细胞中的表达较成骨细胞有所升高,$Wif1$ 主要表达在根尖区。蛋白质组学显示目前在牙槽骨和牙骨质中得到确认的蛋白共 318 种,除 130 种共有蛋白,尚有 105 种和 83 种蛋白分别为牙槽骨和牙骨质所独有。在共有的 130 种蛋白中又存在着 33 种蛋白有差异表达,牙槽骨中有 18 种蛋白表达较为丰富,而另外 15 种在牙骨质中可以检测到更高的表达量。这些研究为提取牙骨质和牙槽骨的标记分子提供了有力的参考,但是至今为此真正得到认可的特异性标记却很少。

阿尔辛蓝—核固红复染(alcian blue stain with nuclear fast red counterstaining,AB—NFR)对牙周复合体组织的显示效果较传统 HE 染色和 TB 染色更理想。HE 染色中无细胞牙骨质(AEFC)染成淡蓝色,与下层淡粉的的牙本质区分度高,然而根尖牙本质与有细胞牙骨质(CIFC)却很难区分。尽管 CIFC 与牙槽骨存在一些形态、功能、生物化学性质上的差异,它们的染色结果相似提示两者更具有共性,AEFC 则更独特。TB 染色中 CIFC 与牙本质有了明显区分,但是 AEFC 与牙本质的区分度却欠佳。在 AB—NFR 中,AEFC 着色为强烈明亮的蓝色,相应覆盖的牙本质为淡蓝色,而牙周膜为胞核着深粉色,胞浆为淡粉色的组织。牙槽骨与 CIFC 均着淡蓝色,各相之间的区分度非常理想。

AEFC 的一个重要的功能特点是可以接受牙周膜中 Sharpey's 胶原纤维的插入。PR 是一种酸性染料,可以与胶原分子中氨基酸基团反应从而使胶原着色。Junqueira 发现 PR 染色在偏振光显微镜下可以提高纤维状胶原的双折光性,进而认为可以作为胶原特异性染色方法。PDL 中高度有序的胶原纤维在 PR 染色后偏振光下有强信号,可作为研究牙根部表面 PDL 纤维分布走向的有利工具。

Aboulfadl 等使用相敏感二次谐波显微镜(phase sensitive second harmonic generation microscopy,PS-SHGM)研究牙骨质局部极性与生物学生长方向的关系,发现在牙骨质的放射状和环形两个方向上存在二次谐波发生(second harmonic generation)效应,分别来自垂直于牙根面 AEFC 中的外源纤维和 CIFC 中平行于根面的固有纤维。AEFC 中主要是单极状态,但是在 CIFC 各部分的环行方向上,均可以发现双极状态的存在。

组织学的染色方法可以使各种组织着色不同从而提供影像上的区分,免疫组织化学则可以通过选用合适的抗体将组织特异性的标记出来。目前的再生方法中牙骨质缺如或者仅有少量部分新生,甚至牙周膜组织的再生也缺如,仅有牙槽骨再生,在硬组织与牙本质的相连界面,无法通过组织学染色区分牙周膜、牙骨质与牙槽骨的时候,免疫组织化学的特异性标记就显得尤其为重要。

AEFC 和 CIEF 与牙槽骨中有许多共同的特性,目前尚未有公认的相应特异性分子。然而,研究发现有小部分 ECM 蛋白在牙骨质的发生发展中表现出特有的表达规律,它们可以作为表征牙骨质的佐证。BSP 和 OPN 都属于小整合素结合配体糖蛋白家族。BSP 在 AEFC 层中的表达较之在牙槽骨中更高,但是在 CIFC 层仅是弥散分布,软组织中几乎不表达。与之不同的是,OPN 恰恰在 CIFC 有较强表达,这与改建时 OPN 在细胞—基质反应中的功能密切相关。BSP 的最大表达水平发生在矿化初期,当矿化开始后表达降低。OCN 表达在矿化初期最高,OCN 表达的增长是一种时间依赖性的方式;相反,OPN mRNA 的表达在矿化初期较低,矿化时表达继续降低,但是 OPN 表达水平呈时间依赖性增长。

BARX1,BGN,FMOD 和细胞外超氧化物歧化酶(extracellular superoxide dismutase,ecSOD)可以标记在 PDL 和牙骨质基质中的牙骨质细胞,仅仅使牙骨质细胞呈阳性,而牙骨质基质并不会整体着色,提示牙骨质细胞可能与这些蛋白的局部分泌有关。其中,以 ecSOD 显示效果最佳。ecSOD 在 26～60dpn 小鼠中可以检测到,是仅存在牙骨质中而不在牙槽骨中表达的一种蛋白,是胞内抵抗有氧呼吸和底物氧化所产生的氧自由基和过氧亚硝基的一道主要屏障。

牙骨质蛋白 1(cementum protein 1,CEMP1)是一种不表达于肝、脑、肾、骨等其他组织,而仅特异地表达于牙骨质发生过程中的碱性蛋白质。hPDLC 中碱性磷酸酶强阳性的亚类拥有向成牙骨质细胞和成骨分化的能力。CEMP1 仅表达在成牙骨质细胞和 hPDLC 中,其中约 90％的 CB 中有 CEMP1 强表达。对于体外或者异位牙骨质再生研究而言,CEMP1 和 CAP 亦可作为鉴别牙周韧带中具有分化为 CB 潜能的间充质细胞的特异性标志;而细胞 ALP 表达可以作为牙骨质形成过程中 CB 分化早期的标志;矿化组织的形成则可作为 CB 分化末期的指标。

对于原位牙骨质再生的研究,因为存在牙体,牙骨质,牙周膜和牙槽骨相对位置关系的参考,组织确定较为容易,标记物的选择只需要相互区分,例如 Barx1 虽然也在胃部表达,但是它在口腔内仅在成牙骨质细胞中表达不在成骨细胞和成牙本质细胞中表达,亦可选用作口腔组织中的牙骨质特异性标记。可选用 AB—NFR 作为基本染色,观察所有牙周组织的形态。PR 偏振光显微镜可观察牙周膜纤维与无细胞牙骨质的关系,确立牙骨质功能建立。BARX1,ecSOD 荧光染色可以显示牙骨质轮廓。

二、牙骨质再生与重建的基本策略

诱导牙周组织再生(guided tissue regeneration,GTR)技术发展于 20 世纪 80 年代,一直受到广泛关注。GTR 技术的基本原理是在牙周清理(periodontal debridement)的基础上,在牙龈瓣和牙槽骨之间放置屏障膜,以隔离牙龈上皮和周围结缔组织,诱导牙周膜细胞优先在根面上增殖,以达到牙周新附着形成的目的。简单屏障显然还不能实现牙周组织的再生重建。近年来,许多研究显示,除了在一些非常局限狭窄的骨下袋缺损或下颌磨牙Ⅱ度根分叉病变外,不管是单独使用屏障膜还是复合使用骨填塞材料,GTR 技术在各种重度牙周炎的治疗中并没有达到理想的结果。

传统的 GTR 材料是放置在特定组织之间,仅仅作为起物理屏障作用的隔膜来促使牙周的修复,这在很大程度上依赖牙周细胞的自我生长。因此,如何提高其修复能力,是亟待解决的问题。其中一个研究热点,是引入组织工程技术三大要素(种子细胞、支架、生长因子)之一的生长因子。生长因子是一大类生物活性因子,主要特点是对不同种类细胞具有一定的专一性,并且作用于体内,能够调节细胞的生长及控制组织的再生。诱导细胞增殖与定向分化的细胞因子以及包括干细胞在内的各种种子细胞使用的探索,都为提高牙周组织再生治疗成功率积累了丰富的研究资料。

目前 GTR 材料种类繁多,根据其在人体内能否被吸收分解,分为降解性 GTR 材料和非降解性 GTR 材料。各种不可吸收材料如微孔滤膜(millipone filters)和聚四氟乙烯膜(expanded polytetrafluone thylene,e‐PTFE 或 Teflon)制备的屏障膜。随着技术工艺的不断提升,膜材料有了快速发展。目前使用最多的非降解性材料为 e‐PTFE,且已商品化,如 Gone‐Tex、Sartoriue、Biopone 等品牌。作为最广泛应用的非降解性 GTR 膜,材料厚度一般为 0.5 mm,符合牙周 GTR 材料的要求;具有较好的引导性组织再生作用;惰性很强,不易与组织发生反应;非降解性使其不会引起组织产生免疫反应和炎症反应,在临床应用中显示出较好的性质。材料的不同对细胞的增殖和分化有着不同的影响。然而,非降解性 GTR 材料的共同缺点是其不可被体内组织吸收,需要再次手术取出不仅加大了愈合处再次创伤以及患处产生并发症的风险,同时延长了治疗时间,增加了医疗费用,加大了患者的痛苦,因而极大地限制了非降解性 GTR 材料的应用范围。

基于非降解性 GTR 材料的以上劣势,降解性 GTR 材料应运而生,近年来迅速发展,替代非降解性 GTR 材料已然成为未来的趋势。降解性 GTR 材料无需二次手术,能在一定时期内在体内降解,并且最终降解物的化学成分为体内所含有的物质,不会引起机体的不良反应。一般来说,降解性 GTR 材料按其来源大体上可分为两大类:一类是天然生物降解性材料,如胶原膜、冻干硬(脑)脊膜、几丁质膜(Chitin)及 Cargile 膜(加工过的牛腹膜)等;另一类是合成高分子材料,如聚羟基乙酸(polyglycolic acid,PGA)、聚乳酸(polylactic acid,PLA)、聚己内酯(polycaprolacton,PCL)、聚乳酸—羟基乙酸共聚物(poly lactic-co-glycolic acid,PLGA)等。

骨组织工程常用的支架材料主要分为以下几类:① 无机材料:包括羟基磷灰石、磷酸三钙、生物活性玻璃等,这类材料具有良好的生物相容性、骨传导性和较好的力学性能,但是这类材料在体内不能完全降解,质脆,易断裂。② 有机高分子材料:主要包括聚乳酸、聚乙酸、聚乙酸—聚乳酸共聚物、聚酸酐和聚己内酯等,这类材料原料来源丰富,具有良好的可加工性、可塑性及可构建高孔隙率三维多孔支架等优点,其缺点是机械强度低,降解速率无法与新骨形成速率匹配,降解产物易引起无菌性炎症。③ 天然衍生材料:包括胶原、藻酸盐、纤维蛋白支架、煅烧骨、脱钙骨基质等,其优点是生物相容性好,具有天然多孔隙结构,缺点是一致性及可修饰性较差。上述材料各有优缺点,为了充分发挥各类材料的优势,弥补其不足,目前多采用联合材料制备复合支架的方法。

聚合物纳米纤维的合成方法有很多,如模板合成法、纺丝、自组装方法、相分离法以及电纺法。理想的支架应该具备几个特点:① 三维交通多孔结构,具有高的表面积;② 良好的生物相容性和生物可降解性,利于细胞的黏附、增殖和分化;③ 具有一定的生物力学性能,便于临床塑形,保持其框架结构。很多支架材料都是通过浇铸成型后冷冻干燥的方法获得多孔结构。静电纺丝技术所得到的纤维膜支架具有纤维直径小、孔隙率高、孔尺寸小、比表面积大的特点,对细胞的黏附和增殖更有利,是良好的组织工程支架材料。电纺法制备聚合物纳米纤维具有设备简单、操作容易以及高效等优点。

很多器官的功能和结构取决于软硬组织界面复合结构的发育和维持,这些器官或组织包括颅骨缝、指/趾骨、关节以及牙周组织。然而,这些功能性界面结构往往会因创伤或者发育畸形等原因而受损。牙周组织复合体是一种三相结构,包括牙骨质(硬组织),牙周膜(软组织)以及牙槽骨(硬组织)。牙骨质不仅是牙体组织,也是牙周组织的组成部分(图 20-1)。牙周膜中的 Sharpey's 纤维一端埋入牙槽骨中,另一端埋入无细胞牙骨质中,从而形成锚链结构,将牙齿悬吊于牙槽窝内。在恢复牙周复合体三相结构的过程中,如果缺乏牙周膜和/或牙骨质再生,新生的牙槽骨将占据牙周膜间隙与根部牙本质形成直接结合,这种不同硬组织的直接结合也称为骨粘连。这种病理性、僵化的结合方式会导致牙齿在承担咀嚼力时,失去弹性牙周膜的缓冲和牙周膜中感受器的反馈,最终引起牙根吸收。

迄今为此,因为多组织界面涉及软硬组织、多种细胞类型、复杂的结合方式,所以通过组织工程重现多组织界面的结构和功能在临床上是极为困难的事情。复合组织界面中包含了多种类型细胞、多种细胞因子以及极其复杂的基质拓扑结构之间的相互作用。牙周复合体界面结构重建的第一个关键点是防止上皮细胞的长入;第二个关键点是诱导牙周复合体三相(牙槽骨、牙周膜和牙骨质)的再生;第三个关键点是界面结构的建立,包括牙槽骨—牙周膜(alveolar bone-periodontal ligament interface, API),牙周膜—牙骨质界面(periodontal ligament-cementum interface, PCI)的建立(图 20-2)。

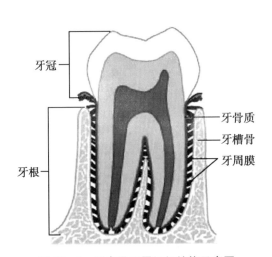

图 20-1　牙齿及牙周组织结构示意图

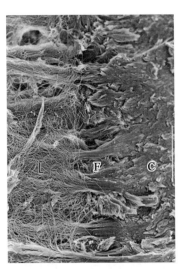

图 20-2　牙周组织微结构

牙周组织由具有不同理化性能和生物学性质的特殊组织类型所构成,是一种高度有序而复杂的载荷结构。牙周组织的发生和发育是由上皮和间充质在一系列信号分子组成的信号网络的精确调控下而形成的。种子细胞是组织工程化牙周复合体研究的首要问题。牙周组织恢复时主要的种子细胞来源于牙周膜细胞,牙周膜的正常厚度只有 0.15~0.38 mm,其中含有混合细胞类型,干细胞只占很小一部分。研究表明,当去牙周膜的牙根置于牙槽窝 6 个月,会发生替代性吸收、骨—牙骨质非弹性结合及炎症反应。反之,如果牙根先用含干细胞趋化作用的基质细胞衍生因子-1(stromal cell-derived factor-1,SDF-1)浸泡处理后再植入牙槽窝,将会有内含纺缍状细胞、毛细血管及有序胶原纤维的新生 PDL 形成。

目前在牙齿及相关组织提取出来的干细胞有 7 种,其中牙髓干细胞主要用于牙髓及牙本质的修复再建;根尖乳头细胞主要用于牙根的生成;牙周膜干细胞(periodontal ligment cells,PDLCs)则侧重于牙周组织的重建。学者们通过单细胞克隆培养法发现分离培养的 PDLC 具有异质性,包括各种类型的成体牙周细胞的前体细胞,PDLC 有可能会有各种亚型之分。与其他的间充质干细胞相比(如牙囊干细胞(dental follicle cells,DFCs)、牙髓干细胞(dental pulp cells,DPCs)和MSC),PDLC 成脂和成骨潜能可能更具优越性。DFCs 和 PDLCs 免疫表型和细胞周期特点基本一致,但是 PDLC 的肌动蛋白、细胞骨架蛋白以及肌肉骨架蛋白的表达更高,特别是原肌球蛋白和钙调素结合蛋白的表达。DFCs 的优点为更强的抗氧化防御能力。如果在牙齿根面保留牙骨质层,并将之与 PDLC 区培养 21 天,将会发现新生有序胶原束进入牙骨质基质中,将其植入牙槽窝内,牙周膜纤维中另一端可接入牙槽骨内,形成至少 6 个月的稳定关系。然而功能性牙周膜再生与牙骨质密不可分,功能性牙周膜的形成标志为细长有序的胶原纤维插入牙骨质基质中,若是在合成磷灰石材料表面,PDLC 就会表现为圆形或多边形的形态,无法形成有序纤维束。

三、工程化牙骨质再生修复

为了实现牙周组织再生,从生物学角度来看,首先须要选择合适的细胞类型,其次要营造适合细胞迁移、黏附、增殖和分化的微环境,最后要在时间和空间上精确地协调好各层组织的生长。这是因为三要素中组织的差异性生长,往往会有牙槽骨的新生而伴牙周膜尤其是牙骨质的缺如。差异性诱导生长可以利用特异生长因子的诱导完成。CAP 对牙龈成纤维细胞,平滑肌细胞和内皮细胞的附着有促进作用,但是对结合上皮细胞无任何促进作用。CAP 与成骨细胞和牙周膜细胞的结合能力不同,分别是 300% 和 250%,而其与成纤维细胞的结合力仅为 150%。

牙周膜是一种连接牙槽骨和牙之间的纤维结缔组织,可通过横行贯通纤维使牙根弹性悬挂在牙槽窝内。牙周膜内分布着本体感受器,可以精确感知的牙齿在咀嚼时受力大小、位置和方向,并将信息及时反馈,通过肌肉反射调节咀嚼力,保护牙齿。牙周膜中的纤维组织可以在牙槽骨和牙根之间起着缓冲作用。通过牙周膜内的干细胞分离培养使其生长在三维支架上,然后再移植至牙周组织缺损的位置,利用牙周膜干细胞的再生能力可以解决再生修复的问题。Chan Ho Park 等应用3D 医学影像技术辅助制备出个体化纤维有序诱导支架,采用人 PDLC 作为干细胞,在无胸腺大鼠牙根开窗模型中观察 3 周及 6 周。纤维有序诱导支架可以诱导有序纤维形成,形成牙槽骨和牙根之间的锚链结构,这是传统无序多孔支架不具备的优点。日前人工合成的骨—韧带结构的强度可有 21.6 kPa,人的平均最大咬合力约为 720 N,牙周膜面积大约是 400 cm^2,基本上符合要求。

原代的成牙骨质细胞培养来源主要是牙周膜组织或是根面牙骨质,常规原代培养后用细胞克隆技术将成牙骨质细胞筛选出来并扩增。Grzesik 等利用从牙根表面刮下来的牙骨质,胶原酶消化后再利用细胞克隆技术分离出单克隆细胞。培养过程中主要检测 ALP 活性和观察组织学形态特征。研究者发现 CB 的 ALP 活性较低或没有活性,体外用矿化诱导培养基培养所得到的矿化组织的矿化程度比成骨细胞(osteoblast,OB)和 PDLC 要低。在新形成的矿化基质中细胞较长大而细胞数量少,无骨髓新形成的。其酸性磷酸酶和抗酒石酸盐染色为阴性;在部分由成牙骨质细胞形成的矿化基质中,存在着与 PDLC 相关联的纤维组织;较骨组织而言,牙骨质中的纤维蛋白和光蛋白聚糖含量更为丰富。

Liu 等将利用单克隆细胞原代培养法,测试所得的到单克隆 PDLC 原代单克隆的牙骨质黏附蛋白结合能力和碱性磷酸酶活性。结果显示,牙骨质黏附蛋白结合和碱性磷酸酶活性均为阳性的克隆即为成骨细胞或成牙骨质细胞。然后根据体外诱导培养下染色标志骨结节大小数量,骨结节大数量多即矿化水平较高的为成骨细胞,反之为成牙骨质细胞,使得成骨细胞与成牙骨质细胞得以区分。Saygin 等利用组织块法培养并将所培养的细胞进行免疫细胞化学法染色。分别利用角蛋白和细胞角质素染色来排除上皮细胞和内皮细胞。他们认为 1,25 -二羟胆钙化醇诱导 ALP 高表达是成骨细胞高特异性标记,可以区分成牙骨质细胞和成骨细胞。

学者们通过蛋白质组学方法大量比较和筛查牙槽骨和牙骨质蛋白组的差异,以期得到牙骨质的特异性标志分子,而牙骨质附着蛋白(cementum attachment protein,CAP)就是最早被发现并得到广泛认可的标志分子之一。编码人 CAP 的基因是 *PTPLA*[*protein-tyrosine phosphatase-like(proline instead of catalytic arginine)member-a*],虽然 *PTPLA* mRNA 广泛表达于各种组织中,但是实际编码 CAP 的是 PTPLA 的剪接体,被命名为 *PTPLA-CAP*。*PTPLA-CAP* mRNA 仅表达于牙骨质细胞及少数的牙周膜前体细胞中,具有牙骨质组织特异性。CAP 结构中含有精氨酸—甘氨酸—天冬氨酸(RGD)序列,具备典型黏附蛋白的特征,对牙骨质表面的黏附性优于牙本质表面,对羟基磷灰石的亲和力是纤连蛋白 150 倍。上述研究表明 CAP 仅可以促进 CB 前体细胞有选择性地移行并在牙根表面黏附,而且也能改变这些前体细胞的分化方向,使其向 CB 分化;是一种牙周再生及牙骨质新生的趋化因子,同时参与牙周新附着的形成。

体内所有组织再生、修复的过程都是由局部细胞外基质(ECM)环境中各种生长因子(GFs)驱动的。因此,负载和释放生长因子是诱导再生的另一关键。磷酸钙是动物体内骨和牙齿等硬组织的主要无机成分,具有理想的生物相容性和骨引导活性,同时生物降解性也较高。因而磷酸钙在各种生物医学领域有着广泛的应用,在骨创伤和缺损的修复中可用作修复材料,也可以结合各种基因载体将其输送到指定位置,甚至因为磷酸钙在肿瘤的酸性环境下也具有肿瘤治疗效果,另外磷酸钙材料对蛋白质和 DNA 具有优良的吸附性能,用之作为药物载体,具有较高的药物装载能力及较长的药物缓释时间。

磷酸钙的化学成分与骨组织的无机成分相似,相关的磷酸钙包括:无定形无定形磷酸钙(amorphous calcium phosphate,ACP)可以分子式 $Ca_3(PO_4)_2 \cdot 3H_2O$ 近似表示;磷酸三钙(tricalcium phosphate,TCP)$[Ca_3(PO_4)_2]$;羟基磷灰石(hydroxyapatite,HA)$[Ca_{10}(PO_4)_6(OH)_2]$。HA 具有良好的生物活性和骨传导性,但是它在体内极难溶解不能被吸收。尽管 TCP 可以被生物降解,但是当它和聚酯类聚合物混合时,并不能完全中和聚酯物水解所产的酸。在矿化组织中,ACP是许多生物矿物前体。它是一类独特的生物相关正磷酸盐钙盐,化学组成不定,这意味着它的原子排列无周期性,但是基本上都具有均一玻璃态的物理特性。ACP具有不规则结构,与体液反应活性高,极易溶解并发现快速磷灰石再沉淀。因此,ACP 体内骨传导性优于 HA,比磷酸三钙生物可降解性更佳。ACP 可以协助 HA纳米颗粒形成高度有序的结构。高分辨分析手段显示骨组织中约 99% 的矿化物呈现出弱晶缺钙羟基磷灰石形态。Wing-Hin Lee 以 BSA 和细胞色素 C 作为被负载蛋白,发现 ACP 与 HA 相比,能更好地吸附蛋白,可以作为良好的细胞因子载体。而 HA 的蛋白吸附率与其结晶度成反比。在 14 天的观察期内,ACP 能释放74% 蛋白,而 HA 仅可释放 15%。在支架材料制备时常使用聚酯内高分子聚合物,而这类物质在水解时会产酸,从而造成炎症反应。有研究表明 ACP 的加入后其降解产物为碱性可以使环境中性化。然而,ACP 作为 HA 转化的前体,转化反应极快极易即可发生,造成 ACP 获取的困难。在利用含 Ca^{2+} 和 PO_4^{3-} 溶液快速混合湿化学沉淀法合成产物,ACP 是第一固相,与其他合成方法得到 ACP 的化学成份各异不同,各种条件下湿化学沉淀法合成的 ACP 具有较为稳定的化学组成,一般可以用 $Ca_9(PO_4)_6$ 表示,也称为"泊松簇"。

在矿化组织中,ACP 是许多生物矿物前体。它是一类独特的生物相关正磷酸盐钙盐,化学组成不定,这意味着它的原子排列无周期性,但是基本上都具有均一玻璃态的物理特性。ACP 具有不规则结构,与体液反应活性高,极易溶解并发现快速磷灰石再沉淀。因此,ACP 体内骨传导性优于 HA,比磷酸三钙生物可降解性更佳。ACP 可以协助 HA 纳米颗粒形成高度有序的结构。高分辨分析手段显示骨组织中约 99% 的矿化物呈现出弱晶缺钙羟基磷灰石形态。

磷酸钙类化合物可与有机高分子结合,改善有机高分子的载药功能。如 PLGA 纳米粒存在释放缓慢、包封率低、转染效率低等不足。但是如果用 PLGA 包裹质粒 DNA(plasmid DNA,pDNA)前先制备了磷酸钙- pDNA 复合物(calcium phosphate-pDNA complexes,CaPi-pDNA),再制成含有 CaPi-pDNA 的 PLGA 微球,那么将得到 CaPi-pDNA 复合物具有良好的生物相容性,生物可降解性,吸附 pDNA 量大,CaPi-pDNA-PLGA 微球载药系统已经被证明与 PLGA 微球相比具有更好的载 pDNA 量和保护 pDNA 作用。

碱性磷酸酶高度表达于牙周膜细胞中,在磷酸盐代谢和牙骨质尤其是无细胞牙骨质的形成中具有重要意义。非组织特异性碱性磷酸酶缺陷小鼠会有无细胞牙骨质发育障碍,表现为细薄不规则的“补丁状”无细胞牙骨质,而牙周膜、有细胞牙骨质和牙槽骨的发育无明显异常。非组织特异性碱性磷酸酶还可以通过水解无机焦磷酸盐而抑制羟基磷灰石的形成。

磷酸钙载药颗粒的结果可分为壳核型和嵌入型,壳核型指被负载的药物被磷酸钙包裹,药物位于纳米载药球体中心;嵌入型指磷酸钙与被负载的药物均匀分布,形成均质颗粒。研究表明壳核型包封率约为 80%,小于嵌入型的 95%。但是前者的载药量为 1.16%,略高于后者的 0.74%。与嵌入型纳米粒相比,壳核型纳米粒无突释效应,具有一定的缓释效能。壳核结构纳米粒的释药经历先慢后加速的过程,在 1 个月后,释药比率达达到 1/3,远远高于比照组。

多组分的突释释药量比单一组分的载药样品要大,可能是因为多组分药物的总载药量比单一组分的大,使分布在磷酸钙表面的药物更多,在爆释阶段药物溶出得更多,增加磷酸钙表面的孔隙率,药物的溶出进一步增加。在药物释放后期,与对应单一组分药物相比,多组分药物的释药速率降低,多组分药物释药总量在趋于平衡时反而低于单一组分的。可能是由于在极性溶液中,两种药物之间的羟基形成分子间氢键,溶解度降低使得释药速率降低;另一方面 CPC 是均相基质释放体系,如果溶出介质的离子强度增加,那么药物浓度也会增加,这样就会使释药速率降低。在整个释放阶段,无论是双组分药物还是单组分药物,由两种药物的物理性质不同,PC 的释药速率都大于 CAP 的。PC 在 37℃ 时的溶解度大于 CAP 的,因此 PC 的释药速率比 CAP 的要大。当释放达 70% 左右时,PC 和 CAP 的累积释放量与时间的平方根存在良好的线性关系,吻合 Higuchi 药物扩散释放模型,这说明 CPC 是均相基质释放体系,通过扩散机制药物从微孔内释放,释放先从 CPC 外周开始,药物在 CPC 内的扩散度与释药速率密切有关,而与 CPC 厚度无关。通过一种双膦酸对 CaP 改性,合成了具有球形结构,且能够稳定存在长达半年之久的

ACP。在 pH 为 5.2 的缓冲溶液中载药时,因此会发生溶解和再重组,从而获得更好的载药能力。

微球材料具有比表面积大、流动性好、不易团聚在生物体内易吸收等优点。目前制备微球的主要方法有模板法、喷雾干燥法以及溶胶凝胶法。核模板法是指可以首先添加模板作用合成起点,无机物会借模板的结构形成新的无机相,最后得到一定规格的产物后,可以用洗涤方法去除模板。模板法用于制备磷酸钙微球时可以通过使用不同模板来控制微球的大小尺寸和表面形貌。软模板可以有效控制磷酸钙微球表面微结构,模板去除简单,无需煅烧,但其对主客体匹配方面要求相对较高。硬模板用于磷酸钙微球合成,对主客体匹配方面的要求较低,适应性更强,但大规模制备硬模板存在一定难度,且要控制磷酸钙微球表面形貌存在困难。另外,目前模板法尚难以获得大量单分散尺寸均匀及表面形貌可控的磷酸钙微球。

磷酸钙骨水泥在生理条件下可自行固化,在临床使用中可以利用 PBS、血清等液磷酸钙盐粉末与相混后,作为无机骨修复材料。与磷酸钙瓷不同,磷酸钙骨水泥的制备过程无高温烧结,适合作为各种生物活性物质或药物的载体材料。临床常需要联合用药去治疗疾病,使用多组分药物存在协同作用进而达到降低毒副作用和增强疗效的目的。如临床上骨感染治疗时常采用青霉素、褐霉素和氟氯霉素联合用药。另外,在大剂量的化疗治疗骨肿瘤的过程中,常采用博来霉素和环磷酰胺等联合用药。FTIR 分析未发现骨水泥负载两种药物后药物特征基团的吸收峰有任何变化,并且都出现磷酸钙盐具有 PO_4^{3-}(1 042 cm^{-1}、600 cm^{-1} 和 560 cm^{-1})的红外特征吸收峰,表明药物的官能团并未被磷酸钙所改变。两种药物能吸附在 CPC 粉末表面,化学结构稳定,具有一定极性,部分水化反应活性中心会被掩盖,因此随药物含量的增加而凝结时间延长。骨水泥固化后没有出现 DCPD 和 $CaCO_3$ 的 XRD 峰,是因为 DCPD 和 $CaCO_3$ 的溶解度比其他磷酸钙盐的大,在固化过程中解离成 Ca^{2+}、PO_4^{3-} 和 CO_3^{2-} 等,促进生成终产物 HA;而药物主要吸附在比表面积较大的 α-TCP 上,阻止其向 HA 转化。与空白 CPC 的 XRD 峰相比,载药后的 XRD 峰没有明显变化,表明药物载入未影响 CPC 的相成分。由于 CPC 中药物含量过低,载药后 CPC 的未见药物的 XRD 峰出现,因此利用 FTIR 和 XRD 等方法无法检测材料中药物峰图。

离子体发射光谱仪钙磷可以测量磷酸钙骨水泥在溶液中释放的钙和磷含量,可以将磷酸钙骨水泥凝固后浸置于 DMEM 培养液中获取浸提液。通过 MTT 检测浸提液培养液和单核-巨噬细胞共培养后细胞增殖发现,在 1 小时内达到磷离子浓度析出高峰,析出量随后显著降低,2 小时已减半。钙离子析出呈现缓慢增加的过程,6 小时达到高峰随后逐渐降低,CPC 凝固初期周围离子浓度波动较大。随着换液以及固化完成和离子浓度的稳定,细胞相对增殖率在第 1 天时较低,随后逐渐恢复,与空白对细胞增殖的影响逐渐相同。机体内有一些细胞器如溶酶体/内体可以将纳米磷酸钙吞噬,然后利用弱酸性环境将纳米颗粒降解成毫摩尔级钙离子和磷酸根的离子,而钙离子和磷酸根离子都是体液中天然存在的,因而降解产物无免疫反应。

在评估新型组织工程材料对于恢复牙周界面结构能力的临床前实验中,应该考虑生理机械力负荷以及注意排除其他外界因素如细菌感染等。牙根开窗临床前模型是一种标准简单的评估方法,可以在大鼠口外下颌骨下缘做切口,暴露咬肌,去除牙齿颊侧标准大小的牙槽骨暴露牙根,接着去除牙根表面牙周膜和牙骨质。将须要测试的材料放入缺损部位,复位并缝合组织瓣。在特定的时间点(一般是术后3,10,21,42天)可收集样本做组织形态描述及测量、电子显微镜及基因表达、3D骨影像、免疫染色等检测分析。其他的评估模型有结扎或正畸皮圈引起牙周组织破坏,但是模型获得往往需要12～20周,而且因为个体病变进程不同不能获得标准的缺损。口内切口去除磨牙颈部中央的牙槽骨虽然可以制备标准牙周缺损,但是因为手术在口内进行难以避免引入口腔中的细菌,增加手术感染风险。由于人工制备牙周缺损模型与慢性牙周病所导致的组织破坏环境存在差异,因此经过早期牙根开窗临床前模型检测效果较好的材料可以进一步采用大动物慢性牙周炎模型进行验证。

牙骨质蛋白是近年来研究发现的在牙骨质发生过程中特异表达的产物,通过对其生物学功能的研究发现它在牙周膜细胞分化、生物矿化过程都起一定的诱导调节作用,这对研究牙骨质修复有着重要的意义。2006年Marco Antonio Alvarez-Pérez等从成牙骨质细胞瘤中克隆出一种种新的牙骨质蛋白亚型CP-23,后来命名为CEMP1,并成功获得了1 374 bp大小的cDNA序列,其包含的741 bp大小的开放阅读框可以编码由247个氨基酸残基组成的多肽。开放阅读框开始于336位点的翻译起始位点(ATG),终止密码子(TGA)位于1077位点,前后分别是由335和295个核苷酸组成的非翻译区。从基因序列上推断CEMP1是一种碱性蛋白(pI 9.73),相对分子质量约25.9 kDa,不含信号肽。CEMP1含有大量的脯氨酸(11.3%)、甘氨酸(10.5%)、丙氨酸(10.1%)、丝氨酸(8.9%)、亮氨酸(8.1%)、苏氨酸和精氨酸(各7.7%);少量的色氨酸、天冬氨酸、异亮氨酸(2.0%)、苯丙氨酸(1.6%);不含酪氨酸。通过翻译后修饰分析(ExPASy),预测的CEMP1基因产物包含2个N-糖基化位点(20,25位点)、1个cAMP蛋白激酶磷酸化位点(14位点)、3个蛋白激酶C磷酸化位点(134,150,223位点)、5个酪蛋白激酶磷酸化位点(4,21,71,166,177位点),6个潜在的酰化位点(2,124,190,220,230,234位点),这些都可能跟蛋白生物活性相关。用PSORT Ⅱ分析氨基酸序列显示CEMP1像核蛋白,但它没有DNA结合基序。用NCBI BLAST软件分析,没有找到与其他蛋白有显著意义的相似之处,但是它 30～110 氨基酸却与 α-Ⅰ型Ⅰ(48%)、Ⅺ(46%)、Ⅹ(40%)人胶原相似,然而 CEMP1 没有胶原蛋白典型的甘氨酸－Ｘ－Ｙ重复,因而它不是胶原蛋白。Villarreal-Ramirez 用圆二色谱法研究 rhCEMP1 的二级结构发现,rhCEMP1 的圆二色谱最大光谱带为 218 mm,这决定了 rhCEMP1 的第二结构主要由 β-折叠构成。圆二色谱法分析显示 rhCEMP1 二级结构由 10%α-螺旋,32.4%β-反平行折叠,5.8%β-平行折叠,16.7%β-扭转和 35%无规则卷曲组成。用不同浓度的三氟乙醇来探测是否会诱导 rhCEMP1 结构上的改变,结果显示 rhCEMP1 二级结构并无改变。目前认为含无规则卷曲结构百分比越多,蛋白功能就越多,而且蛋白可有不同的粘合性,如 SIBLING 和 HMGI,这个特征或许可以解释为何 rhCEMP1 调节羟基磷灰石晶体的晶体生长和构成。近年来不少学者对 CEMP1 的功能进行了深入的研究。Motohiro 观察 CEMP1 在牙周膜细胞分化过程中的表达情况,发现 ALP 阳性富集的牙周膜细胞更倾向表达 CEMP1。体外培养中若牙周膜细胞向成骨细胞分化时,CEMP1 表达下调。而 CEMP1 的超表达则会改变牙周膜细胞分化表型,促其向成牙骨质细胞分化并减少向牙周膜其他亚群及成骨细胞的分化。说明 CEMP1 不仅是一个成牙骨质相关细胞的标志物,也可以调节牙周膜细胞中成牙骨质细胞的含量。

除了在成牙骨质细胞分化调节方面的作用,CEMP1 对牙骨质基质矿化也有重要的作用。Carmona 发现将 CEMP1 转染人牙龈成纤维细胞(human gingival fibroblasts,HGF)后可诱导矿化形成,骨及牙骨质基质蛋白的表达。转染后的 HGF 具有更高的碱性磷酸酶活性及增殖率,可表达碱性磷酸酶、骨涎蛋白、骨钙蛋白、骨桥蛋白、Runx2/Cbfa1 翻译子及牙骨质附着蛋白(cementun attachmnet protein,CAP),而且可形成生物型羟磷灰石(图 20-3)。这些发现提示 CEMP1 可能参与非成骨细胞的矿化,在牙骨质和骨的发生中有潜在作用。

CEMP1 在牙周组织中的表达最早由RT-PCR确定。CEMP1 引物从成牙骨质细胞瘤和牙周膜细胞 RNA 中扩增出了 741 bp 的产物,而从牙槽骨和牙龈成纤维细胞中提取的总 RNA 未发生反应。用免疫印迹法探寻 CEMP1 在 mRNA 的表达显示,5.0kb 大小的 mRNA 在成牙骨质细胞瘤和牙周膜衍生细胞中出现,而人牙槽骨、牙龈细胞以及其他人体组织没有相同 mRNA 出现。

Carmona-Rodriguez 等通过构建载体转入人牙龈成纤维细胞(HGF),结果表达 CEMP1 的 HGF 细胞中检测出矿化细胞特有的钙化结节,且产生了生物学类型羟基磷灰石,其 Ca/P 值接近于生物型磷灰石。OCN,BSP,OPN 等通过控制磷灰石晶体成核、生长和成熟的蛋白也有表达,BSP 的表达最大水平发生在矿化初期,当矿化开始后减少。骨钙素(OCN)在矿化初期达到最高表达,然而蛋白水平的增长是一种时间依赖性的方式,在矿化开始时达到最大水平。相反,OCP mRNA 初

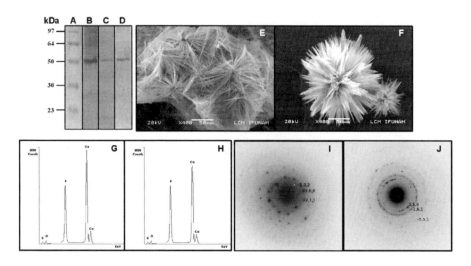

图 20-3　hrCEMP1 促进磷酸八钙形成（Villarreal RE,2009）

期维持在低表达水平,矿化时减少表达,但是 OCP 蛋白水平是时间依赖性增长。观察Ⅰ型胶原 mRNA 在 HGF 中的表达,培养初期对照组 HGF 略高于 CEMP1 转入的 HGF,培养后期二者接近。这些结果有力的支持了在矿物形成的基质调节机制中,Ⅰ型胶原确定了矿物质沉积的框架,但通过自身不足以支持羟基磷灰石成核的观点。从这些结果推断 CEMP1 在 HGF 细胞中的表达后,通过 OPN,BSP,OCN 等酸性蛋白给钙结晶提供一个微环境。CEMP1 也诱导了 Cbfa1 的表达。Cbfa1 是骨和软骨矿化所必需的转录因子。尽管 Cbfa1 被认为是成骨细胞特有的因子,它被检测出在成牙本质细胞、牙周膜细胞、成牙骨质细胞中有表达。Cbfa1 对矿化细胞表型的早期规格有很重要作用,研究结果显示 CEMP1 调节了 Cbfa1 的表达。

　　Hoz 等在 3D 培养的人牙周膜细胞中加入 rhCEMP1,结果发现,2.5 μg/ml 的 rhCEMP1 浓度促进 PDLS 在 1,2,3,4 天分别增殖 10%,12.5%,16%和 14%,而 5.0 μg/ml 的 rhCEMP1 浓度抑制 PDLC 增殖。在旋转式生物反应器中培养 4 周后观察其聚集的组织结构发现 PDL 细胞的 3D 排列类似组织结构。细胞聚集的形态显示经 CEMP1 处理的细胞聚集成组织样结构,而无 CEMP1 处理的对照组细胞聚集成很小的团块。实验组培养的细胞结构像分化组织样排列,分层的细胞被细胞外基质包围,细胞稀疏的存在于小空腔中,这种形态特征跟软骨相似。可以观察到嗜酸性和嗜碱性染色区域的矿化样组织。而对照组仅能观察到 HE 染色区域。用茜红对矿化的细胞外基质进行染色,对照组仅能观察到小的结节样结构,实验组能观察明显的矿化团块和细胞腔,这组织结构跟肥大的软骨相似。用阿尔新蓝染色检测氨基多糖,结果对照组成阴性,实验组显示在骨样结构的周围被均匀染色。

对两组 3D 培养细胞的表型进行分析,用 RT-PCR 检测牙骨质、骨、牙釉质和软骨相关的分子物质。结果显示 4 周后 CEMP1 mRNA 在两组中均表达;CAP mRNA 仅在实验组表达;BSP mRNA 在两组表达;BSP 在实验组高表达;像蛋白多糖、2,5 型胶原仅在实验组表达;在牙骨质发生过程起重要作用的两种牙釉质相关物质-AMEL 和 AMBN 也被检测到,AMEL 在实验组高表达,在对照组无表达,AMBN mRNA 在实验组微量表达,在对照组无表达。为了检测 mRNA 的表达是否跟相应的蛋白相关,WB 检测显示仅 CEMP1 蛋白在两组表达,其余均只在实验组表达。

对过量表达 CEMP1 的牙周膜细胞进行检测,PDL 有向成牙骨质细胞分化的能力。用免疫细胞化学检测 CEMP1 蛋白的细胞特异性及亚细胞定位,结果显示仅在 PDL 和成牙骨质细胞中高表达,在成骨细胞没有表达。在一些成牙骨质细胞中显示 CEMP1 定位于细胞核,而 PDL 却成阴性。具有 ALP 高活性的 PDL 有向成骨/成牙骨质细胞分化的能力。为了检测 CEMP1 是否跟 PDL 中高浓度 ALP 有关联,对比高低两种浓度 ALP 的 PDL 中 CEMP1 的表达情况,结果高浓度 ALP 的 PDL 中 CEMP1 高表达,而低浓度的仅有少量表达。为了直观对比 ALP 和 CEMP1 的表达,对高低两种浓度 ALP 的 PDL 进行双重染色,结果显示 CEMP1 免疫定位与高浓度 ALP 的 PDL 中 ALP 的表达重叠,而在低浓度中没有重叠。检测 CEMP1 的表达是否与 PDL 的成骨分化有关。我们检测通过 BMP-2 或成骨诱导介质(OIM)诱导成骨分化时对 CEMP1 的作用,免疫细胞化学分析结果显示 BMP-2 及 OIM 均明显抑制 CEMP1 的表达。实时定量 PCR 检测结果显示 BMP-2 同样也抑制 CEMP1 mRNA 在 PDL 中的表达,而成熟成骨细胞标志、BSP、OCN mRNA 水平的表达都增加了。另外,检测了 CEMP1 是否仅在成牙骨质细胞及其祖细胞中表达,亦或有调节牙骨质的成型和/或分化。免疫细胞化学分析显示在 90% 以上的 CEMP1 过表达细胞中有 CEMP1 强染色,相反,对照组仅有一些被病毒污染的细胞中出现了微量的 CEMP1 染色。WB 和实时 PCR 证实感染 CEMP1 表达病毒能显著增加 CEMP1 在蛋白和 mRNA 水平上的表达,牙骨质发生的一个标志物质 CAP 在 CEMP1 过表达的 PDL 中轻微增长(与感染病毒的对照细胞对比)。基因表达的 DNA 微阵列对比分析结果显示一些在成牙骨质细胞中高表达的基因同样也在 CEMP1 过表达的 PDL 中高表达(2 005 pop,2006kit)。跟 PDL,牙槽骨,牙骨质相关的一些基因都通过实时 PCR 监测表达,结果 PDL 标志 PSTN 和 PLAP1 的表达明显减少,同样成骨细胞相关标志 RUNX2 和 OCN 也减少,相反成牙骨质细胞标志、BSP 表达明显增加,CAP 轻微增加。茜红素染色显示培养在 OIM 中的 PDL 增加了矿化作用,而 CEMP1 过表达完全一致矿化作用。COL1 的表达在 CEMP1 过表达和感染病毒的对照组都增加。CEMP1 过表达细胞中观察到 BSP 重要的正向调节。尽管 BSP 被广泛作为一种成牙骨质细胞标志物,但它也在成骨细胞中表达,因此检测 BSP 的正调节是否依赖于 CEMP1,首先检测牙骨质细胞中 BSP 表达时 siCEMP1 mRNA 的作用,实时 PCR 分析结果显示 siCEMP1 mRNA 有效地抑制了 CEMP1 的表达(与转染 siRNA 的细胞对比),它也使 BSP 的表达降到对照组的 40%。相反,CEMP1 基因抑制并不影响 BSP 在成骨细胞中的表达。

关于 CEMP1 在生物矿化中的影响机制,Villarreal(2009)认为 rhCEMP1 是通过提高磷酸八钙(octacalcium phosphate,OCP)晶核形成从而促进生物矿化过程的。研究者从 HGF 细胞系中获得一个全长的人重组 CEMP1 蛋白(hrCEMP1),纯化后的 hrCEMP1 Mr 为 50 000,对其进行特性检测发现其二级结构主要由 β 折叠(55%)组成,随意卷曲和 α 螺旋分别占组成的 35% 和 10%。rhCEMP1 是 N 端糖基化、磷酸化的,对羟磷灰石有强亲和力。

以特异性蛋白与磷酸钙自组装牙体组织材料是目前口腔材料学最重要的研究方向之一。Beniash 首先报告了用重组的全长釉原蛋白(amelogenin)控制羟基磷灰石晶体的排列。而羟基磷灰石晶体呈纳米结构的有序排列结构正是釉质成为人体最硬组织的结构基础。并且通过组装釉原蛋白使人工釉质材料的脆性下降,强度提高。这被认为是人类合成最硬材料的标志性成果。Fan 发现,采用电解沉淀的方法,逐步升高矿化液的 pH 可将人重组的釉原蛋白(rP172)通过自组装结合羟基磷灰石晶体。但目前国际上尚未见用牙骨质特异性蛋白组装制备人工牙骨质材料的报道。随着人们对 CEMP1 的认识越来越多,运用生物相容性好的无机材料与 rhCEMP1 进行杂交合成仿生的牙骨质涂层材料,不仅结构上与牙骨质相似,而且具有诱导牙骨质形成的功能,这很可能是牙骨质重建的良好途径。

在控制感染的基础上重建牙周组织是治愈牙周病的关键。然而迄今为止,国际上对于牙骨质及其与牙周膜界面的修复再生未能实现,牙周组织再生治疗的技术尚不成熟。我们在前期研究中,获得一种新的重组牙骨质结构蛋白 rhCEMP1,证实其具有诱导干细胞定向向成牙骨质细胞分化、抑制向成骨细胞方向分化的作用。在此基础上,采用静电纺丝技术,利用无定形磷酸钙负载具有牙骨质诱导作用的 rhCEMP1,构建具有牙周膜主纤维特征的三维多孔胶原蛋白复合聚己内酯多孔支架材料,在体外实验中表现为对 PDLC 增殖无促进作用,成骨代表因子相对抑制,成牙骨质代表因子表达相对升高。在体内实验中较之 ACP/PCL/COL 支架组出现了类牙骨质的生成(图 20-4)。ACP/PCL/COL 支架组对成骨和成牙骨质分化的指标均有促进作用。甚至 ACP/PCL/COL 支架组中 CAP 和 CEMP1 的表达有可观的增加(2~20 倍),这似乎挺让人兴奋的。事实上,此前一些研究者通过其他方法也有一定促牙骨质的作用,如 BMP7 等因子。但是牙骨质再生仍是难点。在体内研究中可以发现,ACP/PCL/COL 支架组并无类牙骨质形成,仅有骨组织和血管化生。与 ACP/PCL/COL 不同,rhCEMP1/ACP/PCL/COL 一方面大量促进成牙骨质标志物 CAP 和 CEMP1 的表达,另一方面,对成骨标志物 OCN 和

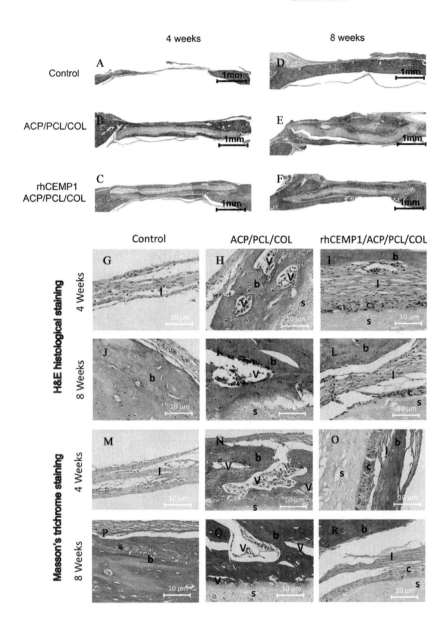

图 20 - 4　负载 rhCEMP1ACP/PCL/COL 支架异位诱导类牙骨质再生(Chen X, 2016)

OPN 进行严格控制。因此,在体内实验我们看到了足量的牙骨质再生,以及适量的骨形成。因此实验发现 rhCEMP1/ACP/PCL/COL 支架在体外可抑制 PDLC 增殖;促进成牙骨质细胞分化因子表达,抑制成骨细胞分化因子表达;在体外可诱导类牙骨质组织形成。实现工程化牙周组织的构建是我们进一步研究的目标。针对牙周炎患者牙周组织重建的问题,并提出牙骨质诱导性牙周组织三维支架膜的新途径,为实现临床实用性牙周组织重构新技术打下基础。

参考文献

［1］ Ochi K,Chen G,Ushida T,et al. Use of isolated mature osteoblasts in abundance acts as desired-shaped bone regeneration in combination with a modified poly-DL-lactic-co-glycolic acid(PLGA)-collagen sponge[J]. Journal of Cellular Physiology,2003,194(1)：45-53.

［2］ Chen F M,Zhang J,Zhang M,et al. A review on endogenous regenerative technology in periodontal regenerative medicine[J]. Biomaterials,2010,31：7892-7927.

［3］ Hughes F J,Ghuman M,Talal A. Periodontal regeneration：a challenge for the tissue engineer? [J]. Proceedings of the Institution of Mechanical Engineers Part H Journal of Engineering in Medicine,2010,224(12)：1345-1358.

［4］ Zhu W,Zhang Q,Zhang Y,et al. PDL regeneration via cell homing in delayed replantation of avulsed teeth[J]. Journal of Translational Medicine,2015,13(1)：357.

［5］ Li J,Li H,Tian Y,et al. Cytoskeletal binding proteins distinguish cultured dental follicle cells and periodontal ligament cells[J]. Experimental Cell Research,2016,345(1)：6-16.

［6］ Dangaria S J,Ito Y,Luan X,et al. Successful periodontal ligament regeneration by periodontal progenitor preseeding on natural tooth root surfaces[J]. Stem Cells & Development,2011,20(10)：1659-1668.

［7］ Zurairah B,Keyvan M,Jowett A K,et al. Evaluation of Osteogenic and Cementogenic Potential of Periodontal Ligament Fibroblast Spheroids Using a Three-DimensionalIn VitroModel of Periodontium[J]. Int J Dent,2015(4)：605813.

［8］ Chan H P,Rios H F,Jin Q,et al. Tissue engineering bone-ligament complexes using fiber-guiding scaffolds[J]. Biomaterials,2012,33(1)：137.

［9］ Paxton J Z,Donnelly KKeatch R P,Baar K,et al. Factors affecting the longevity and strength in an in vitro model of the bone-ligament interface[J]. Annals of Biomedical Engineering,2010,38(6)：2155-2166.

［10］ 马志伟. 牙骨质的研究进展[J]. 牙体牙髓牙周病学杂志,2002,12(11)：631-633.

［11］ Foster B L . Methods for studying tooth root cementum by light microscopy [J]. International Journal of Oral Science,2012,04(3)：119-128.

［12］ Bosshardt D D. Are cementoblasts a subpopulation of osteoblasts or a unique phenotype? [J]. Journal of Dental Research,2005,84(5)：390-406.

［13］ Trombetta J M,Bradshaw A D. SPARC/osteonectin functions to maintain homeostasis of the collagenous extracellular matrix in the periodontal ligament[J]. Journal of Histochemistry & Cytochemistry Official Journal of the Histochemistry Society,2010,

58(10):871.

[14] Aboulfadl H, Hulliger J. Absolute polarity determination of teeth cementum by phase sensitive second harmonic generation microscopy[J]. Journal of Structural Biology, 2015,192(1):67.

[15] Arzate H, Alvarezpérez M A, Alvarezfregoso O, et al. Electron microscopy, microanalysis,and X-ray diffraction characterization of the mineral-like tissue deposited by human cementum tumor-derived cells[J]. Journal of Dental Research,2000,79(1): 28-34.

[16] Matthews B G, Roguljic H, Franceschetti T, et al. Gene expression analysis of cementoblasts and osteoblasts[J]. Journal of Periodontal Research,2016,51(3):304.

[17] Salmon C R, Tomazela D M, Ruiz K G S, et al. Proteomic analysis of human dental cementum and alveolar bone[J]. Journal of Proteomics,2013,91:544.

[18] Dorozhkin S V. Amorphous calcium (ortho) phosphates[J]. Acta Biomaterialia,2010, 6(12):4457.

[19] Chen X, Yu L, Miao L, et al. Controlled release of recombinant human cementum protein 1 from electrospun multiphasic scaffold for cementum regeneration [J]. International Journal of Nanomedicine,2016,11(default):3145-3158.

[20] Chen X, Liu Y, Yang J, et al. The synthesis of hydroxyapatite with different crystallinities by controlling the concentration of recombinant CEMP1 for biological application[J]. Materials Science & Engineering C,2016,59:384-389.

[21] 陈小凤. 复相电纺支架缓释 rhCEMP1 用于牙骨质再生的研究[D]. 南京:南京大学,2016.

第二十一章

智能生物材料
及其在口腔医学的应用前景

智能材料目前尚没有统一的定义。大体来说,智能材料是指具有感知环境(包括内环境和外环境)刺激,对之进行分析、处理、判断,并采取一定措施进行适度响应的智能特征的新型功能材料。具体来说,智能材料需具备以下内涵:

(1) 具有感知功能,能够检测并且可以识别外界(或者内部)的刺激强度,如电、光、热、应力、应变、化学、核辐射等。

(2) 具有驱动功能,能够响应外界变化。

(3) 能够按照设定的方式选择和控制响应。

(4) 反应比较灵敏、及时,且恰当。

(5) 当外部刺激消除后,能够迅速恢复到原始状态。

智能材料又可以称为敏感材料,其英文翻译也有若干种,常用的有 intelligent material, intelligent material and structure, smart material, smart material and structure, adaptive material and structure 等。

智能材料的构想来源于仿生(仿生就是模仿大自然中生物的一些独特功能制造人类使用的工具,如模仿蜻蜓制造飞机等),它的目标就是想研制出一种材料,使它成为具有类似于生物各种功能的"活"的材料。因此,智能材料必须具备感知、驱动和控制这三个基本要素。但是现有的材料一般比较单一,难以满足智能材料的要求,所以智能材料一般由两种或两种以上的材料复合构成一个智能材料系统。这就使得智能材料的设计、制造、加工和性能结构特征均涉及材料学的最前沿领域,使智能材料成为材料科学最活跃方面和最先进的发展方向的代表。

"智能"生物响应材料是指对生物信号或者病理学异常敏感,并且能与它们作用或者能被激发的材料。智能生物材料是实现下一代精准医疗的非常具有吸引力的平台。随着对各种生物响应机理了解的深入,研究人员在材料化学、生物分子工程、制药科学、微纳制备取得了一系列成果来发展生物响应材料,生物响应材料的应用包括药物控释系统、诊断、组织工程和生物医学装置等各个医学领域。

　　人体的各项指标处于相对稳定,但当发生疾病如癌症、自身免疫性疾病感染、心血管疾病等通常会导致生理环境发生特定的改变,某些指标发生变化,这些改变就成为生物响应材料的理想目标。目前研究中涉及响应的生理、病理指标包括:pH、氧化还原反应、酶、葡萄糖、体温、血压、ATP、乏氧等。

　　本章将对智能材料在医学领域尤其是口腔医学领域的一些应用予以介绍。

一、药物控释系统

　　药物控释是指定时、定量、匀速地向外释放药物的一种剂型,使血药浓度恒定,无"峰谷"现象,从而更好地发挥疗效。药物受控释放的生物响应模式大体可以分成以下三类:直接激活、逐步激活和自调节激活。① 直接激活:材料直接对目标生物体做出响应从而促进药物释放;② 逐步激活:材料被第一种生物刺激激活,在第二种刺激的作用下药物被释放;③ 自调节激活 也叫信号反馈控制系统,受到外界刺激时药物会直接释放,但是被释放的药物会影响周围的环境,周围的环境反过来又影响药物的释放,直到环境达到动态平衡。目前常用的药物控释系统包括:水凝胶、脂质体、纳米材料和聚合物等缓释控释系统。

　　水凝胶是一种软物质,由于其组成大部分为水,与生物组织极为相似,故在生物医用材料领域有着广泛的应用。作为一种良好的药物载体,水凝胶中的高分子在水溶液中溶胀并相互交联形成三维网状结构,为药物分子的包载提供了必要的空间,同时,可通过调节水凝胶骨架交联的结构和密度,来控制所包载药物的释放行为。近年来,越来越多的智能化凝胶系统的发展大大提高了药物治疗的安全性和有效性,而这些凝胶大多能够对外界环境的刺激,如温度、磁场、电场、光、pH 等,产生智能化的响应而发生凝胶溶液态和高交联凝胶态二者之间的相转变。原位凝胶,又称在体凝胶,是目前研究较多的一种智能化凝胶,将其以溶液态给药,当接触用药部位后,受到机体生理条件或其他环境因素的影响,即发生相转变形成半固体凝胶态。

　　温度敏感型水凝胶系统能够根据环境温度的变化而发生溶胶-凝胶的相转变,以溶液状态给药,在给药部位迅速形成药物储库,具有缓释、控释、靶向给药的优势,因此被广泛应用于医学领域。Zhang W 等研发了基于壳聚糖/透明质酸/β-甘油磷酸钠的水凝胶,具有可注射性、体温敏感性、pH 敏感性药物释放和对癌细胞的黏附,将有利于肿瘤位点特异性给药,同时抑制药物从水凝胶中的初始突释。当温度升高到体温时,装载药物(阿霉素)的水凝胶前体溶液是可注射的并转向水凝胶。

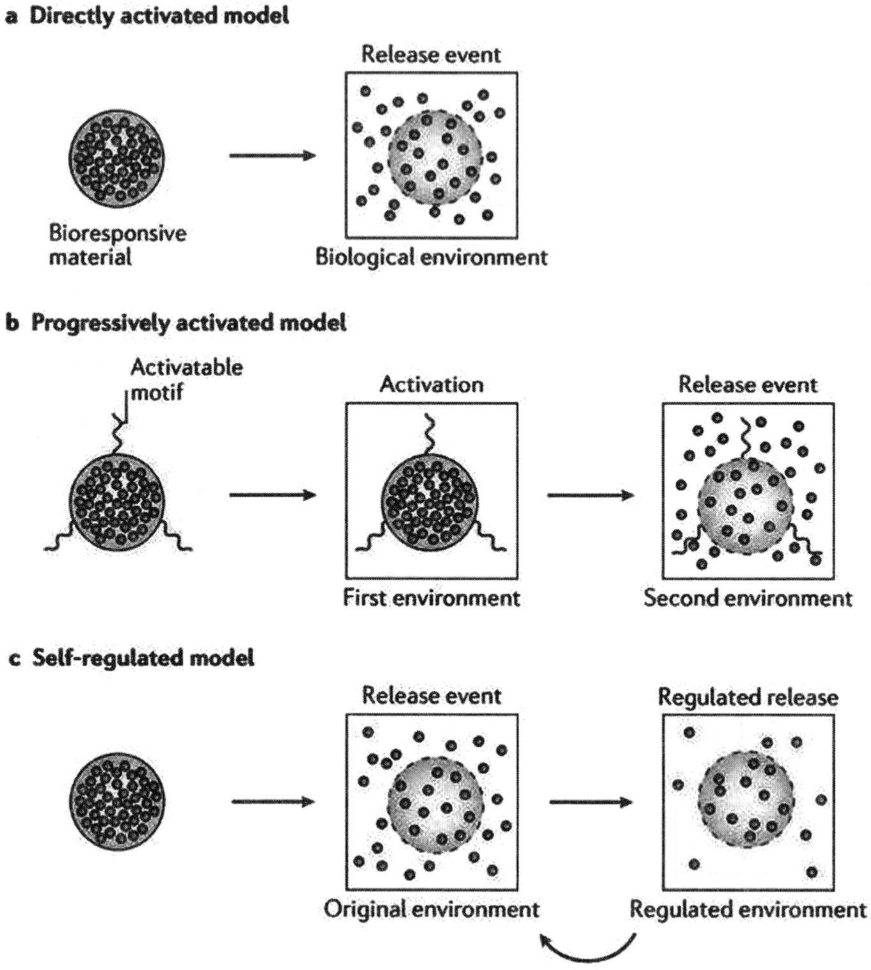

a Directly activated model

Release event

Bioresponsive material

Biological environment

b Progressively activated model

Activatable motif

Activation

Release event

First environment

Second environment

c Self-regulated model

Release event

Regulated release

Original environment

Regulated environment

图 21-1　药物受控释放的三种生物响应模式

酸性条件(pH 4.0)可引发药物释放,癌细胞(Hela)可黏附于水凝胶表面,这将有利于肿瘤位点特异性给药。此外,还有负载鞣花酸的 CS/β-GP 温度敏感水凝胶系统对骨肉瘤的治疗作用。季铵化壳聚糖/β-GP 温敏凝胶鼻腔给药系统,能够显著延长药物在鼻腔的停留时间。壳聚糖和泊洛沙姆制备负载氟康唑的温敏凝胶眼部给药系统,用于治疗真菌性角膜炎。牙周炎治疗通常需要局部使用抗微生物药物,Morelli 等研发了微米大小的 β-环糊精基水凝胶,悬浮在合成的嵌段共聚物溶液中,其能够快速在体温下热诱导溶胶—凝胶相变,使用氯己定二葡糖酸盐作为药物模型,实现了抗微生物剂的持续释放。温度敏感水凝胶由于其具有在生理温度附近的凝胶转变特性、能够在预定时间或特定部位以一定的速率给药,既可以提高局部的药物浓度,又可以展现缓、控释的优势,近年来已经成为生物医学科学家高度关注的热点。然而在临床应用中还存在一些难以逾越的问题:如亲水性差、负载相对低分子量的药物和蛋白质的初始突释问题,仍需要广大研究工作者的不断努力和探索。

pH 敏感型水凝胶最常用于口服控释系统,pH 敏感型水凝胶可分为中性和离子(阳离子和阴离子) 水凝胶。阴离子水凝胶含有带负电荷的聚合物网络;阳离子有带正电荷的聚合物;中性水凝胶含有正负两种成分带电聚合物链片段。阳离子水凝胶广泛应用于胰岛素自调节系统。pH 敏感型多用于在胃肠道特定部位的药物输送。此外,在酸性 pH 条件下进行电荷转换的聚合物纳米颗粒被开发出来用于针对细菌壁的抗生素药物。非生物降解聚合物制成的水凝胶在使用后必须从体内去除需进一步研究改进。除了制造智能载药系统外,pH 响应水凝胶也被用在再生医疗中,比如甲基丙烯酸二甲胺乙酯基的支架在酸性环境中可以通过支架伸展来改善氧和营养物质的运输,促进组织愈合。

光敏感型水凝胶:利用对光敏感的基团,制备光敏水凝胶。例如利用铜叶绿素的三钠盐制备的可见光敏感水凝胶 PNIPAAm。当波长 488 nm 的光照射在水凝胶上,光敏基团吸收光局部因非辐射转变而耗散热量,增加水凝胶的局部温度。温度升高会改变温度对热敏感的 PNIPAAm 水凝胶的膨胀行为,水凝胶温度的升高与光的强度和发色集团浓度成正比。

除水凝胶外,脂质体、纳米材料和聚合物缓释控释系统,它们可以对 pH、温度或光线做出反应,通过改变细胞局部微环境来促进细胞的分化、增殖、迁移等性能。

第一代脂质体已成为临床上用于局部化疗的首批纳米药物之一。第二代脂质体,即刺激响应性脂质体,不仅能够提供位点特异性化疗,还能引发药物释放,从而更好地控制治疗的空间和时间。温度敏感型脂质体尤其独特的应用优势,因为肿瘤部位可以用外部能量源以受控和可预测的方式加热。热敏脂质体在生理温度上升几度,便可实行凝胶—液相转变。

纳米载体作为有效的抗肿瘤药物载体发展取得了巨大的进步。这些载体因其纳米特性和多功能的表面性能而极具优势,不仅增强了药代动力学和生物分布,也同时降低了系统性毒性。到目前为止,已经设计和广泛测试的纳米载体,包括聚合物纳米颗粒、胶束、脂质体、星形聚合物和无机物氧化铁、量子点、硅、金和金属氧化物等构成的无机纳米颗粒。在复杂的体内环境中,开发多种刺激响应的纳米载体来实现药物的高效传递是极其重要的。对刺激敏感的纳米载体可以增加刺激达到有效的抗癌药物浓度。因此,将它们投放到肿瘤部位产生更大的疗效,并且减少副作用。

纳米交联聚合物网络(命名为纳米凝胶)凭借其多孔结构、表面积大、良好的生物相容性和对内部和/或外部化学物理刺激的响应性,在各种应用中发挥越来越重要的作用。最近,碳纳米材料如碳量子点、石墨烯/氧化石墨烯纳米片、富勒烯、碳纳米管和纳米金刚石嵌入响应性聚合物纳米凝胶中,将碳纳米材料的独特电光特性与纳米凝胶的优点混合制备复合纳米凝胶系统,以改善其在纳米医学中的应用。

二、组织再生支架材料

利用生物材料来解决生物再生问题并不是一个新概念。与口腔充填物、人工髋关节、心脏支架和整形外科植入物一样,所有非生物材料被植入人体并满足健康需求。这些材料有一个共同点是它们提供了功能或结构上的支持,但仍然存在相对惰性。是否可以将材料设计成能对物理、化学和/或生物信号作出反应? 制造过程与工程研究之间交叉结合促进生物工程领域在研究智能化材料方面的快速发展。新一代的生物材料被合理地设计用于更急需的功能比如能够积极地或适应地对动态刺激作出反应。

伦敦大学玛丽国王学院的一个团队发表在《电讯报》最近的研究发现,生物降解明胶海绵复合 GSK3β 抑制剂(糖原合酶激酶 3 抑制剂)植入龋洞内,可以激活髓腔内的牙髓干细胞生成牙本质。随着海绵的降解,它可完全被修复性牙本质所取代,直到牙齿修复。虽然这项研究是在老鼠体内完成的,这种材料是否可以用来修复人体内尺寸更大的洞还有待观察。但是,也表明智能材料诱导再生过程终有一天会替代传统的充填治疗。

再生医疗的最终目的是用材料代替病变的组织以取代器官移植,所以需要材料能够模拟体内的正常生理过程。除了要维持所需的物理性能之外还需要加入生物活性的配体来制备生物响应材料。理想的生物材料应该能够指导细胞的行为(如输运、黏附和繁殖),对于干细胞还要引导它们的分化。

理想的组织工程支架应当模拟天然细胞外基质中的功能组分。多孔、可注射的凝胶晶胶(cryogels)在注射之后能够快速回复它们的初始形状。除了凝胶固有的生物活性之外,这些纤维表面的微槽能够促进细胞的包裹和黏着来诱导细胞排列。此外,蛋白质水凝胶由于其生物相容性和容易引入生物活性基团而受到关注。

与天然材料制备的支架相比,合成材料支架具有几个优势,包括优良的物理化学性能、低廉的价格。常常被用来模拟细胞外基质(ECM)的功能。例如基质金属蛋白酶 MMPs 辅助模仿入侵天然细胞外基质以促进组织再生。通过原位加成反应合成 PEG 和生物响应寡肽水凝胶,可以被细胞表面的 MMPs 降解而建立三维的细胞入侵通道。研究人员最近将包裹 kartogenin(一种可以诱导分化的小分子)

的 PLGA 纳米颗粒引入透明质酸水凝胶中来促进软骨再生。细胞黏附配体是
ECM 的重要组成部分,因此经常被加入生物支架中,具有天然黏附性能的蛋白质
和肽(如胶原蛋白和 Arg-Gly-Asp,RGD)已经被广泛用来模仿 ECM 的微环境。此
外,研究表明 DNA 能够被引入水凝胶中来特异的黏附细胞,同时最大限度降低对
支架机械性能的影响。用小分子修饰的合成支架已经被用来引导细胞的分化。

　　在组织工程支架中,还有一类特殊的智能材料—磁性支架材料。磁性支架材
料是指支架材料中掺入磁性纳米粒子,可与外界磁场间发生相互作用。在 2004 年
就提出了"基于磁力的组织工程"这一概念,即利用磁场与磁性纳米粒子间的磁力
作用来构建各种组织工程化组织器官。磁性纳米颗粒是纳米材料家族中的一类重
要成员,不仅具有纳米材料的介观特征,还具有特殊的磁性能,比如超顺磁性、磁有
序颗粒的小尺寸效应等。超顺磁性是指该纳米粒子可以响应外界磁场作用,即在
外界有磁场时获得磁性,随着外界磁场去除,磁性又消失。

　　有报道指出将磁性纳米颗粒如 Fe_2O_3 与聚合物共纺得到电纺膜,材料表面的
成骨细胞在外界静磁场协同作用下具有较强的成骨反应。体内实验中也发现该磁
性支架材料可与外界磁场发生协同作用来加速新骨形成的进程。前期研究中,通
过酸碱中和反应合成 Fe-HA,并将 Fe-HA 与聚合物共纺得到电纺膜,发现电纺膜
具有超顺磁性,通过体内外实验均证明了该磁性材料可有效促进成骨分化及加速
骨缺损区域新骨形成的能力。黄江宏等实验中也制备了复层磁性纳米复合支架,
并在体外实验中证实了材料具有良好的生物相容性,可作为修复软骨及软骨下骨
的合适的支架材料。磁性材料除了在成骨方面的应用外,还有学者研究磁性材料
诱导人牙髓干细胞迁移并向成牙本质方向分化,通过制备 PCL/MNPs 支架材料,
研究其对人牙髓干细胞黏附、增殖和成牙本质分化的作用。同时学者还发现,磁性
材料通过 Wnt/MAPK/NF-k 途径诱导成牙本质分化和成血管分化。

三、形状记忆合金

　　智能材料的另外一个重要进展就是形状记忆合金,或称记忆合金。这种合金
在一定温度下成形后,能记住自己的形状。当温度降到一定值(相变温度)以下时,
它的形状会发生变化;当温度再升高到相变温度以上时,它又会自动恢复原来的
形状。

　　形状记忆合金是自执行智能材料的一种。20 世纪 60 年代美国海军军械研究
所的 Buehler 在研究中发现了镍钛(Ni-Ti)合金具有"形状记忆效应",并以此为基
础研究了形状记忆合金。从微观角度分析,镍钛合金材料主要包含马氏体
(martinsite)和奥氏体(austenite)两相。马氏体为低温相位,质地柔软,可塑性强;

奥氏体为高温相位,质地坚硬,不易形变。利用这一特性可以制成理想驱动器,因其被加热至奥氏体温度时,可自行恢复到原形状。其通常以细丝状态用于智能结构,主要适合于低能量要求的低频和高撞击应用。目前形状记忆材料已经形成了相对较大的一个门类,主要分为:形状记忆合金、形状记忆陶瓷、形状记忆聚合物。

记忆合金的基础研究和应用研究已比较成熟。一些国家用记忆合金制成了卫星用自展天线。在稍高的温度下焊接成一定形状后,在室温下将其折叠,装在卫星上发射。卫星上天后,由于受到强的日光照射,温度会升高,天线自动展开。除此之外,还有人用记忆合金制成了窗户自动开闭器。当温度升至一定程度后窗户自动打开,温度下降时自动关闭。用记忆合金作支撑架的文胸也很有特色,文胸在水中可以任意揉搓清洗,但当它被穿到身上时会自动保持自己的形状,并能根据穿着者体形的变化在一定范围内变化。

在正常口腔温度下,传统的镍钛合金多处于奥氏体相位,抗疲劳能力不理想。随着材料制造工艺的提高,新型的镍钛合金经过一系列特殊的热机械加工处理,可使器械在体温环境下多处于马氏体相位,柔韧性大幅度提高,增加了其应用范围。这样的镍钛合金在口腔领域主要有两个临床应用:根管治疗过程中使用的镍钛根管预备系统及正畸矫治过程中使用的弓丝。

根管治疗的成功有赖于彻底的清洁根管系统,以及随后的根管成形和严密充填。随着牙髓治疗病例数量的增加,牙科专业人员必须处理更复杂的病例,例如那些非常精细而弯曲的根管。标准的镍钛旋转根管锉,由于其形状记忆性能差和较大的锥度往往不能很好地适用于这些高难度病例。控制记忆根管锉和新一代电火花加工而成的机用根管锉的引入,以其非凡的性能彻底改变了根管治疗,使牙体牙髓病学步入了一个新的时代。

根管治疗器械主要分为传统不锈钢及镍钛根管器械。不锈钢器械刚性较大,不易弯曲,虽然预备效率较高,但易产生较大回复力,发生器械分离,使用不当易造成根管壁台阶或根管侧穿。与不锈钢器械相比,镍钛器械具有形态记忆特性(shape memory,SM)及超弹性(superelastic,SE),具有超高的柔软性,近年来出现了一种新型CW-Wire合金,CW-Wire合金是由特殊的热处理过程得来,热处理(thermal processing)是调节镍钛合金相变温度和影响镍钛锉疲劳抗性的一个基本方法。制作出比由超弹性材料制成的传统 NiTi 器械更耐循环疲劳的 CM 镍钛器械。由 CM 丝制成的新型镍钛器械 HyFlex CM(HyFlex;Coltene Whaledent,Cuyahoga Falls,OH,USA)使用特殊的热机械工艺制造,该工艺控制材料的记忆,使器械具有极高的柔软度并且高度耐循环疲劳。Shen 等人发现 CM 合金制造的镍钛器械的疲劳寿命是传统镍钛合金的 4~9 倍。通过扫描热量法、X 射线衍射检查、光学显微镜及 X 射线能量色散光谱分析 NiTi 金属的相变行为和微观结构,检查了 25/.04 的六种根管器械（EndoSequence，ProFile，ProFile Vortex，Twisted Files，Typhoon，and Typhoon™ CM），结果显示经热处理的 Typhoon™ CM，ProFile Vortex 有助于提高奥氏体相变温度，与传统的超弹性 NiTi 器械相比，CM 器械在相变行为方面有显着的变化。

在室温下 Hyflex CM 晶体结构含有一定的马氏体。处于马氏体结构的器械形态更易于发生改变，HyFlex CM 控制了镍钛器械记忆型，应用特殊的处理方法，在室温下使器械不具有形态记忆功能，使 HyFlex CM 器械在弯曲根管中无弹开的趋势，因此会比其他镍钛器械在根管预备中有超强的中心定位能力。但当灭菌温度大于相变温度时，器械经过灭菌后可恢复形态记忆功能到其初始形态。根管预备后使用变形的器械，经过热处理形态回复的即可再次使用，该器械热处理后形态的回复即意味着器械强度的回复。如不能回复的，应该弃之，因为这已表明器械强度大不如前，可能会发生器械分离。Kaval 等人测试了 Hyflex EDM，ProTaper Gold，ProTaper Universal 三种器械的循环疲劳抗性能力和抗扭强度，发现 Hyflex EDM 较其他两种器械循环疲劳抗性能力和抗扭曲性显著提高。

同时由于根管系统的复杂解剖，各种侧副根管无法进行有效的机械预备，根管冲洗剂不可避免的对 NiTi 器械产生影响。Cai 等人研究了冲洗剂对记忆镍钛金属器械的影响，他们通过将 HyFlex file 和 M3 file 分别浸入 5.25% NaClO 和 17% EDTA 溶液中 10 分钟测试记忆镍钛器械的平均粗糙度和器械平均横截面积变化发现除 HyFlex file 5.25% NaClO 浸入组外，所有器械表面粗糙度均增加，但这种表面变化并不会引起金属抗循环疲劳抗性能力的下降。Zhao 等人在弯曲度 60°，曲率半径 3 mm 的金属模拟根管中测试了高温高压消毒对 HyFlex CM 镍钛器械循环抗折能力的影响，通过测定平均折断圈数（MCF）得出结论在使用 HyFlex CM 之前进行高压灭菌消毒，显著提高了它对循环疲劳的抵抗力，并且在受到循环疲劳后进行高压灭菌，显著延长了其剩余的循环疲劳寿命。高温高压灭菌可以提高 HyFlex CM 镍钛器械循环抗疲劳性能，延长使用寿命。

除了根管治疗用器械之外，Ni-Ti 合金因其能够持续释放轻柔的力量而被广泛应用到正畸治疗中。Ni-Ti 合金弓丝一般包括普通 Ni-Ti 合金弓丝、超弹性 Ni-Ti 合金弓丝和热激活 Ni-Ti 合金弓丝。超弹性 Ni-Ti 合金弓丝为稳定的奥氏体相，而热激活 Ni-Ti 合金弓丝具有高效记忆、高弹性，不易变形，室温下为稳定的奥氏体，具有足够的硬度，当温度降低，合金转化为马氏相，弓丝能够失去一部分硬度，较为柔软，具有极好的塑形能力，可以弯曲成各种形状，利于弓丝入槽。而当马氏体状态的弓丝受热时又可转变为奥氏体，恢复到最初的弓形，具有足够的硬度，能够释放较大的正畸力，这种变化称之为热激活。随着温度的增加，热激活镍钛弓丝产生的力会增加，而随温度的降低，弓丝的力量就会减弱。

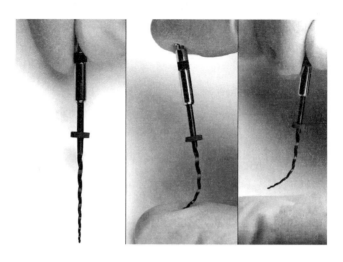

图 21‑2　新型镍钛器械 HyFlex CM,室温下可预弯

Marković 等人用不同的超弹Ni-Ti合金弓丝和热激活Ni-Ti合金弓丝研究了的患者疼痛感觉与治疗时间的相关性。热激活组的病例在排齐整平时间,总疗程时间,弓丝断裂次数,托槽脱落次数,复诊次数,均少于超弹组的病例,差异均有显著性意义。Lombardo 等人研究了传统类型和热激活镍钛初始弓丝的荷载挠度特性和受力水平。通过绘制负载/变形图并量化描述放电平台期。对于每条产生的荷载/挠度曲线,分离出高原段,以及每一种导线的平均高原力、高原长度和高原坡度值。结果显示热激活弓丝施加明显更轻的力并产生明显更长的平台期。即热激活型弓丝在较大的偏转高原上产生的力更轻。

四、肿瘤靶向治疗

如何将治疗作用或药物效应局限在特定的肿瘤细胞、组织或器官内,不影响其他正常机体细胞、组织或器官,即基因治疗的靶向性是值得密切关注的问题。针对肿瘤的靶向治疗设计包括物理靶向和生物靶向。

(1)物理化学靶向:可利用磁性材料的超顺磁性特点,外加梯度磁场,磁性纳米颗粒可以靶向富集于肿瘤组织,从而减小其他组织对纳米颗粒的被动吸收,提高疗效,降低副作用。Scherer 等将携带有 β-半乳糖基因的质粒 DNA 与磁性纳米颗粒结合制成载体,随后灌胃如大鼠体内。再将 Nd-Fe-B 磁铁固位于大鼠左上侧腹部,产生外加磁场。5 天后对胃壁组织切片并进行X-gal染色,发现呈蓝色阳性表达,而未应用磁场得对照组的胃壁组织未见明显着色,提示在外部磁场作用下,磁性纳米载体可靶向性运输载体只目标组织,为肿瘤治疗的磁靶向基因治疗技术提供实验依据。目前认为磁性纳米载体介导的基因/药物靶向输送对于接近体表磁场的靶组织更为有效。

Miao 等将转基因技术与纳米材料技术相结合,构建新型磁性纳米载体系统,该载体经 PEI 修饰,复合表达 TRAIL 基因的质粒,在外加磁场作用下可靶向性、高效率并安全地转染肿瘤凋亡基因,为涎腺肿瘤治疗提供崭新的研究方向。磁性 Fe_3O_4-pACTERT-TRAIL 纳米复合基因治疗载体具有多重靶向性,即利用纳米微粒本身的被动靶向和外部磁场作用的主动靶向的同时,又在质粒 DNA 中运用了组织特异性启动子 hTERT,不仅可以增强纳米基因载体在肿瘤组织的富集,提高目的基因在癌细胞中的转染效率和基因表达水平,进而促进对肿瘤的杀伤作用,同时由于减少了纳米载体在正常干细胞和生殖细胞因表达端粒酶活性而引起对这些正常细胞的杀伤,从而减少不良反应,更具有临床应用前景。

(2)生物靶向:根据细胞膜表面抗原、受体或其他特定抗原决定簇的专一性,将特异性抗体、配体复合于纳米载体表面,利用抗原-抗体、受体-配体的特异性结合,使纳米基因载体靶向性结合到目标组织,实现主动靶向治疗。目前,基因载体的靶向治疗常以肿瘤细胞表面高表达的抗原决定簇作为靶向目标。此时,理想的肿瘤抗原应该特异性表达于肿瘤细胞而不在关键的宿主细胞表达;同时,该类抗原不能有突变或变异,以保证宿主细胞存活从而发挥特定的细胞功能。

除了这些传统的靶向设计外,还可以根据肿瘤局部的特异的改变来设计,这包括了局部 pH 值、酶、氧化还原电势、乏氧等。

1. 乏氧

乏氧与一系列的疾病相关,如癌症、心肌病、缺血、类风湿性关节炎、血管疾病等。肿瘤的乏氧环境是引起肿瘤转移、放化疗耐受的关键因素,也是肿瘤病人低生存率的重要原因,已经被广泛利用进行诊断和治疗。硝基芳香化合物衍生物在乏氧条件下能够转化为亲水性的 2-氨基咪唑,并且灵敏度很高,使其成为被研究最广泛的乏氧成像和生物还原前药功能基团。类似的,先前被作为成像探针的乏氧敏感基团,偶氮苯作为可生物还原的交联剂来实现 siRNA 的靶向输送。最近研究人员用包含氧气敏感官能团的材料来代替乏氧敏感的小分子或过渡金属复合物来提高体内生物的敏感性和特异性。为了实现对肿瘤细胞的超灵敏检测,合成了一种由磷光性 Ir 复合物和 PVP 共轭形成的水溶性大分子成像探针,这种探针具有乏氧灵敏性并且能发射近红外光。

2. 酶

酶在不同生物过程中发挥的重要作用,与疾病相关的酶异常也可以成为医学的一个靶向目标。基质金属蛋白酶(MMPs)与肿瘤发病和转移紧密相关,MMPs

可以成为生物响应材料的靶向目标。可激活的 CPPs 能被肿瘤处过度表达的 MMPs 激活,应用在手术中对肿瘤进行可视化。另外一种在肿瘤中过度表达的酶是透明质酸酶。以细胞穿透性多肽改性的脂质体作为核来加载药物,以透明质酸交联的壳来包裹能诱导细胞凋亡的配体(TRAIL),在肿瘤环境中,透明质酸能够被过度表达的透明质酸酶消化从而释放 TRAIL,然后再释放 Dox(抗癌药)。弗林蛋白酶在肿瘤生长、转移和血管再生中发挥重要作用,可被弗林蛋白酶降解的肽交联剂被加入到肿瘤靶向药物运输载体中,它们被细胞内吞的过程中,逐渐降解而释放出负载的蛋白质。此外,细胞内酶蛋白激酶 Cα(PKCα)在肿瘤增殖中发挥重要作用,PKCα 在癌细胞中活性非常高,但是在正常细胞中活性则非常低,研究人员利用 PKCα 的这个特点来实现靶向基因运输。

3. pH

修饰 pH 响应片段的纳米载体在弱酸性的肿瘤环境中会进行电荷转移,从而通过内吞作用被癌细胞摄取。pH 敏感的细胞穿透肽(CPPs),可以被肿瘤处的酸性环境激活,从而促进其在肿瘤内的富集。在最近的研究中,树性分子共轭物前药可以在肿瘤内特异释放,由于其酰胺键在弱酸性的肿瘤环境中断裂。

4. 氧化还原反应

在组织和细胞中都存在氧化还原电势差,比如谷胱甘肽/氧化谷胱甘肽对是动物中含量最高的氧化还原对,并且谷胱甘肽在细胞质中的含量比在细胞外体液中高 2~3 个数量级。肿瘤细胞中谷胱甘肽的含量比正常组织中的要高。可以作为肿瘤靶向治疗的靶点。

氧化响应性的材料的主要靶向目标是 ROS(如过氧化氢、羟基自由基),硫基材料是其中主要的一类。二硫化物作为 ROS 响应的材料,在生物领域应用具有很大优势。在还原剂(如谷胱甘肽)存在下能转化为硫醇,硫醇在氧化条件下又能生成二硫键,硫醇-二硫化物转化的反应条件温和。二硒键是另一种常用的氧化还原片段,在最近的研究中,由含联二硒化物的嵌段共聚物自组装形成的微球同时对氧化剂和还原剂敏感。Xu 等人开发了内源性和外源性响应的藻酸盐纳米凝胶显示联合抗癌治疗。氧化还原响应的 AGD 杂化纳米凝胶保持 DOX 药物在正常生理条件下不释放,但是在酸性条件下以及模拟细胞外肿瘤微环境下加速的方式释放 DOX 药物。这些混合的纳米凝胶为开发新的联合抗癌治疗方法提供了希望。

五、牙周炎治疗

1. 细菌靶向治疗

生物响应材料可以靶向细菌等微生物:直接靶向细菌和靶向感染的微环境,这包括了：毒素、酶的过度表达，以及局部酸化。

70 余年抗生素的滥用创造了超级细菌，超级细菌对传统药物的抗性极强。与传统治疗相比，靶向毒素的方法可以延缓抗药性的产生。在一些重度感染的情况下，靶向毒素是一种更好的策略。

细胞感染区域中细胞外脂肪酶异常丰富，利用这一点，研究人员开发了能被磷酸酶或者磷脂酶解离的纳米胶。此外还有能够被青霉素 G 酰化酶（PGA）解离而释放药物和发出荧光的载体——药物共轭物，这种载体降低了杀死细菌的药物使用量并且为靶向结合治疗提供了途径。

靶向细菌引起的局域酸化也成为对抗细菌感染的途径之一，比如在酸性 pH 条件下会发生电荷转移的聚合物纳米颗粒被用来进行细菌壁靶向的抗生素运输。

能够防止感染和抑制生物膜生长的抗菌医疗设备在临床中发挥重要作用，因为设备中的感染经常是致命的。比如固定有细胞溶解酶——肽的表面可以感知细菌的黏附并且杀死黏附的细菌，因此适合作为医疗植入体的抗菌表面。

2. 牙周组织再生

与其他因肿瘤、外伤或先天性畸形导致的组织缺损再生修复不同，牙周组织工程修复是在细菌导致的慢性感染性破坏区进行。组织再生修复区即是炎症破坏区，无论术前如何控制，手术区仍然处于慢性炎症状态，而且手术后也仍然处于口腔有菌环境中。对 GTR 疗效研究发现，在有附着水平丧失增加的治疗位点均检测到牙周致病菌 *P. gingivalis*；附着水平没有恢复或恢复很少的位点，膜的双侧有大量的 *P. gingivalis*。临床研究显示，诱导牙周组织再生手术失败的主要原因为感染，一旦感染发生将不能有效形成新的附着，最终组织再生修复失败。故而在牙周组织工程中，局部的炎症环境调控显得尤为重要。

口腔环境中，牙周炎症导致的局部组织缺损受到多种因素影响。机体对牙周炎的始动因子——牙菌斑的过度炎症反应导致宿主细胞释放各种促炎因子，吸引中性粒细胞、巨噬细胞等机体防御细胞到牙周炎症部位，产生过度的活性氧（reactive oxygen species，ROS）。通常来说，炎症细胞产生的 ROS 能够起到抗菌作用并且调节机体免疫反应，但是过多的 ROS 则会产生毒副作用，从而导致牙周局部的氧化应激、进而加重牙周损伤。机体内天然的抗氧化防御系统，即抗氧化系统可通过分解活性氧而对机体组织起到保护作用。在生理条件下抗氧化防御系统与氧化应激构成动态平衡，而在炎性环境当中，产生的过量活性氧可导致二者的失衡，并将对组织产生损害作用，在牙周组织破坏当中起到一个关键的作用，这一现象近年来受到越来越多的关注。氧化应激—抗氧化防御平衡与慢性牙周炎牙周状况密切相关，其失衡在慢性牙周炎的发病机制和相关的牙周组织损伤中发挥重要作用。

另一方面,ROS 对于骨组织的重建、干细胞骨向分化也会产生影响。ROS 不仅会影响干细胞的存活、增殖和终末分化,还可通过 Wnt,Hedgehog 和 FOXO 等信号通路,来调控骨髓间充质干细胞成脂与成骨方向的分化。ROS 过度升高引发的氧化应激可抑制成骨细胞系的成骨分化,而添加抗氧化剂,可以恢复其成骨分化。

综上所述,ROS 对炎症环境下骨修复是十分重要的。控制炎症是实现牙周支持组织再生的前提条件,而通过调控氧化应激,进而控制炎症显然是关键一步。故而可以设计针对 ROS 的调控靶点用于牙周炎的炎症调控。

我们课题组设计了含有二硫键对 ROS 的双亲端聚合物,一端为亲水的 PEG,一端为疏水的 PCL。聚合物可以自组装形成微球,内部包裹抗氧化剂 NAC。在外界 LPS 刺激条件下,呈现第三种药物缓释模式,ROS 刺激 NAC 释放,调控局部的 ROS,当 ROS 降低后对药物释放实行一定反馈调节,从而使得局部 ROS 水平维持到合适水平。可以促进干细胞分化,促进组织再生。

智能材料是继天然材料、合成高分子材料、人工设计材料之后的第四代材料,是现代高技术新材料发展的重要方向之一,将支撑未来高新技术的发展,使传统意义下的功能材料和结构材料之间的界线逐渐消失,实现结构功能化、功能多样化。科学家预言,智能材料的研制和大规模应用将导致材料科学发展的重大革命。

参考文献

[1] Langer R, Tirrell D A. Designing materials for biology and medicine[J]. Nature,2004, 428:487-492.

[2] Purcell B P, Lobb D, Charati M B, et al. Injectable and bioresponsive hydrogels for on-demand matrix metalloproteinase inhibition[J]. Nature Materials,2014,13:653-661.

[3] Zhang W, Jin X, Li H, et al. Injectable and body temperature sensitive hydrogels based on chitosan and hyaluronic acid for pH sensitive drug release[J]. Carbohydrate polymers,2018,186:82-90.

[4] Morelli L, Cappelluti M A, Ricotti L, et al. An Injectable System for Local and Sustained Release of Antimicrobial Agents in the Periodontal Pocket[J]. Macromol Biosci,2017,17:11.

[5] Bazban-Shotorbani S, Hasani-Sadrabadi M M, Karkhaneh A, et al. Revisiting structure-property relationship of pH-responsive polymers for drug delivery applications [J]. Journal of controlled release: official journal of the Controlled Release Society, 2017,253:46-63.

[6] Lutolf M P, Raeber G P, Zisch A H, et al. Cell-responsive synthetic hydrogels[J]. Adv Mater,2003,15:888.

[7] Shi D, Xu X, Ye Y, et al. Photo-Cross-Linked Scaffold with Kartogenin-Encapsulated Nanoparticles for Cartilage Regeneration[J]. ACS nano,2016,10:1292-9.

[8] Meng J, Xiao B, Zhang Y, et al. Super-paramagnetic responsive nanofibrous scaffolds under static magnetic field enhance osteogenesis for bone repair in vivo[J]. Scientific reports,2013,3:2655.

[9] Yu Y, Ren S, Yao Y, et al. Electrospun Fibrous Scaffolds with Iron-Doped Hydroxyapatite Exhibit Osteogenic Potential with Static Magnetic Field Exposure[J]. Journal of Biomedical Nanotechnology,2017,13:835-847.

[10] Huang J, Liu W, Liang Y, et al. Preparation and biocompatibility of diphasic magnetic nanocomposite scaffold[J]. Materials science & engineering C, Materials for biological applications,2018,87:70-77.

[11] Yun H M, Lee E S, Kim M J, et al. Magnetic Nanocomposite Scaffold-Induced Stimulation of Migration and Odontogenesis of Human Dental Pulp Cells through Integrin Signaling Pathways[J]. PloS one,2015,10:e0138614.

[12] Shen Y, Zhou H M, Zheng Y F, et al. Metallurgical characterization of controlled memory wire nickel-titanium rotary instruments[J]. J Endod,2011,37:1566-1571.

[13] Kaval M E, Capar I D, Ertas H. Evaluation of the Cyclic Fatigue and Torsional Resistance of Novel Nickel-Titanium Rotary Files with Various Alloy Properties[J]. J Endod,2016,42:1840-1843.

[14] Cai J J, Tang X N, Ge J Y. Effect of irrigation on surface roughness and fatigue resistance of controlled memory wire nickel-titanium instruments[J]. Int Endod J, 2017,50:718-724.

[15] Zhao D, Shen Y, Peng B, et al. Effect of autoclave sterilization on the cyclic fatigue resistance of thermally treated Nickel-Titanium instruments[J]. Int Endod J,2016,49: 990-995.

[16] Markovic E, Fercec J, Scepan I, et al. The correlation between pain perception among patients with six different orthodontic archwires and the degree of dental crowding[J]. Srp Arh Celok Lek,2015,143:134-140.

[17] Lombardo L, Marafioti M, Stefanoni F, et al. Load deflection characteristics and force level of nickel titanium initial archwires[J]. Angle Orthod,2012,82:507-521.

[18] Scherer F, Anton M, Schillinger U, et al. Magnetofection:enhancing and targeting gene delivery by magnetic force in vitro and in vivo[J]. Gene Ther,2002,9:102-109.

[19] Miao L, Zhang K, Qiao C, et al. Antitumor effect of human TRAIL on adenoid cystic carcinoma using magnetic nanoparticle-mediated gene expression[J]. Nanomedicine: nanotechnology, biology, and medicine,2013,9:141-150.

[20] Callmann C E, Barback C V, Thompson M P, et al. Therapeutic Enzyme-Responsive Nanoparticles for Targeted Delivery and Accumulation in Tumors[J]. Advanced materials (Deerfield Beach, Fla),2015,27:4611-4615.

[21] Weerakkody D, Moshnikova A, Thakur MS, et al. Family of pH（low）insertion peptides for tumor targeting[J]. Proceedings of the National Academy of Sciences of the United States of America,2013,110:5834-5839.

[22] Cao W, Wang L, Xu H. Selenium/tellurium containing polymer materials in nanobiotechnology[J]. Nano Today, 2015,10:717-736.

[23] Xu X, Wang J, Wang Y, et al. Formation of graphene oxide-hybridized nanogels for combinative anticancer therapy [J]. Nanomedicine: nanotechnology, biology, and medicine,2017.

[24] Clatworthy A E, Pierson E, Hung D T. Targeting virulence: a new paradigm for antimicrobial therapy[J]. Nature chemical biology,2007,3:541-548.

[25] Kanzaki H, Wada S, Narimiya T, et al. Pathways that Regulate ROS Scavenging Enzymes, and Their Role in Defense Against Tissue Destruction in Periodontitis[J]. Frontiers in physiology,2017,8:351.

第二十二章

有机纳米光敏剂在生物医学中的应用

随着医学诊断与治疗向无损方向发展,光学技术在生物医学,尤其是肿瘤诊断与治疗上展现出越来越大的潜力,光学诊断成像相比于其他医学诊断手段在肿瘤探测和生理监测上能获得更高的灵敏度和分辨率。光学成像通过对组织中的反射光、透射光、散射光,或者是组织被激发光激发后所产生的荧光(包括自体荧光和药物荧光)进行实时检测或成像实现对不同组织体的鉴别。肿瘤病状总是在组织或体液分子成分变化之后发生的,因此利用光学成像手段对组织进行鉴别和诊断还可以更早、更精确地诊断各种疾病。与传统的手术活检相比较,光学诊断成像作为一种非侵入式的组织病理分析方法,它能克服手术活检过程中可能引起的组织体生物化学性质的改变;与X光成像、电子计算机断层扫描成像和核磁共振成像等技术相比,它不仅能避免离子辐射,而且能实现病理的早期诊断,进而能为组织的病理分析提供实时、客观的诊断结果。因此,发展无辐射损伤、高分辨率的生物组织光学诊断成像技术,同时具有非侵入性、安全且能实时监测活体组织内部处于自然状态化学成分等特点是目前临床上肿瘤精确诊断的重要研究方向。

口腔鳞癌是常见的恶性上皮肿瘤,患者发病率在恶性肿瘤中处于第六位,是日趋严重的世界范围内的问题。尽管在过去几十年里口腔鳞癌的诊断与治疗已经得到快速发展,但是口腔鳞癌患者的 5 年生存率仍然没有显著提升,停留在 40%～60%。临床上采用的常规医学影像技术(如X线成像、电子计算机断层扫描成像和核磁共振成像)往往难以精确定位肿瘤组织边缘,导致手术切除、放疗等口腔鳞癌常规的治疗方法局部易复发(复发率在 6.9%～22%),这是导致患者死亡的一个重要原因。因此,开发口腔鳞癌诊断成像与治疗的新方法对于提高临床上口腔鳞癌患者生存率具有极其重要的意义。

一、光治疗

光治疗是一种非入侵式肿瘤治疗方法,其作用于肿瘤组织同时对其他器官几乎没有伤害，因而受到越来越多的关注。光治疗方法主要包括光动力治疗（photodynamic therapy，PDT）和光热治疗（photothermal therapy，PTT）。其中，光动力治疗是一种氧分子参与的伴随生物效应的光敏化反应，具有创伤小、毒性低、选择性好、可协同手术提高疗效等优点。图 22 - 1a 为光动力治疗基本过程：光照下，富集在肿瘤部位的光敏剂与周围的氧气发生光化学反应生成单线态氧（$^1O_2$）或超氧自由基（O_2^-）等活性氧物质（reactive oxygen species，ROS）达到破坏肿瘤细胞的效果。从分子层面理解即为处于基态（S_0）的光敏剂吸收激发光子的能量跃迁到单重激发态（S_1），随后系间窜越（intersystem crossing，ISC）到三重激发态（T_1）。三重激发态寿命比较长，可通过两种不同的光致敏化机理与氧气发生反应生成 $^1O_2$ 及其他 ROS（图 22 - 1b）。从上述作用机制可见，光动力治疗过程必须同时具备光敏剂、氧气和光三个要素，其中光敏剂是核心和关键物质。

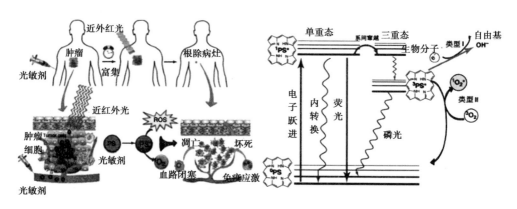

a. 治疗过程　　　　　　　　b. 贾布朗斯基能级图

图 22 - 1　光动力治疗的基本原理

注：内容引自 Chen G，Roy I，Yang C，et al．Nanochemistry and Nanomedicine for Nanoparticle-based Diagnostics and Therapy[J]．Chem Rev，2016，116（5）：2826-2885．

为了提高光敏剂的肿瘤治疗性能，光敏剂在设计与合成上需要克服以下几个难题：

（1）提高光敏剂的 ROS 产率：常见的方法包括光敏剂中引入 Zn、Mg、Mn 等金属原子或 Br、I 卤素原子及 S、N 等杂原子以提高光敏剂分子的系间窜越能力。

（2）增加光敏剂的光稳定性：目前临床上应用最多的是卟啉类光敏剂，其最大的问题是光稳定性差，提高光敏剂稳定性有利于提高肿瘤光动力治疗效率。

（3）将光敏剂的吸收光谱提高到近红外区域，使激发光不易被人体表皮所吸收，实现对深层肿瘤的光动力治疗。

（4）提高光敏剂水溶性和生物相容性：大部分光敏剂都是疏水的，在血液循环中易聚集，限制其在生物方面的应用。

　　(5) 增强光敏剂的靶向性：一方面，可将光敏剂与靶向分子结合，实现光敏剂主动靶向肿瘤治疗；另一方面，将光敏剂制备成尺寸在 $20\sim200$ nm 的纳米颗粒，实现基于肿瘤组织增强渗透与保留(enhanced permeability and retention, EPR)效应的被动靶向性能，减少肿瘤治疗副反应。

　　因此，开发具良好光热稳定性、水溶性、生物相容性以及靶向性等优点的高效光敏剂对于提高肿瘤光动力治疗效果显得尤为重要。

　　光热治疗是另一种肿瘤光治疗方法，在近红外(near-infrared, NIR)光照下，肿瘤组织的光热试剂将光能转换为热能，使肿瘤细胞因过高热而坏死。目前，许多无机纳米材料(金纳米球、银纳米颗粒、二维过渡金属硫化物、石墨烯、碳纳米管等)已经作被广泛应用到光热治疗的研究中。然而，大多数无机纳米材料的生物相容性较差且具有长期生理毒性，从而限制了其在临床应用上的发展。有机化合物具有良好的体内生物相容性及毒性低等优点，因此作为光热治疗试剂具有非常广阔的研究前景。例如，吲哚菁绿(indocyanine green, ICG)作为小分子荧光成像和光热治疗试剂已经获得了美国食品和药品管理局(FDA)的临床应用批准。然而，这些小分子光热试剂往往具有光稳定性差、结构难修饰、无靶向性及治疗效果较差等缺陷。因此，研究具有光热转换效率高、生物相容性好、光热稳定及特异靶向的有机光热试剂显得非常重要。

　　为提高治疗效率，在癌症治疗过程中引入成像手段可以检测肿瘤组织的大小及位置；同时，成像手段还可以确定治疗试剂在肿瘤部位和其他组织中的实时分布情况并监测治疗进程。目前常用的肿瘤成像手段包括核磁共振成像、超声成像、X射线/CT 成像、核素成像、荧光成像以及光声成像(photoacoustic imaging, PAI)等，其中光声成像是一种新型非入侵式和非电离式的光学成像技术。在近红外激光照射下，肿瘤组织中的造影剂发出声信号达到成像的目的，达到 50 mm 的深层活体内组织成像。光声成像结合荧光成像的高选择性及超声成像的深层组织穿透力等优点，有效解决了传统生物成像的光散射、信号弱等问题，得到具有高对比度和高分辨率的生物成像图片。光声成像与光热治疗具有类似的引发条件，研究同时具有成像与治疗功能的诊疗试剂具有重要的意义(图 22-2)。

　　随着纳米技术和相关交叉学科的日趋成熟，纳米技术在临床医学中的应用已初露端倪。许多分别用于诊断与治疗的分子标记物通过纳米技术集成于一体，形成了治疗诊断学。与此同时，基于光学技术在医学诊断与治疗中扮演的越来越重要的角色，癌症光诊疗方法(phototheranostics)正在逐渐形成，这也是将来向医疗精准性和个性化方向发展的一个趋势。开发以光敏剂分子为核心的纳米平台，集合光敏剂的主/被动靶向传输、肿瘤的诊断(如荧光成像和光声成像等)、治疗(PTT 和 PDT)、剂量监测，以及疗效评估(细胞凋亡机理和组织病理研究等)为一体，充分体现了现代纳米医学的优点和潜在应用,也是目前国际纳米生物医药领域中的重要研究方向。

小分子有机染料一般具有光吸收性好、化学反应活性高、毒性低、生物相容性好、易于体内代谢等优点,在临床肿瘤光治疗上具有更为广阔的发展前景。不仅如此,通过增强小分子有机染料π-电子共轭结构,可以实现其在 NIR 区域吸收,更有利于深层肿瘤的光治疗。为了克服小分子有机染料在临床应用中存在

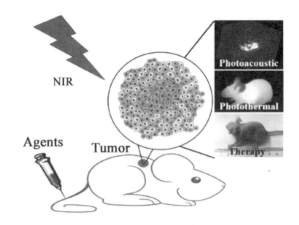

图 22-2 光声成像介导的光热治疗的基本示意图

注:内容引自 Kumar R, Shin W S, Sunwoo K, et al. Small conjugate-based theranostic agents:an encouraging approach for cancer therapy[J]. Chem Soc Rev,2015,44(19):6670-6683.

的水溶性差、对肿瘤细胞无靶向性、结构不稳定等缺陷,有机纳米材料(包括胶束、脂质体、中空纳米笼和复合纳米材料等)引起人们的广泛关注。纳米结构的引入可以同时提高小分子有机染料的光学成像性能和光治疗效率。因此,开发新型有机纳米光敏剂,实现其在生物成像介导下的靶向光治疗,对于癌症治疗发展具有非常重要的理论研究价值和实际应用价值。

二、光敏剂在光动力治疗中的应用

光敏剂,尤其是在 NIR 区域有吸收的有机小分子染料,在光动力治疗领域已经取得长足的发展。各种摩尔吸光系数高、化学结构稳定、荧光性好、ROS 产率高的 NIR 光敏剂不断被开发并应用到光动力治疗中,主要包括:四吡咯结构衍生物、氟化硼络合二吡咯甲川(BODIPY)类似物、方酸菁染料以及过渡金属配合物等。不仅如此,部分此类光敏剂经过形成纳米颗粒后具有良好的水溶性和肿瘤靶向性,已经被应用于临床肿瘤光动力治疗。因此,有机小分子染料在肿瘤光动力治疗上具有非常广阔的应用前景。

1. 四吡咯结构衍生物

以卟啉为代表的四吡咯结构衍生物是目前应用最广泛的一类光敏剂,血红素、叶绿素和细菌叶绿素等生物分子均以四吡咯结构为骨架,因此,四吡咯结构也被称为"生命染料"。在四吡咯结构中,随着双键的减少,从原卟啉(porphyrin)到二氢卟酚(chlorin)到卟吩(bacteriochlorin)的 Q 带吸收位置明显红移并且吸收强度显

著增加(图 22-3),因而其可以实现 NIR 区域的良好吸收。一般来说,四吡咯结构分子(除了细菌叶绿素)作为光敏剂在光照下均可以产生丰富的单线态氧,在光动力治疗上已经具有广泛的应用。血卟啉(hematoporphyrin, HpD)和光卟啉(photofrin)作为第一代光敏剂的代表,是最早获得注册审批的商品化光敏剂。如图 22-4 所示,血卟啉是四个吡咯环通过次甲基形成的共轭体系的环状结构,通过酸键、脂键及碳—碳键等连接形成低聚混合物。光卟啉作为去除杂质后的血卟啉衍生物,是最早被 FDA 批准用于临床的光敏剂,应用于光动力治疗皮肤癌等恶性肿瘤。血卟啉衍生物具有制备简单,单线态氧产率(89%)高等优点。然而其缺点也很明显,如成分复杂、活性不明确,临床结果差异大,最大吸收只有 630 nm,对组织穿透能力弱、代谢较慢、体内停留时间长等,这些缺陷极大地限制了血卟啉衍生物在临床中的应用。

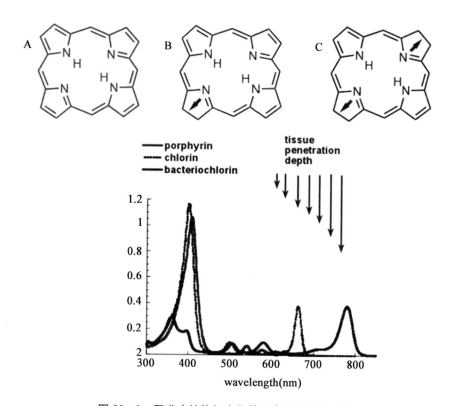

图 22-3　四吡咯结构衍生物的示意图和吸收光谱

注:内容引自 Markovic Z M, Harhaji-Trajkovic L M, Todorovic-Markovic B M, et al. In vitro comparison of the photothermal anticancer activity of graphene nanoparticles and carbon nanotubes[J]. Biomaterials,2011,32(4):1121-1129.

酞菁(phthalocyanine)是一种 18π 电子结构的卟啉衍生物,基本组成结构是氮原子相连的四桥接吡咯单元。作为卟啉光敏剂的合成衍生物,酞菁具有组分单一、吸收较长、化学性质稳定、单线态氧产率高及体内代谢速度快等优点,是最有临床应用潜力的二代光敏剂之一。酞菁的 π 电子表现出较强的离域性,具有优异的光电性质,良好的热稳定性和化学稳定性。此外,酞菁分子具有很强的配位能力,可以和超过 70 种金属元素形成配合物。这些独特的性质使酞菁衍生物在光动力治疗领域都具有非常广泛的应用前景。如图 22-5 所示,陈耐生课题组制备的锌配位酞菁型

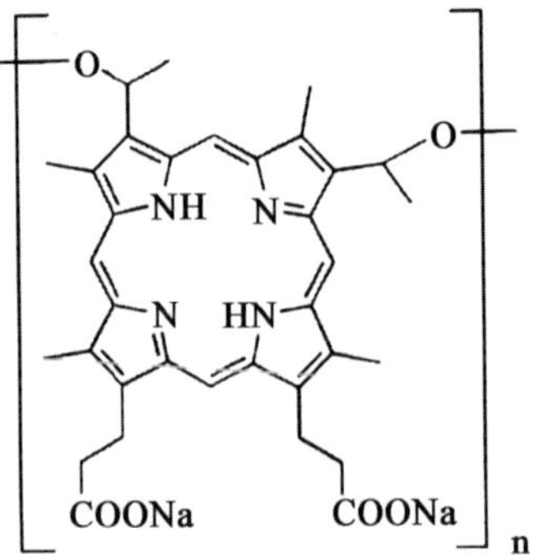

图 22-4 血卟啉的结构

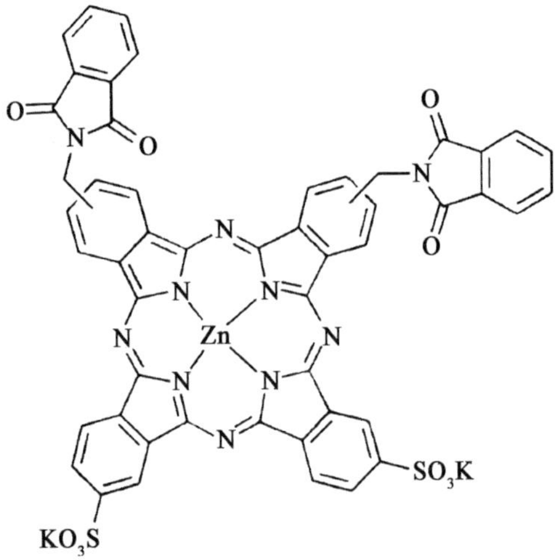

光敏剂"福大赛因",在其结构中引入磺酸盐克服了酞菁分子水溶性差的问题。福大赛因是福州大学自主开发的新型酞菁类光敏剂,从试验结果来看,具有临床疗效好、避光期短、不良反应小等优点,可用于治疗食管癌、鼻咽癌和胃肠道癌等。目前"福大赛因"已进入 II/III 期临床试验阶段。

图 22-5 福大赛因的结构式

多数卟啉类光敏剂的水溶性较差,并且不具备肿瘤靶向性,限制了其应用于靶向肿瘤光动力治疗。通过引入对癌细胞具有主动靶向作用的分子基团,如多糖类、多胺、单克隆抗体等,可以在解决水溶性问题的同时,有效提高卟啉类光敏剂对癌细胞的选择性。如图 22-6 所示,Li 等人利用叶酸分子对宫颈癌(HeLa)细胞具有靶向性,合成了一种卟啉—叶酸靶向型光敏剂。细胞摄取实验证明,卟啉—叶酸光敏剂在 HeLa 细胞中的摄取量是自由卟啉分子 35 倍。细胞毒性实验表明,卟啉—叶

酸光敏剂对 HeLa 细胞表现出低暗毒性以及高光毒性,而对于正常细胞则表现出低光毒性,进一步证明卟啉—叶酸光敏剂对 HeLa 细胞具有显著的特异靶向作用。

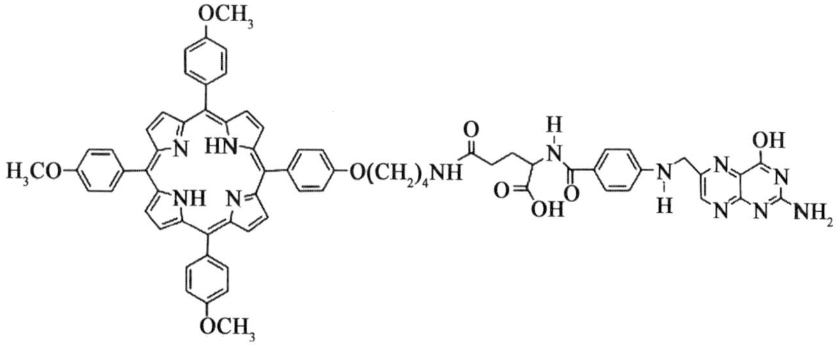

图 22-6 卟啉—叶酸光敏剂的结构式

二氢卟吩(chlorins)衍生物是另一类重要的第二代光敏剂,包括已经在临床上使用的替莫泊芬(temoporfin)和维替泊芬(verteporfin)等。二氢卟吩(e6)[chlorin(e6),Ce6]是天然叶绿素的衍生物,一般以三钠盐的形式存在(图 22-7)。Yoon 等人将 Ce6 通过透析法负载到两亲性透明质酸(hyaluronic acid,HA)聚合物上(图 22-8),负载率达 80%。所制备的靶向光敏剂(Ce6—HANPs)在水溶液中具有良好的溶解性,并对表面 CD44 受体过度表

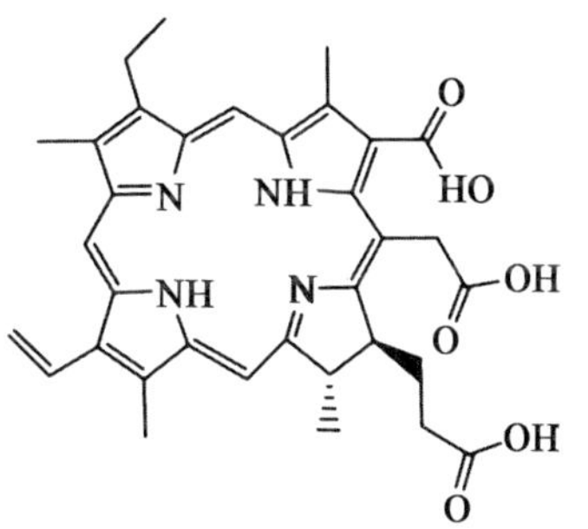

图 22-7 二氢卟吩(e6)的结构式

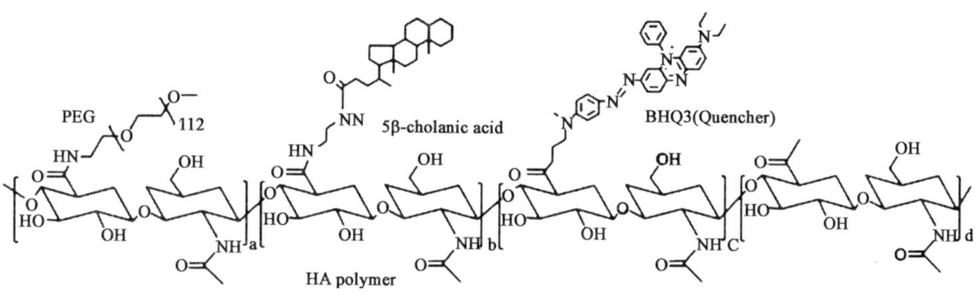

达的肿瘤细胞具有显著的主动靶向能力。同时,肿瘤细胞的细胞质中含有丰富的透明质酸酶,因而 Ce6—HANPs 可以在肿瘤组织内快速释放 Ce6,光照下具有良好的光动力治疗效果。

图 22-8 透明质酸聚合物的结构式

2. 氟化硼络合二吡咯甲川(BODIPY)染料

BODIPY 染料是近 30 年发展起来的一类较新的小分子有机染料。如图 22-9 所示,BODIPY 核心是左右吡咯环并硼氮六元杂环的共轭平面结构,同时硼原子上连接两个氟原子。BODIPY 类染料具有较好的光物理和光化学性能,如摩尔消光系数高、单线态氧产率高、荧光光谱峰窄、化学及光热稳定性高等优点,因而 BODIPY 染料近年被广泛应用在生物荧光成像、光动力治疗等各类生物医药领域。

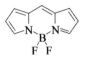

图 22-9　BODIPY 染料母核的结构式

通过在光敏剂结构中引入重原子增强分子自旋轨道耦合是最常用的方法来提高光敏剂的 ROS 产率。如图 22-10 所示,在 2005 年,Nagano 等人制备了 2,6-二碘取代的 BODIPY 染料(2I-BDP),其在 535 nm 处具有很高的摩尔吸光系数($110\,000\ \mathrm{M^{-1}cm^{-1}}$),同时碘原子的引入提高了系间窜越速率,使 2I-BDP 的单线态氧产率比玫瑰红光敏剂高 1.6 倍。HeLa 细胞毒性实验结果证明,2I-BDP 具有出优异的细胞光毒性和低暗毒性。

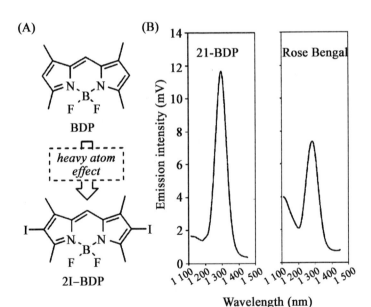

a. 重原子效应　b. 2I-BDP 和玫瑰红的单线态氧强度比较

图 22-10　2I-BDP 染料母核的结构式

注:内容引自 Cai Y, Si W, Tang Q, et al. Small-molecule diketopyrrolopyrrole-based therapeutic nanoparticles for photoacoustic imaging-guided photothermal therapy[J]. Nano Research,2017,10(3):794-801.

2011 年，Sabatini 等人通过合成不同的卤素取代 2,6 位 BODIPY 的光敏剂（图 22-11），探索了不同相对分子质量的重原子效应对 BODIPY 染料的影响。实验结果表明，BODIPY 母核的荧光寿命是 3~5 ns，荧光量子产率为 0.56；溴取代之后的 BODIPY 光敏剂的荧光寿命降低到 1.2 ns，荧光量子产率为 0.11；碘取代之后荧光寿命进一步降低到 130 ps，荧光量子产率降为 0.011。这些实验结果证明取代重原子的相对分子质量越大，BODIPY 光敏剂系间窜越能力越强，光动力效果越好。

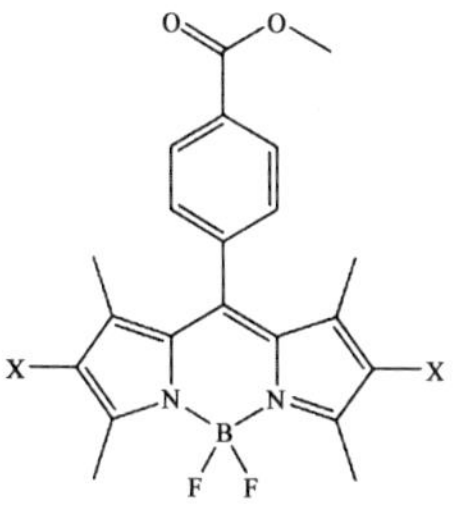

图 22-11　卤代 BODIPY 染料的结构式

氮杂 BODIPY（Aza-BODIPY）是 BODIPY 染料的类似物（图 22-12）。Aza-BODIPY 染料一般在 650~800 nm 的 NIR 区域具有很强的吸收，其比 BODIPY 表现出更为红移的吸收和荧光发射光谱。Aza-BODIPY 衍生物往往具有良好的光稳定性、荧光光谱窄、更高的 ROS 产率，以及在光照下表现出良好的光动力治疗效果。

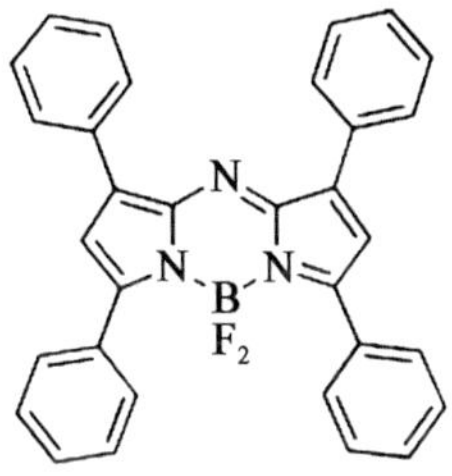

BODIPY 类光敏剂同样存在水溶性差和无肿瘤靶向性等问题。Akkaya 等人合成了一种芘基功能化的 BODIPY 光敏剂，与聚乙二醇亲水集团（PEG2000）连接后自组装形成水溶性好的纳米颗粒，同时对活体肿瘤组织具有有效的被动靶向性。在 660 nm 的 LED 灯光照下，该纳米光敏剂在水中有良好的 ROS 产率，在活体肿瘤靶向光动力治疗上取得了明显效果。

图 22-12　Aza—BODIPY 染料母核的结构式

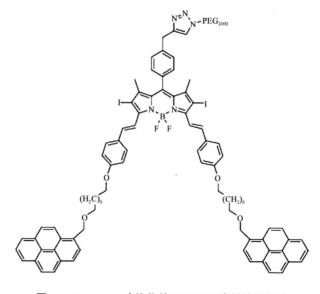

图 22-12　PEG 功能化的 BODIPY 染料的结构式

3. 方酸菁

方酸分子结构存在非定域化系统轨道,因此在可见光区域具有良好的吸收。方酸与给电子基团,如酚、芳胺、杂环化合物等结合可以制备得到吸收在 NIR 区域的方酸菁染料(图 22 - 13)。影响方酸菁染料在

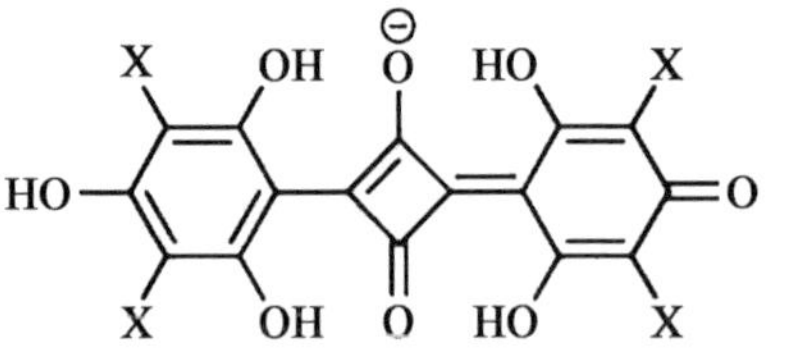

图 22 - 13　方酸菁染料的结构示意图

a) X=H
b) X=Br
c) X=I

NIR 区域吸收的主要因素包括方酸菁的结构对称性、给电子基团种类。NIR 方酸菁染料具有良好的热、化学稳定性,被应用于生物成像领域。然而,方酸菁染料本身并不具有产生 ROS 的有利结构(图 22 - 13 中 a 结构的单线态氧产率<0.1%),所以对其结构进行修饰改性,使方酸菁可有效地产生 ROS 来应用于肿瘤光动力治疗是一个重要的研究方向。采用溴、碘等卤素重原子修饰方酸菁结构是一个基本方法,分别可以使其单线态氧产率提高至 0.13 和 0.47(图 22 - 13b,c),同时单线态氧寿命也延长到了 132 μs 和 36 μs。

Santos 等人报道了一种杂环方酸菁染料,其结构中给电子基团分别为喹啉,苯并噻唑和苯并硒唑基团三种杂环(图 22 - 14)。其中苯并硒唑取代方酸菁具有最为显著的重原子效应,其单线态氧产率达到了 0.31,而苯并噻唑和喹啉基团取代后则分别为 0.26 和 0.1。证明了相对分子质量更大的硒杂环基团可以显著增强方酸菁染料分子的系间窜越能力。

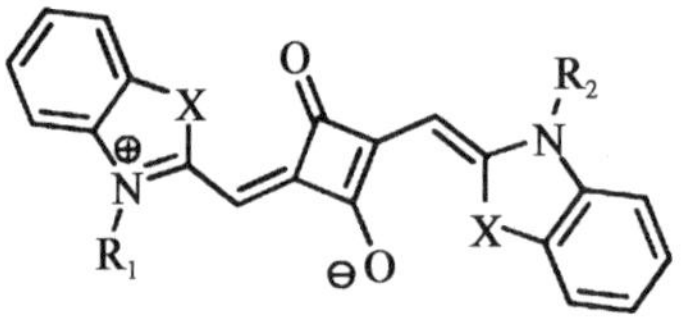

a) X=Se, $R_1=R_2=C_2H_5$
b) X=S, $R_1=R_2=C_2H_5$
c) X=CH=CH, $R_1=R_2=C_2H_5$

图 22 - 14　杂环取代方酸菁染料的结构示意图

方酸菁染料具有强烈的亲核性质,因此其光物理性质在生物环境容易被破坏。通过引入合适的药物载体,一方面可以提高方酸菁染料的生物利用度,另一方面对其特殊的分子结构提供了必要的保护。如图 22 - 15 所示,环糊精具有环状低聚糖结构与疏水腔,可作为方酸菁

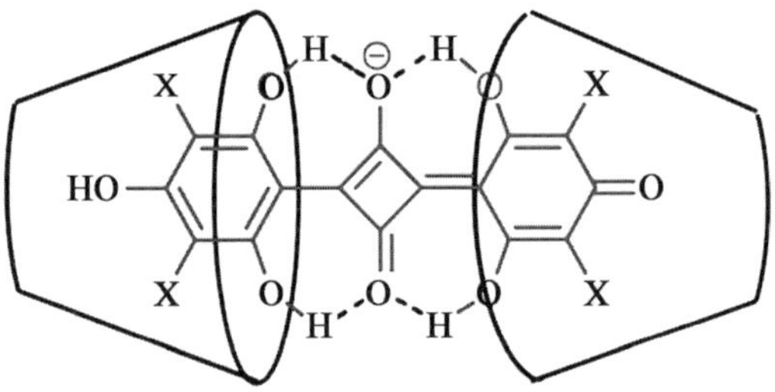

图 22 - 15　环糊精包裹方酸菁染料的结构示意图

料药物载体。对于方酸菁分子而言,环糊精的分子尺寸适中,易形成方酸菁:环糊精(1:2)的药物传输系统,保证方酸菁染料不会与生物体内的硫醇半胱氨酸、谷胱甘肽等分子发生亲核反应,使其可以更有效地用于肿瘤光动力治疗。环糊精包裹方酸菁的体系构建,不仅克服了方酸菁水溶性的问题,同时提高了方酸菁在生物体内的稳定性。

4. 过渡金属配合物

过渡金属钌(Ru)、铱(Ir)、铂(Pt)等元素引入光敏剂后可产生重原子效应,因此以过渡金属为中心的配合物光敏剂近年来得到广泛关注。然而,有机配体往往在可见光区域吸收较弱并且金属与配体之间的电荷转移会减弱光吸收,因而过渡金属配合物在可见光到 NIR 区域具有较低的摩尔吸光系数。为了提高过渡金属配合物的光利用率,偶联荧光发色团到有机配体上来提高共轭结构是一种有效的方法。如图 22 - 16 所示,Tyson 等人合成了一个 Ru(Ⅱ)配合物偶联芘发色团,其在 300~350 nm的吸收得到了明显提高,同时三线态寿命也大大提升。

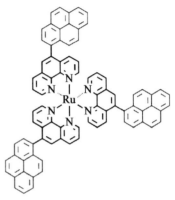

图 22 - 16 Ru(Ⅱ)配合物偶联芘的结构示意图

另一方面,过渡金属配合物的吸收往往只在可见光区域(300~600 nm),其在深层肿瘤光动力治疗上的应用受到限制。Heinze 等人合成了一种以铬(Cr)为中心的过渡金属配合物,通过引入强 N—Cr—N 螯合角度的三齿配体二甲基二联吡啶联胺(ddpd)与 Cr(Ⅲ)形成高产率配合物(图 22 - 17),ddpd 具有强烈给电子能力和强大的配位场分离能力,所得到的配合物具有良好的 NIR 荧光发射性能。然而,过渡金属配合物在 NIR 区域的吸收性能仍有待进一步优化。

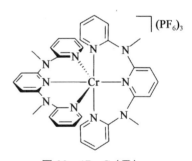

图 22 - 17 Cr(Ⅲ)配合物的结构示意图

三、有机材料在光热治疗中的应用

光热治疗是另一种肿瘤光治疗方法,基本治疗过程是将 NIR 光热试剂富集到肿瘤组织,然后在激光照射下产生热量杀死肿瘤细胞。许多具有良好的光热转换效率的无机纳米材料(包括金纳米球、银纳米颗粒、石墨烯、碳纳米管、二维过渡金属硫化物等)已经被广泛用于光热治疗的研究。然而,无机纳米材料的生物相容性较差并且具有长期体内毒性,限制其在临床上的应用。不同于无机材料,有机化合物具有在体内毒性低、易代谢等优点,因而可替代无机光热试剂用于肿瘤光热治疗。近年来,花青素染料、共轭聚合物以及一些有机无机复合材料等在光热治疗领域取得了长足的发展。

1. 花青染料

花青染料(cyanine dyes,也称聚甲炔花青染料)是一种有两个芳香氮杂环和聚甲炔桥接形成的有机小分子化合物,在 NIR 区域有非常好的吸收和荧光发射能力,在过去的几十年里,大量的花青染料被合成并应用于生物荧光成像。花青染料吸收的光除了转化为荧光之外,还有一部分会转化为热量,所以许多花青染料也可用作光热转换试剂。图 22-18 列举了一些具有代表性的花青染料,其中吲哚菁绿(indocyanine green,ICG)是美国 FDA 批准用于临床近红外成像药物,同时也是一种良好的光热试剂。然而 ICG 在高浓度下会团聚导致其在生物体系中溶解性较差,并且它还会非特异性吸附在游离蛋白上,使其生物利用度大大降低。采用功能化聚乙二醇包覆 ICG 形成纳米胶束等方法可以使其具有水溶性和被动靶向性,提高肿瘤组织的药物富集量,使光热治疗效果更加明显。

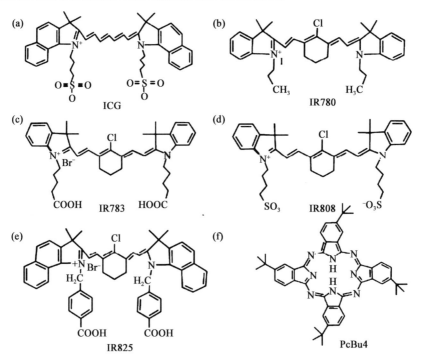

图 22-18 具有代表性的花青染料的结构示意图

Liu 等人设计了一种基于吲哚七甲川菁染料（IR825）的聚乙二醇纳米胶束（图 22 - 19），其在生理环境中呈现出很好的稳定性和生物相容性，并且在 NIR 区域有良好的光学吸收性能和光稳定性。细胞毒性实验表明该纳米胶束对肿瘤细胞有有效的光热治疗效果。荧光成像结果表明，通过尾静脉注射该纳米胶束后，在 24 小时内可靶向富集到肿瘤部位，同时在较低功率（0.5 W/cm²）的激光照射下即可将活体肿瘤消除且无复发。

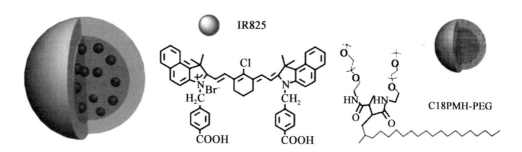

图 22 - 19　吲哚七甲川菁染料（IR825）以及其纳米胶束的结构示意图

注：内容引自 Zhao J，Xu K，Yang W，et al. The triplet excited state of Bodipy：formation，modulation and application[J]. Chem Soc Rev，2015，44(24)：8904-8939.

使用纳米胶束包裹的方法，不仅可以提高花青染料在光热治疗上的效果，还可以同时包裹化疗药物等，实现光热治疗与其他肿瘤治疗方法多模式协同治疗。如图 22 - 20 所示，Cai 等人提出了一种光热治疗和化疗同时作用的策略，采用两亲聚合物分子（DSPE-PEG）同时包裹了 ICG 分子和化疗药物阿霉素（doxorubicin，DOX），通过简单的超声形成稳定的纳米胶束（DINPs）。DINPs 在水溶液中表现出良好的分散性和稳定性以及优秀的光学性质。此外，DINPs 可以在肿瘤组织内通

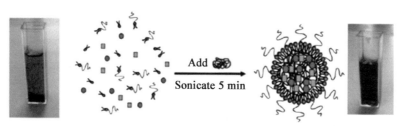

Dox: ● ICG: ■ Lecithin: ⋙ DSPE-PEG: ⤳ PLGA: ⬤

图 22 - 20　DINPs 的制备示意图

注：内容引自 Li Y，Jiang C，Zhang D，et al. Targeted polydopamine nanoparticles enable photoacoustic imaging guided chemo-photothermal synergistic therapy of tumor[J]. Acta Biomater，2017，47：124-134.

过温度调控来释放 DOX,延长对肿瘤的化疗时间。利用 ICG 分子的荧光成像特征可以监测 DINPs 在肿瘤部位的分布情况,实现在荧光成像介导下肿瘤光热治疗和化疗协同作用。活体治疗结果表面,光热与化疗协同治疗表现出比单模式治疗更为明显的治疗效果。

2. 共轭聚合物

有机共轭聚合物具有良好的稳定性和生物相容性,在生物医学上已经有比较深入的研究。最近研究表明,在 NIR 区域有强吸收的有机共轭聚合物具有良好的肿瘤光热治疗效果。然而,共轭聚合物由小分子单体聚合而成,表现出疏水性。因此,有机共轭聚合物需要经过表面修饰改性使其具有亲水性,使其更有利于在生理环境中产生作用。

聚吡咯具有高导电率、良好的稳定性,以及在 NIR 区域良好的光吸收性能,因而在生物传感、神经再生以及药物输送等生物医药领域有广泛的应用。Liu 等人通过微乳法制备得到聚吡咯纳米颗粒,并首次将其应用于肿瘤光热治疗。如图 22-21 所示,在稳定剂存在下,吡咯单体以 Fe_3O_4 作引发剂,引发了单体聚合形成聚吡咯纳米颗粒,其表现出优异的稳定性和有效的光热转换效率。在活体治疗上,聚吡咯纳米颗粒注射到肿瘤组织后,在较低的激光功率下($0.25 \ W/cm^2$)即可快速杀死肿瘤细胞。

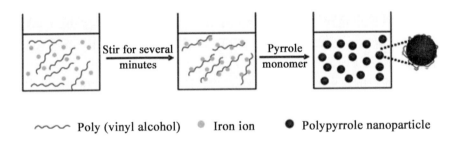

图 22-21　聚吡咯纳米颗粒的制备示意图

注:内容引自 Kamkaew A,Lim S H,Lee H B,et al. BODIPY dyes in photodynamic therapy[J]. Chem Soc Rev,2013,42(1):77-88.

聚苯胺(图 22-22)是另一种有机半导体聚合物,同样具有优秀的生物相容性和良好的 NIR 区域吸收性质,被广泛应用于各种生物医药领域中。2011 年,Haam 等人首次采用聚苯胺纳米颗粒作为高分子光热试剂应用到皮肤癌光热治疗当中。在该项研究中,通过将质子掺杂到聚苯胺结构当中,有效降低了聚合物轨道能带,使聚苯胺纳米颗粒展现出优秀的光热转换效果,并在活体光热治疗上表现出优异的肿瘤消除效果。

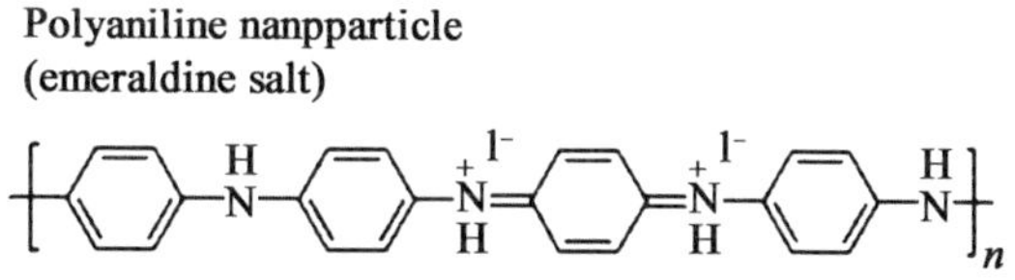

Polyaniline nanpparticle
(emeraldine salt)

图 22-22　聚苯胺的结构示意图

Pu 等人报道了一种通过降低分子轨道能带的方法来同时提高半导体聚合物纳米颗粒的光声信号和光热治疗强度,并实现光声成像介导下肿瘤光热治疗。如图 22-23 所示,该诊疗纳米颗粒由两组分混合形成,包括具有 NIR 吸收的有机半导体聚合物(PCPDTBT)和富勒烯(PC$_{70}$BM)。随后采用两亲 PEG 分子包覆形成纳米颗粒,在光诱导电子转移的作用下,该混合纳米颗粒展现出了比单组分有机半导体聚合物分别高 2.6 倍和 1.3 倍的光声信号强度和光热转换效率,并且具有增强的活体肿瘤光热治疗效果。这项研究表明采用适当掺杂功能化组分的有机半导体聚合物,可以实现更为高效的肿瘤光热治疗。

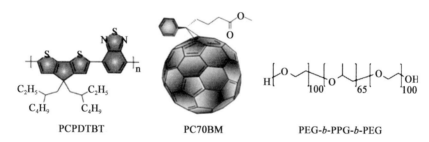

PCPDTBT　　　　　PC70BM　　　　　PEG-*b*-PPG-*b*-PEG

图 22-23　有机半导体聚合物、富勒烯、两亲 PEG 分子的结构示意图

注:内容引自 Yang Y,Guo Q,Chen H,et al. Thienopyrrole-expanded BODIPY as a potential NIR photosensitizer for photodynamic therapy[J]. Chem Commun(Camb),2013,49(38):3940-3942.

聚多巴胺是人体内本身存在的化学物质,作为一种具有良好生物相容性的光热试剂得到广泛的关注。如图 22-24 所示,Na 等人制备了一种靶向性聚多巴胺纳米颗粒用于肿瘤光热治疗。该项研究首先合成了一种透明质酸与光敏剂相结合的两亲性光敏剂分子,然后把聚多巴胺包裹在里面形成具有靶向性的纳米光热试剂(PD-NPs)。实验结果表明,PD-NPs对 CD44 受体过度表达的肿瘤细胞有明显的靶向作用。同时在肿瘤细胞中透明质酸酶的作用下,所连接的光敏剂在肿瘤细胞中会释放出来,光照下可同时实现光动力治疗和光热治疗。

与小分子有机染料相比,共轭聚合物经过适当的表面修饰可以表现出更优越的光稳定性和光热转化效率,同时有机共轭聚合物制备成本较低,是非常有前景的肿瘤光热试剂。然而,共轭聚合物在近红外区域的摩尔吸光系数较低,生物降解较难,以及在生物体内的长期毒性还有待进一步实验探讨,因此共轭聚合物目前还没有在临床上应用。

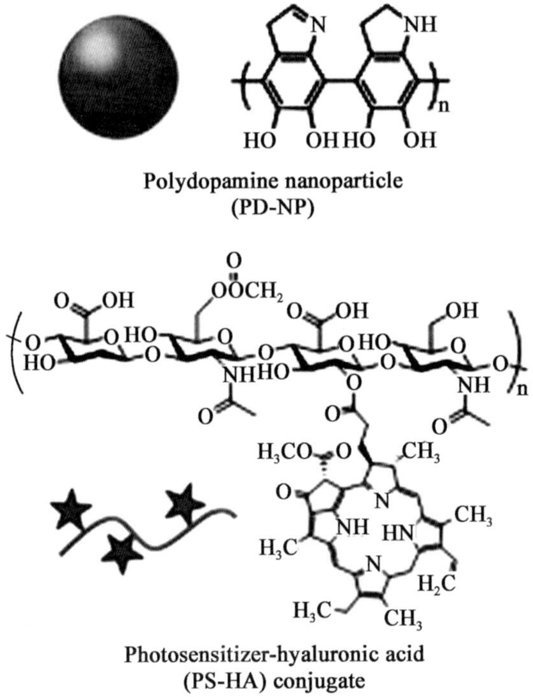

Polydopamine nanoparticle
(PD-NP)

Photosensitizer-hyaluronic acid
(PS-HA) conjugate

图 22 - 24　聚多巴胺与光敏剂结合透明质酸的结构示意图

注:内容引自 Yuan Y,Zhang C J,Liu B. A platinum prodrug conjugated with a photosensitizer with aggregation-induced emission(AIE)characteristics for drug activation monitoring and combinatorial photodynamic-chemotherapy against cisplatin resistant cancer cells[J]. Chem Commun(Camb),2015,51(41):8626-8629.

3. 有机无机复合材料

近年来,各种多功能的有机无机复合材料被开发用于成像介导的肿瘤光热治疗当中。在光热治疗过程中,引入成像手段(光学成像、超声成像、核磁共振成像、核素成像以及 X-射线成像等)可以确定肿瘤的大小以及位置,实时监控光热材料在体内器官以及肿瘤中的分布情况。如图 22 - 25 所示,Dai 等人将超顺磁性氧化铁纳米颗粒(SPIO)与装载吲哚菁绿的 DSPE—mPEG 胶束形成纳米复合物,可同时实现荧光成像和核磁共振成像。另外,由于吲哚菁绿自身的光热性质,该复合纳米材料同时可以作为一种有效的光热试剂,应用于多模式成像介导的肿瘤光热治疗。

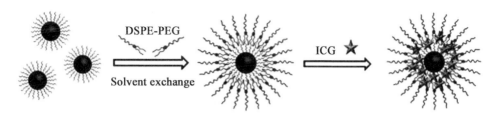

图 22 - 25　多功能 SPIO@DSPE-PEG/ICG 纳米颗粒的制备示意图

注:内容引自 Zhang C, Li C, Liu Y, et al. Gold nanoclusters-based nanoprobes for simultaneous fluorescence Imaging and targeted photodynamic therapy with superior penetration and retention behavior in tumors[J]. Advanced Functional Materials,2015,25(8):1314-1325.

Liu 等人以四氧化三铁纳米簇为基底,包裹聚吡咯外壳得到一种有机无机纳米核壳结构复合物(图 22 - 26)。采用聚乙二醇(PEG)进行表面修饰后,其具有良好的水溶性和稳定性。通过疏水吸附作用,将化疗药物 DOX 装载到 PEG 修饰后的纳米颗粒中而形成多功能纳米诊疗试剂。该诊疗试剂中四氧化三铁纳米簇具备磁靶向的功能,并且在生理环境中容易降解;聚吡咯自身具备的光热性质,在激光照射下可以产出热量杀死肿瘤细胞。同时,光热治疗产生的热能可以进一步促进化疗药物 DOX 在肿瘤细胞内的释放,使化疗更为有效。这种磁成像介导下的光热治疗与化疗的协同作用在生物体的可视化肿瘤治疗上取得了明显的成效。

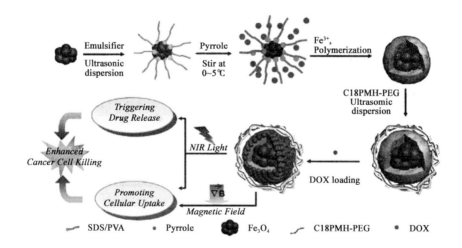

图 22 - 26　多功能 Fe_3O_4@PPy-PEG 纳米颗粒的制备以及可控的肿瘤诊疗

注:内容引自 Zhang G, Song L, Bi S, et al. Mild synthesis and photophysical properties of symmetrically substituted diketopyrrolopyrrole derivatives[J]. Dyes and Pigments,2014,102:100-106.

Shen 等人制备了一种装载钆(Gd)离子的聚多巴胺包覆多壁碳纳米管形成的光热诊疗试剂(MWCNT-Gd@PDA)。如图 22－27 所示，聚多巴胺固有的光热性能、良好的生物相容性，以及多壁碳纳米管具有很好的 NIR 区域吸收和有效的光热转换效率，结合 Gd 离子的磁成像功能，使该纳米复合物不仅具有多功能诊疗作用，同时降低了 Gd 和多壁碳纳米管的毒副作用。因此，MWCNT-Gd@PDA 在用于磁共振成像介导的淋巴癌光热治疗的治疗上取得明显的治疗效果。

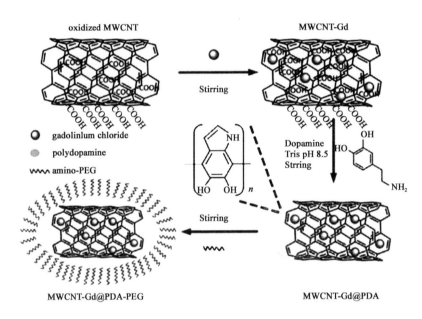

图 22－27　多功能 MWCNT-Gd@PDA 纳米颗粒的制备

注:内容引自 Zhang L,Lei J,Ma F,et al. A porphyrin photosensitized metal-organic framework for cancer cell apoptosis and caspase responsive theranostics[J]. Chem Commun(Camb),2015,51(54)：10831-10834.

有机光热试剂及其纳米复合物因其优异的生物相容性、良好的光稳定性以及较高光热转化效率而受到越来越多的关注。同时,这些光热试剂往往还具有良好的光声成像的能力,因而可实现光声成像介导的光热治疗。通过判断肿瘤的大小和位置,进一步提高肿瘤的光热治疗效果。光热治疗与化疗等方式相结合的多模式治疗策略可以有效地提高治疗效率,减少药物所带来的毒副作用。虽然有机光热试剂在肿瘤光热治疗上已有广泛研究,但是在临床应用中的稳定性,药物载体的长期毒性,以及在生物体中的代谢和降解行为依然需要进一步的研究探讨。

参考文献

[1] Chen G,Roy I,Yang C,et al. Nanochemistry and Nanomedicine for Nanoparticle-based Diagnostics and Therapy[J]. Chem Rev,2016,116(5):2826-2885.

[2] Kumar R,Shin W S,Sunwoo K,et al. Small conjugate-based theranostic agents:an encouraging approach for cancer therapy[J]. Chem Soc Rev,2015,44(19):6670-6683.

[3] Markovic Z M,Harhaji-Trajkovic L M,Todorovic-Markovic B M,et al. In vitro comparison of the photothermal anticancer activity of graphene nanoparticles and carbon nanotubes[J]. Biomaterials,2011,32(4):1121-1129.

[4] Cai Y,Si W,Tang Q,et al. Small-molecule diketopyrrolopyrrole-based therapeutic nanoparticles for photoacoustic imaging-guided photothermal therapy[J]. Nano Research,2017,10(3):794-801.

[5] Zhao J,Xu K,Yang W,et al. The triplet excited state of Bodipy:formation,modulation and application[J]. Chem Soc Rev,2015,44(24):8904-8939.

[6] Li Y,Jiang C,Zhang D,et al. Targeted polydopamine nanoparticles enable photoacoustic imaging guided chemo-photothermal synergistic therapy of tumor[J]. Acta Biomater,2017,47:124-134.

[7] Kamkaew A,Lim S H,Lee H B,et al. BODIPY dyes in photodynamic therapy[J]. Chem Soc Rev,2013,42(1):77-88.

[8] Yang Y,Guo Q,Chen H,et al. Thienopyrrole-expanded BODIPY as a potential NIR photosensitizer for photodynamic therapy[J]. Chem Commun(Camb),2013,49(38):3940-3942.

[9] Yuan Y,Zhang C J,Liu B. A platinum prodrug conjugated with a photosensitizer with aggregation-induced emission(AIE) characteristics for drug activation monitoring and combinatorial photodynamic-chemotherapy against cisplatin resistant cancer cells[J]. Chem Commun(Camb),2015,51(41):8626-8629.

[10] Zhang C,Li C,Liu Y,et al. Gold nanoclusters-based nanoprobes for simultaneous fluorescence Imaging and targeted photodynamic therapy with superior penetration and retention behavior in tumors[J]. Advanced Functional Materials,2015,25(8):1314-1325.

[11] Zhang G,Song L,Bi S,et al. Mild synthesis and photophysical properties of symmetrically substituted diketopyrrolopyrrole derivatives[J]. Dyes and Pigments,2014,102:100-106.

[12] Zhang L,Lei J,Ma F,et al. A porphyrin photosensitized metal-organic framework for cancer cell apoptosis and caspase responsive theranostics[J]. Chem Commun(Camb),2015,51(54):10831-10834.

[13] Zhao J, Wu W, Sun J, et al. Triplet photosensitizers: from molecular design to applications[J]. Chem Soc Rev, 2013, 42(12):5323-5351.

[14] Zhou R, Li Q-D, Li X-C, et al. A solution-processable diketopyrrolopyrrole dye molecule with (fluoronaphthyl)thienyl endgroups for organic solar cells[J]. Dyes and Pigments, 2014, 101:51-57.

[15] Kanimozhi C, Yaacobi-Gross N, Chou K W, et al. Diketopyrrolopyrrole-diketopyrrolopyrrole-based conjugated copolymer for high-mobility organic field-effect transistors[J]. J Am Chem Soc, 2012, 134(40):16532-16535.

[16] Kaur M, Choi D H. Diketopyrrolopyrrole: brilliant red pigment dye-based fluorescent probes and their applications[J]. Chem Soc Rev, 2015, 44(1):58-77.

[17] Schmitt J, Heitz V, Sour A, et al. Diketopyrrolopyrrole-porphyrin conjugates with high two-photon absorption and singlet oxygen generation for two-photon photodynamic therapy[J]. Angew Chem Int Ed Engl, 2015, 54(1):169-173.

[18] Xu H, He J, Zhang Y, et al. Synthesis and in vitro evaluation of a hyaluronic acid-quantum dots-melphalan conjugate[J]. Carbohydr Polym, 2015, 121:132-139.

[19] Secret E, Maynadier M, Gallud A, et al. Two-photon excitation of porphyrin-functionalized porous silicon nanoparticles for photodynamic therapy[J]. Adv Mater, 2014, 26(45):7643-7648.